国医大师李振华简介

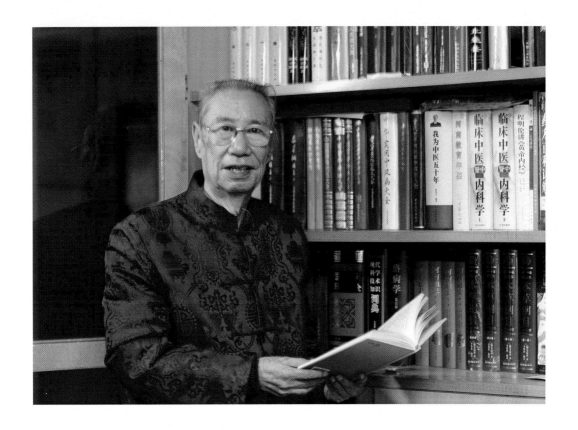

  李振华，字秋实，男，中共党员。著名中医学家、中医教育家，河南中医学院原院长，终身教授，主任医师，全国首批名老中医，全国第七届人大代表，享受国务院特殊津贴，首届国医大师。

  李振华1924年11月出生于河南省洛宁县王范镇的一个中医世家，其父李景唐公为豫西名医（其事迹详见《洛宁县志》）。1941年，豫西旱灾严重，疫病流行，民不聊生，17岁的李振华遵从父命，毅然辍学从医。1950年参加全省中医师考试名列洛宁县第一名，政府颁证，悬壶乡里。先后任洛宁县王范镇中医联合诊所所长、洛宁县王范镇及洛宁县工商联合会会长，洛宁县第一届人大代表及常务委员。1953年洛宁县人民医院成立，李振华被选为唯一中医师。1955年到洛阳地区培训学习，因成绩优异，在洛阳地区中医师进修班留教，同时任洛阳地、市西医学习中医教师，被卫生部评为河南省唯一的中医甲等模范教师。同时期治疗豫西大流行的流行性脑脊髓炎效果显著，省卫生厅在洛阳市召开现场会议，全省学习其治疗经验。1958年调河南省卫生厅中医处工作。1960年调入河南中医学院，历任中医内科教研室主任兼附属医院医教部主任、副院长。河南中医学院中医系副主任，学院副院长、院长等职。兼任中华医学会理事，中华中医药学会常务理事、顾问、终身理事，全国中医理论整理研究委员会副主任委员，河南省中医药学会副会长、名誉会长。卫生部高等医药院校教材编审委员会委员，河南省教委高等院校高级职称评审委员会委员，河南省中医药高级职称评审委员会副主任委员，河南省药品评审委员会副主任委员，河南省科委科技成果评审委员会委员，《河南中医》杂志主编等。

李振华从医 70 载，从教近 60 年。先后主讲《内经知要》、《伤寒论》、《金匮要略》、《中医内科学》。提出了"文理通，医理通，哲理通"的中医教育观点。指导了 10 届脾胃专业硕士研究生，两名学术继承人，多名高徒，2006 年荣获中国中医药学会"首届中医传承特别贡献奖"。负责承担的科研项目有："乙型脑炎临床治疗研究"，获河南省重大科技成果奖；"肿瘤耳部信息早期诊断"；"脾胃气虚本质的研究"，获河南省科技成果进步奖三等奖；"七五"国家科技重点攻关项目"慢性萎缩性胃炎临床及实验研究"，获河南省科技进步奖二等奖；"十五"国家科技重点攻关项目"名老中医学术思想、临床经验总结和传承方法研究"，获河南省科技成果进步奖二等奖及中华中医药学会特别贡献奖；"十一五"国家科技支撑研究项目"李振华治疗慢性萎缩性胃炎临床经验应用与评价研究"等。获中华中医药学会第五届著名中医药学家学术传承高层论坛全国先进名医工作室颁奖大会"全国先进名医工作室——李振华学术研究室"称号。专著有《中医对流行性脑脊髓膜炎的治疗》、《常见病辨证治疗》。整理编写的有《李振华医案医论集》、《中国现代百名中医临床家·李振华》、《中华中医昆仑·李振华卷》、《国医大师临床经验实录·国医大师李振华》等十余部，以及合编全国高等医药院校教材《中医内科学》等。在省级以上刊物发表中医学术论文 70 余篇，研究生、学术继承人、徒弟发表其学术思想经验论文一百余篇，以及著作《国医大师李振华学术传承集》。被评为河南省优秀科技工作者、河南省中医优秀科技工作者。河南省中医管理局授予李振华"河南中医事业终生成就奖"。被国家科委登记为"中国科技名人"，被录入河南《科技名人录》、英国剑桥大学《国际名人录》。业余爱好书法，被评为"20 世纪中国著名书画家"。先后成立了河南中医学院李振华学术思想研究所和李振华基金会。

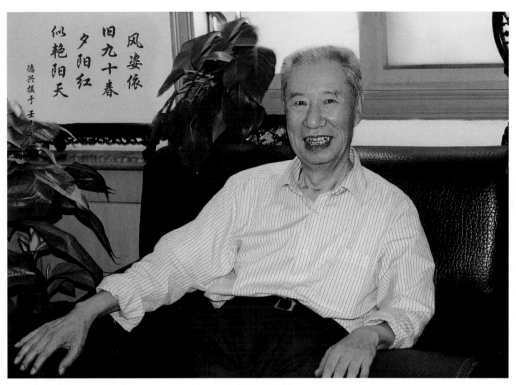

李老九十华诞

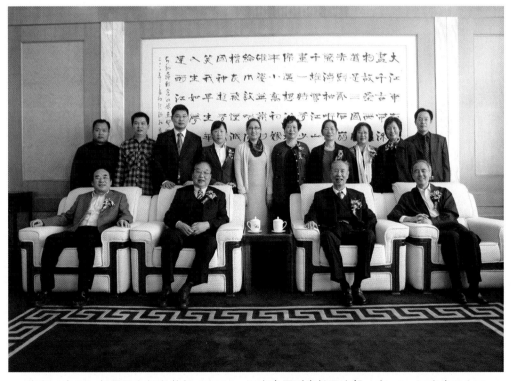

李老（右二）与国医大师张学文（左二）、河南省原副省长贾连朝（右一）、河南省卫生厅厅长刘学周（左一）及部分学生在第三届国医大师李振华学术思想研讨会上的合影

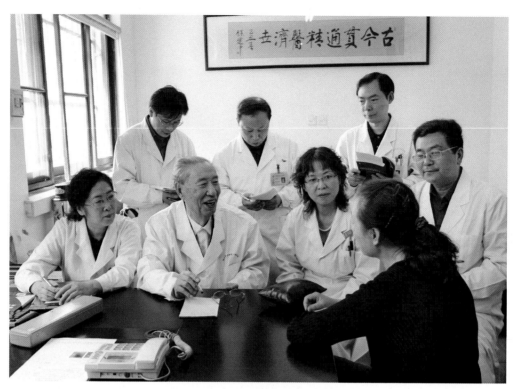

李老在门诊带教学生

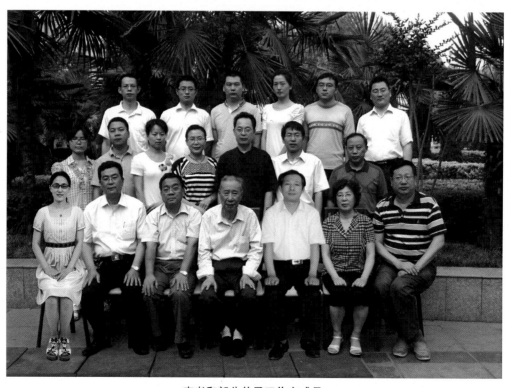

李老和部分传承工作室成员

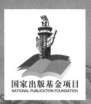

国家出版基金项目
NATIONAL PUBLICATION FOUNDATION

"十二五"国家重点图书出版规划项目

国医大师临床研究

中华中医药学会 组织编写

李振华临证经验集

李郑生 郭淑云 主编

李振华 主审

科学出版社

北京

内 容 简 介

　　本书是系统论述国医大师李振华教授临证经验的学术专著。全书分三个部分介绍了他教学、行医 70 余年的学术心得和临证经验。第一部分学术思想篇主要记载了李老对脾胃病及部分内伤杂病病因病机的认识及治疗用药经验。第二部分医论篇收载了李老对阴阳五行学说、辨证思维方法及常见疾病治疗的论点和体会等。第三部分医案篇，有平素李老治疗的 59 种病证的收载；有完成国家"十五"科技攻关项目"李振华学术思想及临证经验研究"中的 30 份典型病案和李老的亲笔点评；有由李老口述、徒弟记录，保持原汁原味形式记录的十余份罕见或危重疾病的病案。不论是专题论述或临床经验，均理论联系实际，体现了李老诊治疾病的独特见解。

　　本书可供中医、中西医结合临床与教学工作者及中医爱好者参考使用。

图书在版编目（CIP）数据

李振华临证经验集／李郑生，郭淑云主编．—北京：科学出版社，2014.10
（国医大师临床研究）

国家出版基金项目·"十二五"国家重点图书出版规划项目
ISBN 978-7-03-042133-3

Ⅰ．李⋯　Ⅱ．①李⋯②郭⋯　Ⅲ．中医学–临床医学–经验–中国–现代
Ⅳ．R249.7

中国版本图书馆 CIP 数据核字（2014）第 233081 号

责任编辑：鲍　燕　曹丽英／责任校对：张小霞
责任印制：赵　博／封面设计：黄华斌　陈　敬

科 学 出 版 社 出版
北京东黄城根北街 16 号
邮政编码：100717
http://www.sciencep.com

涿州市殷润文化传播有限公司印刷
科学出版社发行　各地新华书店经销
*
2014 年 10 月第 一 版　　开本：787×1092　1/16
2025 年 4 月第七次印刷　　印张：18 1/2　插页：2
字数：421 000
定价：108.00 元
（如有印装质量问题，我社负责调换）

《国医大师临床研究》丛书序

　　2009 年 5 月 5 日，人力资源和社会保障部、卫生部和国家中医药管理局联合发布了《关于表彰首届国医大师的决定》。30 位从事中医临床工作（包括民族医药）的老专家获得了"国医大师"荣誉称号。这是新中国成立以来，中国政府部门第一次在全国范围内评选国家级中医大师。国医大师是我国中医药事业发展宝贵的智力资源和知识财富，在中医药的继承创新中发挥着不可替代的重要作用。将他们的学术思想、临床经验、医德医风传承下来，并不断加以发展创新，发扬光大，是继承发展中医药学，培养造就高层次中医药人才，提升中医药软实力与核心竞争力的重要途径。

　　为了弘扬中华民族文化，广泛传播和充分利用中医药文化资源，满足中医药人才队伍建设的需要；进一步完善中医药传承制度，将国医大师的学术思想、经验、技能更好地发扬光大。科学出版社精心组织策划了"国医大师临床研究"丛书的选题项目，这个选题首先被新闻出版总署批准为"十二五"国家重点图书出版规划项目，后经科学出版社遴选后申报国家出版基金项目，并在 2012 年获得了基金的支持。这是国家重视中医药事业发展的重要体现，同时也为中医药学术传承提供良好契机。国家出版基金是国家重大常设基金，是继国家自然科学基金、国家社会科学基金之后的第三大基金，旨在资助"突出体现国家意志，着力打造传世精品"的重大出版工程，在"弘扬中华文化，建设中华民族共有精神家园"方面与中医药事业有着本质和天然的相通性。国家出版基金设立六年来，对中医药事业给予了持续的关注和支持。

　　作为我国成立最早、规模最大的中医药学术团体，中华中医药学会长期以来为弘扬优秀民族医药文化、促进中医药科学技术的繁荣、发展、普及推广发挥了重要作用。本丛书编辑出版工作得到了中华中医药学会大力支持。国家卫生和计划生育委员会副主任、国家中医药管理局局长、中华中医药学会会长王国强亲自出任丛书主编。

　　作为中国最大的综合性科技出版机构，60 年来科学出版社为中国科技优秀成果的传播发挥了重要作用。科学出版社为本丛书的策划立项、稿件组织、编辑出版倾注了大量心血，为丛书高水平出版起到重要保障作用。

　　本丛书同时还得到了各位国医大师及国医大师传承工作室和所在单位的大力支持，并得到各位中医药界院士的支持。在此，一并表示感谢！

　　本丛书从重要论著、临床经验等方面对国医大师临床经验发掘整理，涵盖了中医原创思维与个性诊疗经验两个方面。并专设《国医大师临床研究概览》

分册，总括国医大师临床研究成果，从成才之路、治学方法、学术思想、技术经验、科研成果、学术传承等方面疏理国医大师临床经验和传承研究情况。这既是对国医大师临床研究成果的概览，又是研究国医大师临床经验的文献通鉴，具有永久的收藏和使用价值。

文以载道，以道育人。丛书将带您走进"国医大师"的学术殿堂，领略他们深邃的理论造诣，卓越的学术成就，精湛的临床经验；丛书愿带您开启中医药文化传承创新的智慧之门。

前　言

　　当前，党和国家高度重视名老中医药专家的学术经验传承工作，并为此建立了大量传承工作室。尤其对首届全国 30 名"国医大师"的薪火传承工作，科学出版社联合中华中医药学会，由国家卫计委副主任、国家中医药管理局局长王国强任总主编，即将出版《国医大师临床研究》丛书。本辑出版的《李振华临证经验集》进一步深入挖掘，系统总结他本人从医七十年独特的学术思想和丰富的临证经验，为中医的继承与发展提供了宝贵的资料，为广大中医药工作者和后学者提供重要的借鉴，是十分弥足珍贵的传承中医学术的宝典。

　　本书内容主要介绍了李老行医几十年来对祖国医学的理论认识、学术思想和临床三大部分内容。除临床医案篇整理了大量珍贵的临床病案外，还有在完成国家"十五"科技攻关项目"李振华学术思想及临证经验研究"中的三十份典型病案和李老的亲笔点评，及李老行医以来几十年间治过的罕见和疑难病案十则。李老认为，随着中医药事业的发展，中医药治疗疑难杂病的机会会越来越多，在此书收录，可供同行借鉴参考。其他大多数的病案是经过西药长期治疗效果不佳的疑难杂症，经中医辨证治疗而收到了意想不到的疗效，甚至治愈，这些病案彰显了中医学术的博大精深。

　　李老在长期的教学、科研和临床实践中，积累了丰富的临床经验。作为一代国医大师，李老幼承庭训，刻苦自学，虚心向他人请教，治学严谨，精通医理，医术精湛，形成了独特的学术思想。

　　由于我们学识水平有限，对李老的学术思想和临证经验传承整理还不够，希望同仁给予斧正，以便再版时补正提高。

编　者

2014 年 6 月 6 日

目　录

第三部分 医 案 篇

附　篇

第一部分 学术思想篇

脾胃病学术思想

脾 胃 病

数十年来，通过临床实践体会，特别对脾胃学说的精细研究，越来越感觉脾胃对人体生命的重要性。在《内经》即有详细的对脾胃的论述，如《素问·灵兰秘典论》："脾胃者，仓廪之官，五味出焉。"《素问·玉机真脏论》："脾为孤脏，中央土以灌四旁。"《素问·厥论》："脾主为胃行其津液者也"。脾主运化水谷之精微，脾主升清，化生气血，营养全身。胃主降浊，胃气下降，食物得以下行，升降正常浊气才能排泄，腑气才能通利，升降得宜，才能维持人体生命营养之需要。故后世历代医家将脾胃作为气血生化之源，后天元气之本。医圣张仲景在《伤寒杂病论》说："脾旺四季不受邪"。金元四大家之一的李东垣在《脾胃论》中载："内伤脾胃，百病由生。"又说："善治病者，唯在调理脾胃。"李老通过多年临床实践，不仅充分认识到脾胃对人体生命的重要性。在实践中并逐步掌握脾胃病的病理特点和治疗规律。提出以下脾胃病的学术思想。

1. 脾本虚证，无实证，胃多实证，脾虚为气虚，甚至阳虚无阴虚，胃有阴虚证

《内经》对脾胃均有虚、实的记载，如《素问·太阴阳明论》提出："阳道实，阴道虚"。《灵枢·本神论》："脾气虚，则四肢不用，五脏不安。"《内经》对脾胃虚、实证虽有记载，不仅症状缺乏，更无方药。

后世有的医家遵《内经》之旨，曾有提出脾虚多实少之说。如王叔和曰："脾气盛则梦歌乐体重，手足不举。"张元素云："脾实则时梦筑墙垣盖层，盛则梦歌乐，虚则梦饮食不足。"调治之法则依"脾虚以甘草、大枣之类补之；实则以枳壳泻之。"李老通过多年临床实践观察，历代医家不仅缺乏脾实证的记载，既无泻脾之法，更无伐脾之方，亦无攻脾之药。虽有论"脾实"之理但不明，立泻脾之理而不彻，所设健脾之方，实则疏肝泻胃也。近代个别医家亦有论脾实之说，认为"湿热蕴结"即为脾实。岂不知湿热蕴结之源，本于脾虚，脾失健运则生湿，湿为有形之物，易阻滞气机，气有余则生热，故湿热蕴结证李老认为此为本虚标实证。本虚源于脾虚，湿热源于湿阻气机。故此证为虚实交错，虚中之实证，非脾实之证。亦有人提出泻脾实之药，如山药、莲子、白扁豆等。也有提出泻脾之药如石斛、麦冬、白芍等。李老认为，脾喜燥而恶湿，山药、莲子、白扁豆等皆为甘平淡渗利湿之品，皆有助于脾气虚之病理，岂能泻脾实？麦冬、石斛、白芍之类其性味甘凉酸，具有清热养胃阴的作用，岂能伐脾？李老根据多年临床实践观察，创新性的提出，脾本虚证，无实证之论点。

"脾为胃行其津液者也"，其运化食物精微之功能则赖于脾气，甚则脾阳。如脾失健运，饮食入胃，则不能及时和降，食物停留在胃，故胃多实证。其他如肝气郁滞横逆于

3

胃，使胃气不能下降；或暴饮暴食；或嗜酒肥甘；或久病胃气虚弱等均可导致胃腐熟无力，食物停滞在胃。故李老提出胃多实证，胃不能及时的腐熟下降，可因实而致脾气虚。脾失健运，也可因虚而致胃实。

脾为太阴之至阴，时刻在运化一日三餐之营养物质。脾主中焦，其运化营养物质到各个脏腑肌肉以及诸肢百骸，其运化之功能，全赖于脾气（阳）。如胃实因实而致脾虚，或思虑过度，日久伤脾，或饥饱劳倦，或用药失误，过服寒凉等均可伤脾气甚则脾阳。故脾气（阳）虚证临床则独见。由于脾为太阴之至阴，喜燥而恶湿。其运化水谷之精微依靠脾气、脾阳。燥为阳，湿属阴，其喜燥而恶湿，可见其阳常不足，湿（阴）常有余，而无阴虚。《素问·至真要大论》中的病机十九条说："诸湿肿满，皆属于脾"又说明众多湿盛中满之症，皆有脾气不足，健运失常，湿盛淤积而为病。李老经多年临床实践，亦未见脾阴虚之论述和有效药物记载。更未见脾阴虚之病证。故李老提出脾本虚证，无实证，胃多实证，脾虚为气虚，甚至阳虚无阴虚，胃有阴虚证。

2. 肝脾胃相关，治脾胃必须联系肝

李老认为，人是有机的整体，脾胃与其他脏腑相互依存，相互制约，有机的平衡以维持生生之机。尤其五脏六腑皆禀受脾胃之营养运化，而发挥其生理作用。因而脾胃的病变必然影响其他脏腑，其他脏腑阴阳之失调也必然影响脾胃。正如李东垣所说："脾胃虚则五脏六腑、十二经、十五络、四肢皆不得营运之气而百病生焉。"另一方面，其他脏病变亦可波及脾胃。而在诸脏腑中，肝脏与脾胃的关系更为密切。肝为阳脏，体阴而用阳，其功能主疏泄条达，肝疏泄条达正常，脾土才能正常运化而不致壅滞。如情志伤肝，肝郁气滞，失其疏泄条达，横逆脾胃可导致脾胃升降失常，即所谓木郁克土；如饮食损伤脾胃；或久病脾胃虚弱，湿阻中焦，肝气失其正常的疏泄条达，均可导致肝脾失调或肝胃不和，即土壅木郁。故二脏中任何一脏有所偏盛或偏衰，均可能是上述关系遭到破坏，出现肝、脾、胃彼此乘侮异常，尤其肝失疏泄条达，横逆脾胃是导致脾胃病极为重要的因素。在脾胃病的病程演变、转归、愈后中，肝、脾、胃的协调及病理影响起着关键的作用。李老多年临床观察三者的关系，在脾胃病中表现为脾常虚，肝常郁，胃常滞，很少单独之为病。故李老强调在治疗脾胃病时必须辅以疏肝理气之品。"治肝可以安胃"治疗肝病亦必须注意健脾和胃。根据病机重在肝、脾、胃之虚、实、寒、热不同而随证治之。李老在研究"七五"国家重点科技攻关项目"慢性萎缩性胃炎"时，根据脾虚、肝郁、胃滞的病理特点在治法上原则性的提出了脾宜健，肝宜疏，胃宜和的学术观点。他是根据以上肝、脾、胃三者生理、病理关系而提出的。

3. 治脾兼治胃，治胃亦必兼治脾，脾胃病不可单治一方

脾胃相表里，关系密切。脾为胃行其津液，脾主运化水谷之精微；胃主受纳，腐熟水谷。胃之和降正常，才能有助脾之运化而生气血，脾之运化正常，才有助于胃之腐熟和降，二者只能相得，不能相失。故脾主升清，胃主降浊，二者紧密相连。李老认为，脾气虚弱，不能为胃正常的行其津液，则影响胃的受纳腐熟，极易导致胃滞，形成脾虚加有胃滞。如暴饮暴食，嗜酒肥甘，胃失腐熟和降，食积停胃，影响脾的运化而致脾虚，形成虚因实滞。故脾胃病常不单方为病，故在治疗上益气健脾而不消胃滞，则胃已积之滞难除；仅消胃滞而不健脾，则脾气难复，即使胃之积滞暂去，犹有复积之虞。故慢性脾胃病当脾胃同治，不可单治一方，在治法上应根据虚、实之不同来调整治疗，不能相等视之。如脾虚为主，当以健脾益气兼顾消食和胃，即补重于消。如以胃实为主，治在消重于补。临证消补适当，分清病机，根据主次，随证治之，方可得桴鼓之效。

4. 脾胃病，胃阴虚证，用药以轻、灵、甘、凉

胃阴虚证，多因外感热性病，（包括热性传染病）后期，高热伤阴；或胃病过用温燥之品而伤阴；或素体阴虚内热，以及其他疾病伤及胃阴。由于脾喜燥而恶湿，得阳始运，胃喜滋润，阳明燥土得阴自安。本病以胃阴虚为主，阴虚又可产生热燥，对此阴虚为主，虚热夹杂之虚证，李老在治疗用药上，非常谨慎。本病常以饥不欲食，少食则饱，咽干口渴而少饮，舌质红无苔，脉细数。用一般健脾之药，多芳香燥湿而伤阴；用滋阴之药又多腻胃而影响食欲。故李老常以轻、灵、甘、凉之法，多服而收效。本病由于胃阴伤之虚证，药量不易过大，大则不易吸收，本病虚、实夹杂多变，故用药以灵活，以适病机。甘宜入脾，但以甘平为主，不宜燥而伤阴。凉可清热，不宜药寒而燥湿伤阴。在用药上李老常以叶天士的沙参麦冬汤化裁用药，如辽沙参、麦冬、石斛、天花粉、知母；胃满腹胀不欲食加山楂、神曲、炒麦芽、鸡内金等；如腹胀甚者加郁金、乌药、萝卜种理气而不香燥之品，亦重用白芍、乌梅、大枣、甘草酸甘化阴而收效。本病在慢性脾胃病中发病率常不到5%。临床少见，治疗棘手，不宜轻视。

5. 对肝肾阴虚，并有脾胃气虚的证治

任何疾病通过辨证，在病理上，阴阳、表里、寒热、虚实仅见一方者，如纯表、纯里等，由于病机单纯，易于提出治法和方药。若虚、实、寒、热并见者，因病理复杂，用药性味不同，比较难治，特别在久病或年老体弱者多见。在慢性脾胃病中，如患者肝阴亏损或肝肾阴虚较甚，阴虚产生内热，出现虚烦，头晕，耳鸣甚则心肾不交，烦躁不得眠。同时又内伤脾胃，轻则脾气虚，甚则阳虚。出现食少腹胀，严重的出现久泻不止。由于脾喜燥而恶湿，用健脾燥湿之药，则易伤阴，使肝肾阴虚之症状加重。因肾喜滋润，用滋阴养肝之药多滋腻助湿，易伤脾气，使脾胃病情加重。如脾、肾双方用药都兼顾，则药性矛盾，不仅效果缓慢，如药量稍重一方，就会出现对方病情不适甚至出现副作用。脾、肾都是虚证，但一喜滋润，一喜干燥，用药矛盾之证。李老主张对此病之治疗应宜先调理脾胃，脾健则津液气血生化有源，促使肝肾之阴复。但应用健脾胃之药以淡渗、轻灵、平和为要，不宜过用芳香温燥之品，以免燥湿伤阴。待脾胃健饮食好转，宜逐步酌加养阴之品。但养阴之药不宜过用滋腻，以免腻胃助湿伤脾。本法在治疗上，注意用药平稳，宜有方有守，药量宜轻，随证灵活加减变换药物，自可收到效果。如治疗臌胀病肝肾阴虚证又腹水明显难治之证易常取得疗效。

6. 对湿热缠绵互结证治

对湿热蕴结，缠绵难愈之证，近代有人认为是脾实之证。李老认为本证是本虚标实，寒、热矛盾交错之证。因脾主运化，如脾虚健运失职，则生湿，湿盛瘀滞中焦易阻滞气机而为标实。气有余则生热，湿为阴邪，热为阳邪，此种虚、实、寒、热不同质的病理，

互结一起，在治法上祛寒湿当以温药和之，以助脾运而化湿，但温药则助热。清热宜苦寒燥湿清热，但药性寒凉则易损伤脾气或脾阳。这种阴阳、虚实、寒热病理矛盾互结之证，故清代名医叶天士说："湿热缠绵，病难速易。"李老对本证在治法上宜先用苦寒燥湿清热之品，如大黄、黄芩、栀子、茵陈等。根据热之轻重而选用。但苦寒清热之药，应热清大半即止，切不可太过，过则苦寒易损伤脾气（脾阳），使湿邪加重。热减大半应及时用健脾利湿之品，以治其本虚。同时佐以疏肝理气的药物，气行则湿行，湿去则热无所存。运用这一观点，特别是在治疗黄疸阳黄热重于湿等多种湿热互结病症，疗效卓著。

7. 脾胃病之证治

中医学对任何疾病在药物治疗上，必须通过辨证，分析出病机，才能提出治法用药，从而显出药物之作用。所以中药只有在中医理论指导下，理、法、方、药前后吻合，才能体现中药疗效的价值。脾胃病的证治，据以上所述，脾本虚证，无实证，虚为气虚，甚至阳虚，无阴虚；胃多实证，亦有阴虚证；治脾胃必须密切联系肝，治脾虚证亦必须兼治胃，治胃亦必须兼治脾；这是李老多年来对脾胃病的病理或治法总的认识。故在治法上简明的提出："脾宜健，肝宜疏，胃宜和"的九字要诀。但肝、脾、胃在病理上不仅有轻重之别，亦非平均的各占三分之一。同时肝、胃在病理上还有虚、实、寒、热之变。而脾仅有虚证，气虚甚则阳虚，故脾虚是脾胃病之基础。肝、胃应观其脉症，知犯何逆，随证治之，这是李老治疗脾胃病之法，亦是辨证用药之依据。

根据脾胃病脾虚是病理基础。多年来，在治法上李老根据历代治脾虚之法，如淡渗利湿、芳香化湿、苦温、辛温甚至大辛大温之温化寒湿，以至湿邪化热之苦寒燥湿，无一不是健脾祛湿之法。这不仅说明脾喜燥而恶湿，也可见脾本虚证而无实证。同时李老得出脾胃病在病理上，肝、脾、胃密切相连。在用药上李老寻找了历代不少有关治肝、脾、胃的方药，如四苓散、五苓散、平胃散、胃苓汤、参苓白术散、香砂和中汤、香砂养胃汤、四逆汤、理中汤、桂附理中汤、苓桂术甘汤、黄芪建中汤、保和丸、健脾丸、二陈汤、四君子汤、五味异功散、六君子汤等等，这些方药在治疗上多偏于治肝、脾、胃一方或两方为病者，确有疗效，但缺乏兼顾到治肝、脾、胃三方之药物。唯发现清代·汪昂所著《医方集解》中香砂六君子汤，药品虽八味，但兼顾肝、脾、胃较全面。如党参、白术、茯苓、甘草益气健脾为主；陈皮、半夏、砂仁除湿和胃；砂仁、陈皮配香附疏肝理气。时后清代名医陈修园对香砂六君子汤的评价说："百病皆依此方而收功。"李老亦认为香砂六君子汤药味虽然不多，但非常符合脾胃病在治疗上脾宜健，肝宜疏，胃宜和的治疗原则。多年来李老在治疗慢性脾胃病中，根据脾、胃、肝之虚、实、寒、热的程度不同，以此方为基础加减化裁，增加了疏肝的药物如枳壳、郁金；以及协调肝脾的桂枝、白芍，创立了香砂温中汤。本方的药物组成为白术、茯苓、陈皮、半夏、香附、砂仁、川朴、枳壳、郁金、桂枝、白芍、木香、甘草。以下简称此方为基础方。脾胃病据统计90%以上都为脾胃气虚，但在发作之时，多偏于肝胃不和或气滞血瘀，或气郁化热，或饮食所伤之虚实证。故本基础方之制定以通为主，以补为次。先以调理肝、脾、胃，使气血调和，诸证缓解，后再加重益气健脾，以达巩固。方中陈皮、半夏、茯苓、砂仁、厚朴以消食和胃为主。佐以疏肝解郁理气之香附、枳壳、郁金。白术、茯苓配桂枝，白芍、木香、甘草健脾理中，调和气血。本方药量为一般量，宜轻不宜重，药味平和，补而不滞，开不伤正。以先祛邪为主，邪去症消，再施以参、芪等益气健脾而达扶正。

多年来李老对慢性脾胃病的治疗，在用药上化繁为简，在基础方上灵活加减运用，常效如桴鼓。如大便时溏时泻，次数增多，脘腹胀满，饮食减少，面色微黄，肢倦乏力，舌苔薄白腻，脉沉细弦无力属脾虚湿盛而泄泻者加猪苓、泽泻、苍术、炒薏苡仁。舌苔黄腻，脉稍滑数，湿热泄泻可重加黄连，配木香宜燥湿清热，健脾止泻。如久泻出现畏寒怕冷，舌质淡，苔薄白，脉沉细系脾阳虚者，加吴茱萸、干姜，甚至附子。泄泻多在黎明之时，腹部作痛，肠鸣腹泻，泻后则安，形寒肢冷，腰膝酸弱，舌苔白，脉沉细，系脾肾阳虚在基础方上去白芍加苍术、猪苓、泽泻、炒薏苡仁、诃子肉、吴茱萸、煨肉豆蔻、破故纸、五味子，甚至附子。如五更泄，除上述症状外还有大便脓血，泻而不爽，肛门灼热感，舌体胖大，舌质淡红，苔稍黄腻，脉沉弦滑，兼有湿热者，本病为脾虚湿邪化热，湿热下注之证。在基础方上加猪苓、泽泻、炒薏苡仁、黄连、秦皮、白头翁、黑地榆、乌贼骨等。如胃胀满喜温喜按，神疲乏力，胃疼隐隐，舌苔稍胖大，舌质淡，舌苔薄白，脉虚弱或迟缓，虚寒疼痛者可在基础方上加吴茱萸、干姜、元胡甚至附子，虚寒疼甚者亦可加良姜。如胃脘疼痛，痛处固定，有饥饿疼，烧心，吐酸，舌黯或有瘀斑，脉涩，证系脾胃虚弱，气血瘀滞者，加乌贼骨、元胡、刘寄奴、吴茱萸、黄连、瓦楞子。胃胀满也可加焦三仙。如饮食不慎，胃满干呕，咽干口渴，舌质红，苔黄，脉弦数者，去桂枝加竹茹、知母、天花粉。如恶心呕吐胃胀满者，加藿香、焦三仙、生姜。如不干呕而随食随吐者属脾胃虚寒呕吐，加藿香、吴茱萸、干姜、焦三仙。如胃部胀满，食欲不振，咽干口苦，舌苔黄腻，脉滑数有湿热者，去砂仁、厚朴、桂枝、白芍加竹茹、白蔻仁、佛手、炒栀子、佩兰、知母、黄芩、焦三仙。如脾胃虚寒舌苔白腻，脉濡，胃部胀满，食欲不振，加藿香、佩兰、吴茱萸、干姜。如胃部胀闷，攻撑疼痛，痛及两胁，每因情绪因素加重，舌苔薄白，脉沉弦。此为肝郁气滞，横逆脾胃，肝胃不和为主，可酌加川楝子、小茴香、元胡、乌药等。上证如口干、口苦可酌减以上理气之品，加栀子、知母、天花粉以清其热。如胃满时疼，痛势急迫，烦躁易怒，吞酸烧心，口干苦，舌边尖红，舌苔黄，脉弦数，此为肝郁犯胃，气郁化热，可加吴茱萸、黄连、瓦楞子。如热偏盛者药量黄连重于吴茱萸，甚至加黄芩；胃虚寒者可吴茱萸量大于黄连。如口干口苦可加知母、栀子。如肝胃不和，肝气上逆，胃失和降，胃满不欲食，嗳气时作，胃偏寒者，基础方去郁金加丁香、柿蒂，甚至吴茱萸以辛开苦降，而降胃气。如胃有热可加代赭石或刀豆子、柿蒂。多年来，李老以基础方为原则，辨证灵活加减用药，对西医诊断的多种胃炎、肠炎之病，常收满意效果。

8. 治脾胃病用药宜消补兼施

慢性脾胃病其病理多本虚标实证，本虚以脾气、阳虚为主，标实多表现在胃、肝二脏，且多发生于中老年。常反复发作多虚、实并见，甚至寒、热错杂。纯补则不易见效而留邪，纯攻又易伤正，有时虽见一时之效，正气损伤更容易反复发作。故在治疗上，应根据虚、实之偏重，有所侧重，消补兼施为法。李老治疗慢性脾胃病，大补、大泻之药，非常慎用。李老认为，脾气（阳）虚，失其健运，易于生湿，他在健脾药中，常以白术、茯苓、薏苡仁、泽泻等性味甘淡之品，使脾运得健，可达利水及健脾之效。脾胃为升降之枢纽，脾胃若虚，升降失司，或逆而上行，或壅滞不行，着而为病，法当理气降逆为宜。故李老酌用香附、砂仁、厚朴、枳壳、乌药，郁金等理气降逆而不过于香燥之品。配党参、白术、茯苓等益气健脾之类，以达消补兼顾。

胃为多气多血之海，常因嗜食辛辣或肝气横逆犯胃化热，出现咽干、口苦、胃阴不足之热证。李老常以健脾疏肝和胃之方加知母、天花粉，甚至石斛、麦冬等。药物刚柔相济，滋阴、清热而不腻胃，芳香理气而不过燥。总之，李老认为脾胃病多本虚标实，虚实加杂，用药上关键在掌握消补之分寸，彼此兼顾，随证化裁。同时，脾以健运为常，胃腑以通为贵。对此李老认为对脾胃之虚证，应以运用行补、通补为原则，不可大剂峻补、壅补。在补药之中，宜酌加理气和胃之品，调畅气机，使补而不壅，通而不耗，达到补不壅滞，通不伤正之目的。同时，脾胃病多为慢性病，患病多是中老年人，因年过四十，脏腑功能日渐衰退。故在药物剂量上，应注意轻、灵为宜，宁可再剂，不可重剂，因脏腑虚弱，药物量大不易吸收，不仅无效，反而加重。正如名医蒲辅周谓："中气虚馁，纯进甘温峻补，则壅滞气机，反而增加脾胃负担，甚则壅塞脾之运化，使胃腑更难通降。"上述脾虚兼见腹胀者，每待气行胀消之时，方可进党参、黄芪等益气之品，以免过早补益，使胀满难平，即此意义。

9. 温清并用重在掌握病机

肝为刚脏，体阴而用阳，主气机疏泄条达。脾胃为机体升降之枢纽，需要肝气之条达，方可升降正常，肝气之条达亦依赖脾胃升降之协调。同时心火之下降，肾水之上升，均依赖脾胃之升降或肝气之条达，从中斡旋，方可水火既济。若情志抑郁，怒气伤肝，失其疏泄条达，则易肝郁气滞，横逆脾土，使脾胃之升降失常。肝失疏泄条达和脾胃升降失常亦可使心肾不交，水火不济，导致肝、脾、心、肾功能彼此紊乱。肝为阳脏，肝郁气滞，气盛则易化火而耗伤肾阴。肾阴不足，不能抑制心火，心肝火盛，可出现心急烦躁，易怒，失眠，多恶梦，记忆力减退，甚则多疑幻想，心神不宁，哭笑无常，有恐惧感，以致生活失去兴趣。肝气横逆伤脾，脾为阴土，肝脾失调，脾气不足则失其健运，水湿停滞以致腹部胀满。午后属阴，故常在夜间腹满加重。胃为阳脏，为多气多血之海，肝气伤胃，易化火伤阴，使食欲不振，咽干口苦。此病虽然属于脾胃病，但90%以上多见于女性，尤其在断经前后，症状加重。现代医学称为更年期综合征、抑郁症。中医认为此证类似《金匮要略》之脏躁病。李老认为此病是肝、脾、胃和心、肾彼此功能失调，寒热错杂之病，在治疗上，仍应调理肝、脾、胃为主，重在根据病机，寒热有别，分清主次，慎重用药。以基础方为本（基础方见本书抑郁症和脏躁症"清心豁痰汤"），由于肝经有火，脾虚有湿故去桂枝、白芍，加乌药、小茴香以增强疏肝理气之功效。加栀子、莲子心以清心肝之火。加夜交藤、合欢皮、龙骨，节菖蒲配郁金以清心安神，开窍宁志。头晕加天麻、钩藤。时自汗出加麻黄根、浮小麦。咽干口苦加知母。恐惧甚者加琥珀，少量朱砂。心烦急躁甚者加淡竹叶、黄连。多年来，通过临床观察，轻者服药一月左右，重者服药两个月左右，可收到满意效果。若肝郁化火日久，耗伤肝肾之阴虚甚者，可继续服丹栀逍遥散以舒肝理脾，而巩固疗效。

10. 健脾通阳疏肝对肥胖之证治

人民随着生活水平的提高，肥胖病逐年增加，据 2010 年我国慢性病年报表明，我国超重人群已达 3.05 亿，肥胖人群达 1.2 亿。据临床观察身体超重的人大都伴有疲乏倦怠，四肢沉重无力，甚至下肢浮肿，伴有心悸乏力，头晕头沉，腹胀，大便失常等症状。李老认为本病主要由于嗜酒肥甘，过食膏粱厚味等，造成脾虚，失其健运，导致体内脂肪、痰湿以及水谷之精微物质输布排泄失常而致病。痰湿易聚中焦，阻滞气机而化热，气血瘀滞中焦易先出现脂肪肝，甚至胆囊炎，胆结石，糖尿病。湿阻气机化热，肝失条达，肝火上逆可出现高血压。由于血脂高，血液浓度大，动脉可提前出现硬化，从而引起冠状动脉粥样硬化性心脏病、脑血管病等。李老认为肥胖病后期易出现多种并发症，故贵在早治，不可忽视。治疗上关键在于健脾祛湿，通阳利水，使脾运化恢复，痰湿得以排泄则肥胖自减。脾胃纳降正常，气血生化有源，则疲劳乏力，大便失常症状自消。疏肝不仅可恢复肝的疏泄功能，还可以避免肝木克伐脾土，以利脾之恢复，同时气行则湿行，湿去则湿热无所存。由于肥胖多湿多痰，痰湿为阴邪。故李老对此病的治疗，仍以香砂温中汤为基础方，去白芍重用桂枝以醒脾阳，助膀胱之气化，以利痰湿，同时重用泽泻、茯苓、猪苓、玉米须、生薏苡仁以利水健脾。患者服药月余，不仅体重减轻，其他病症亦可消除，精力恢复，无后遗症。此外，肥胖病虽在初期，常与高脂血症同时并见，甚至出现高血压病，以上述方药可另加鸡内金，重用生山楂、荷叶。如便秘者亦酌加草决明、生首乌。本病通过一至两个月治疗，可使肥胖消、血脂降、痰湿去，肝、脾、胃协调，则脂肪肝可自愈或大减。本病到后期出现心、脑血管等疾病，往往病理复杂，可观其脉症，知犯何逆，随证治疗，此不赘述。

内伤杂病学术思想

冠心病治疗宜重心阳

冠状动脉粥样硬化性心脏病（简称冠心病），属于中医"胸痹"、"真心痛"等病范畴。现发病广泛，死亡率之高，和癌症一样是当前世界上，危害人们生命健康的严重疾病之一。据流行病学资料统计，目前全球心衰的数量已经高达2250万人，并且每年以200万的速度递增，且多为冠心病之末期。近年来，我国对此病研制了很多有效的中西药品和手术疗法。诸如西药的硝酸异山梨酯、普萘洛尔、美托洛尔、硝酸甘油片、双嘧达莫、阿司匹林等等；外科如心脏搭桥、支架手术；中药的速效救心丸、丹参滴丸、冠心苏合胶囊、心宝丸、心脉宁、心脑通等。这些中西药品和手术疗法，可以扩张血管，增加心脏供血，缓解冠心病发作时的各种症状，都有明显的效果，应予以肯定，所以不少患者多用此药，甚至长期服用。但此药多限于扩张血管，疗效不能保持长久，往往不断发作，甚至心脏功能越来越弱。因而，新一代有效的抗心衰药物在临床上急迫需要。

冠心病是心脏血管和心脏功能同时失常的疾病。各种原因引起的心血管血行不畅，心脏供血不足，必导致心功能减弱；心功能衰弱，心脏动力不足，又会促使血管血行不畅；二者彼此相互影响，使冠心病长期反复发作，病情逐渐危重甚至出现心脏衰竭死亡。同时冠心病出现危重，甚至死亡之前，首先出现心功能衰竭。当前缺乏增强心脏功能的药物。特别这些中成药多为芳香理气活血之品，缺乏增加心脏功能等扶正之药，久服又易损耗气血使人体少气无力，精神疲倦，致使心脏功能更弱，药虽见效快，但易反复，不宜长期服用。

心脏之功能，中医称之为心阳或心气。中医学认为心脏为人体五脏六腑及全身之主宰。正如《素问·灵兰秘典论》说："心者君主之官，神明出焉"。《素问·痿论》说："心主身之血脉"。这说明心脏之功能，主要主全身之血液循环和神明。

心脏是全身血脉循环无端之枢纽，血管是血液运行之道路。血脉通过心脏将气血运送于全身。血液在血管内能够运行不止，长久不息，主要靠心气的作用，正如《素问·平人气象论》："心藏血脉之气也"。故心气（阳）之强弱对心脏供血之多寡，血液运行之通塞，血脉的盈虚以及脉象之变化，都起着决定作用。

心主神明，神明是指人的精神、思维活动的体现。心脏阴平阳秘，则精神饱满，精力充盈，思维清晰，情志安定，声音洪亮。如心脏阳气不足，则会出现精神委靡，少气懒言，怠惰嗜卧，思维迟钝等神明不足之证。

心气即心阳，气阳同质，均为无形之功能。中医学非常重视阳气在人生命中之重要性。正如《素问·生气通天论》说："阳气者，若天与日，失其所则折寿而不彰。"《素问·阴阳应象大论》亦说："阳生阴长，阳杀阴藏。"这说明阳气在人之生命中如日光一样，阳气不足，则寿命不能长久。同时人体生生之机，主要依靠阳气之充足，即阳生阴长。如阳气衰败，则会阴阳离决，生命将不存在。

心脏为人生命之本，中医学更加重视心阳。《素问·六节藏象论》篇说："心者生之本……如阳中之太阳。"《素问·金匮真言论篇》："背为阳，阳中之阳，心也。"故历代名医不论治什么病，都非常重视心阳之盛衰。如医圣张仲景在《伤寒论》中对伤寒病危重时，在药物抢救方面，根据心阳衰败程度不同，分别制定了不少方药，诸如"四逆汤"、"通脉四逆汤"、"白通汤"、"附子理中汤"、"参附汤"等，药虽不同，但无一不是急救回阳，可见心脏阳气对生命之重要。冠心病为心脏之重病，心脏阳气之盛衰，关乎生命之根本，时刻注意维护心脏阳气之盛衰，防止阳气之暴脱，更显得极其重要。

张仲景在平时治疗胸痹，通阳宣痹，时刻重视心脏之阳气。根据病情，所运用的方药，如瓜蒌薤白白酒汤、瓜蒌薤白半夏汤、枳实薤白桂枝汤等，方虽不同，药有区别，但其中薤白、白酒、桂枝均具有增强心脏阳气之作用。其他药宽胸理气化痰，也有助阳气之恢复。近年来据报道，山西省名老中医李可先生，善用附子挽救冠心病阳气暴脱、心脏功能衰竭垂危之病人。附子用量多达 100～300g（附子水煎 3 小时，以祛乌头碱之毒，并徐徐温服），是值得参考的。

临床观察冠心病患者，一般都有畏寒怕冷，夏季轻，冬季重，这都是心之阳气不足，抗拒外寒之功能较弱的表现。尤其每年十二月至次年元月二月之间，冠心病患者，易于犯病，特别是夜间 12 点以后到天明，不仅易犯病，重者且多于这时死亡，这时正是冬季阴极之时，心脏阳气无力适应阴寒之气，致使阳气暴脱的结果。

李老在临床治疗慢性冠心病时，认为有一分阳气，便有一分生机，是以扶正祛邪为主。扶正是以调理心脏之阴阳平衡，尤其重视心脏阳气之不足。祛邪是以疏通血管，促使血液流行通畅为主。祛邪要通过四诊，综合分析，血管有无因气滞血瘀，气虚血瘀，痰湿阻滞血瘀等，辨证施治，方药因人而异。现将常用的助心阳药物和辨证施治的处方整理如下：

常用的益气助心阳药：

红参（即人参）：味甘气温色微黄，功能补气益血生津，尤其补心脾之气，可提高心脏之收缩力，有回阳急救之力，亦为补五脏阳气之君药。

附子：附子大辛大热，其纯阳之性，功专助阳气，上助心阳，下补命门之火，内温脾土，外固卫阳，辟群阴，逐风寒湿邪，为张仲景急救回阳之要药。

桂枝：桂枝辛、甘、气温。主要可温经通阳，并有发汗解肌之功。可振心阳，醒脾阳，助膀胱之气化，为治冠心病助心阳、驱痰湿、利小便之常用药。

薤白：薤白辛、温、微苦，温中通阳，行气散结，为治胸痹之要药。薤白善通胸中之阳。故张仲景治胸痹病之方中均用薤白，可见薤白为治胸痹之要药。

辨证施治用药：

李老在治疗冠心病方面，是在心阴的基础上重视心阳，保持阴阳平衡，注意因多种原因导致的心脏功能不足或心血管不畅的治疗。

1. 阳脱证

本证多见于急症，突然心肌梗死，心功能衰竭或逐渐心衰之危证。证见心绞痛不止，胸闷气短，甚至倚息不得卧，大汗出，四肢厥冷，语言无力，甚至神智视力不清，脉沉细欲绝，舌质淡等危象。本证即西医之心源性休克，感染性休克，低血容量性休克之垂危病，但均属于中医之厥证。《素问·厥论》说："阳气衰于下者则为寒厥"，厥可暴死。对此心阳暴脱，血不能达于四肢，周围循环衰竭之危证。可急用王清任《医林改错》之"急救回阳汤"。药物有人参 24g、制附子 24g、干姜 10g、白术 12g、桃仁 6g、红花 6g、甘草 10g。

本证为心脏阳气衰竭，血行失畅，血瘀气闭，气血难以温煦四肢，阴阳离绝之证。急以峻补阳气，并加活血通脉，促使气通血活为先务。本方取张仲景之四逆汤加人参、白术温阳补气，佐桃仁、红花活血，可谓王清任治疗本证之一大发明创新。

2. 气阴双虚证

本证多见于慢性患者，为冠心病之常见证，临床所见约 80% 左右。治宜生脉饮为主方，加丹参、茯神、远志、酸枣仁、节菖蒲，以活血养心安神。偏心阳虚，证见胸闷气短，时常心绞痛，可酌加黄芪、桂枝、薤白、延胡索、檀香，以通阳宽胸理气活血；阳虚甚者可酌加附子；偏阴虚者可加龙齿、枸杞子、黄精、山茱萸等，偏阴虚舌红脉数者可加玄参和黄连阿胶鸡子黄汤。一般可同用生脉饮针剂。

3. 气虚血瘀证

可用归脾汤酌加桂枝、薤白、丹参、红花等以通阳活血。自汗多者可加浮小麦、麻黄根、牡蛎以止汗。阳虚甚者可酌加附子。

4. 气滞血瘀证

可用逍遥散酌加香附、枳壳、檀香、丹参、延胡索以行气活血。加节菖蒲、酸枣仁、远志、龙齿以强心安神。肝郁化热可改用丹栀逍遥散。

5. 痰湿阻滞证

本证宜心脾胃同治。方用十味温胆汤加减。即减去熟地、五味子，酌加桂枝、薤白、丹参、川芎、苍白术、厚朴等以通阳，活血，健脾，豁痰，利湿。一般可同用参脉饮针剂。

冠心病因血瘀，血行不畅，可见于诸证之中，活血化瘀之药，可酌加于各证之中。

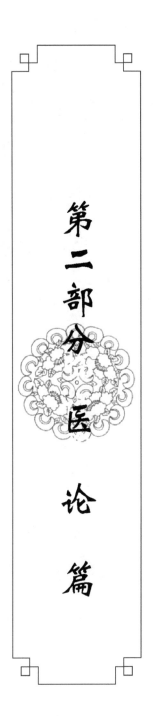

第二部分 医论篇

阴阳五行学说为祖国医学奠定了理论基础

阴阳动态统一学，是我国最早的经书《易经》对宇宙万物认识唯一的见解。不仅为中华文化奠定了理论基础，也为祖国医学建立了基本理论。《易经·系辞》说："一阴一阳之谓道"，道即是规律，天地万物虽多，其变易的根源，都是阴阳二气的对立及其相互推移的结果。阴阳动态的统一即成为《易经》认识宇宙万物的原始哲理。

《易经·爻辞》说："知变化之道者，其知神之所为乎"，说明阴阳变化之规律无穷，而且其变易神妙不测。《易经·系辞》还说"穷则变，变则通，通则久"，说明宇宙事物的存在和发展，都在不断的变易，才有出路。《易经·系辞》又说："刚柔相推，变在其中矣"；"一阖一辟谓之变，往来无穷，谓之通"。这都说明大道至简。《易经》对宇宙万物的认识变易用阴阳一分为二，简明的说明了恒动、变化和发展。

同时《易经》对宇宙万物的认识，以客观作依据，以主观综合分析分别看待事物。认为宇宙万物即是相互对立，又相互联系，相互依存，相反相成。如《易经》的八卦和六十四卦象，即是相异对立的，但又是相互配合的。将整个宇宙视为一个有机的整体。认为宇宙之间一切事物都是相互联系又相互制约，并认为每个事物都有一个小的整体。除了它与其他事物之间相互联系、相互制约外，每个事物内部也是呈现出多种因素、多种部件的相互联系和相互制约的普遍联系。如《易经》在解释卦象和爻象时，不是孤立地看待一卦一爻，而是从整个卦象中上经卦与下经卦的关系来分析，这即是整体思维的体现。

总之《易经》认为宇宙是一个大的整体，万物都在不断地运动变化，彼此并有生化、制约的有机联系，而非静止与孤立，每一个事物，也都有其整体的生化、制约联系。万物也可以说动则变，变则生化，静则止，止则消亡。所以《易经》对宇宙万物，与阴阳动态的统一，即成为认识宇宙万物的原始变化哲理。不仅为中华文化的发扬奠定了基础和哲理。也为祖国医学开辟了基本理论体系；奠定了唯物辩证的哲学基础。《内经》在《易经》对宇宙事物观察、认识的思维方式的基础上，发挥到对人体生命的分析认识。

《黄帝内经》包括《素问》、《灵枢》各八十一篇。其成书于春秋战国及秦汉年代。当时正是我国文化兴盛时期，是诸子百家争鸣的时代，也是当时学者研究《易经》最深刻的时代。《黄帝内经》集合众学者研究易经的精辟见解，特别是阴阳五行之哲理，广泛地应用在人体藏象、经络、生长壮老已的生理、病理、分析、治法、方药，以及养生等各个方面，创建了我国较完整、系统、全面的医学体系。

首先，对人体生命以及发生疾病的各种形态反应和自我感觉。从人体本身唯物客观的进行了认识，并以阴阳之道、整体观指导，认为机体脏腑及各个部位彼此相互密切联系，而且是恒动变化的，且又个性化的进行了分析，总的认为人的生命在于恒动。如《素问·六微旨大论》说："成败倚伏生乎动，动而不已，则变作矣。……不生不化，静之期也。"这说明人体成败生死的关键在于动，动则不停地发生生生之机的变化，人的生死就是自身运动变化不停和静止的结果。这时《内经》对人体动静的认识，可以说完全受《易经》对宇宙事物观察认识启发的结果。

《内经》阴阳学说同样是在《易经》的启发下并得到了发挥。首见于《素问·阴阳应象大论》："阴阳者，天地之道也，万物之纲纪，变化之父母，生杀之本始，神明之府也，治病必求其本。"这不仅论述了本篇大标题，将宇宙万物阴阳变化的认识，首先体现在这个"象"字上，因为象是一种象征，即事物客观的表现。如气象、脏象、脉象、舌象等等。这种从客观认识事物的表现，首先为祖国医学理论符合唯物哲学奠定了科学基础。同时认为阴阳是事物演变之父母及根源，生杀之本始，万物生长、死亡之根本，人体生长壮老已都是在阴阳的支配下所起的变化作用。人发生的疾病也是阴阳变化失调的结果，治病必求其本，其本即是阴阳，其治即是通过方药等各种疗法使阴阳达到对立统一，和谐平衡而痊愈。因而，阴阳哲理的演变，即成为祖国医学理论体系的总纲。

《易经》认为自然界是生命的源泉，也是人类赖以生存的必要条件，自然界一切运动变化，都会在人体内引起应答反应，也即是人是随着自然界一切运动变化而变化以适应生存。人与自然必须保持相对的协调、平衡、和谐才能维持生命的正常活动。如《易经·系辞》说："天地变化，圣人效之"、"天行健，君子以自强不息"。这说明《易经》一方面认为天、地、人即分而为三，又合而为一，它们都有同样的变化法则。人居天地之中，应自觉效法天地之变化，择善而行。这种将天道和人道合二为一，即现在所说的天人合一学说。

《内经》在《易经》天人合一的启发下，创造性产生了天人相应学说，提出了许多深刻理论，丰富了中医学预防和诊治疾病的理论基础。如《灵枢·邪客》首先提出"人与天地相应"。《素问·宝命全形论》说："天覆地载，万物悉备，莫贵于人。人以天地之气生，四时之法成，……天地合气，命之曰人。"这两段经文，说明人与天地相适应，是按照一年四时变化的规律成长起来的。《素问·四气调神论》也说："阴阳四时者，天地之终始也，死生之本也，逆之则灾害生，从之则苛疾不起。"这都说明人体必须适应天地之一切变化的支配而变化，达到天人合一，方可适应生存。同时为养生治未病也奠定了基础。

在《易经》阴阳哲理的启示下，《内经》认为人体生命的发端和成长，在于阴阳的平衡调和。阴阳二气也是生命的基本物质，如《素问·宝命全形论》说："人生有形，不离阴阳。"其根本在于阴阳调和，伴随着生命生长的整个过程，是生命健康的重要保障。正如《素问·生气通天论》说："阴平阳秘，精神乃治，阴阳离决，精神乃绝。"这说明阴平阳秘就是阴阳对立、制约和消长中所取得的动态平衡，也是人体生命健康的最佳状态。中医维持人体生命健康的方法和手段就是燮理阴阳。

人体生病亦属于阴阳偏盛、偏衰的失调，以及阴阳的相互转移。如《素问·阴阳应象大论》说："阴胜则阳病，阳胜则阴病，阳胜则热，阴胜则寒，重寒则热，重热则寒"。这说明人体生长壮老，其生生之机即在于阴阳二气之协调平衡，反之则疾病生。同时人体疾病，阴阳之失调，阴胜或阳胜不是固定不移的。正如《素问·疟论》说："阴阳上下交蒸，虚实更作，阴阳相移。"这说明阴阳之转化，热变寒证，寒变热证，虚变实证，实变虚证，可以相互转化，而非永恒不变。

中医治病，就是不断查明阴阳之偏胜而调之，达到平衡则疾病自愈。如阳强不能密，人即死亡。正如《素问·生气通天论》说："凡阴阳之要，阳密乃固，两者不和，若春无秋，若冬无夏，因而和之，是谓圣度。故阳强不能密，阴气乃绝。"这不仅说明阴阳二气对人体生命之健康必须平衡、协调而和，同时阴阳矛盾中是以"阳气"为主要矛盾的。如《素问·生气通天论》说："阳气者若天与日，失其所，则折寿而不彰，故天运当以日光明。"这进一步说明人体之生理健康，首先保护阳气，使其能够卫外为固，起到护卫和调节机体机能的作用，这是人体健康的关键。如果阳气不足，就会若冬无夏，折寿而不彰，不能维持生命的存在。《素问·生气通天论》说："故阳强不能密，阴气乃绝"，进一步说明人体阳气不能发泄太过，过度的削弱；但同时又强调不能太盛，如说："阳气者，烦劳则张，精绝，辟积于夏，使人煎厥。……阳气者，大怒则形气绝，而血菀于上，使人薄厥。""阳蓄积病死，而阳气当隔"。这说明阳气在人体不能过弱，也不能过于亢盛，必须和谐平衡。在治疗方面，阴阳学说为中医治疗疾病开拓了广阔的思路。

中医治病在数千年前，即发现贵在早治。如《素问·阴阳应象大论》说："故善治者治皮毛，其次治肌肤，其次治筋脉，其次治六府，其次治五藏。治五藏者，半死半生也。"说明中医治病不仅贵在早治，更要全面分析，防微杜渐，杜绝病变由表入里，由轻而重，由简单而复杂。在治疗中必须掌握疾病的发生、发展规律及其传变途径，或可能的转变，做到早期诊断，有效的治疗。同时《素问·阴阳应象大论》说："治病必求于本"就是说任何疾病要抓住主要矛盾即病机之所在。正如《素问·标本病论传》和《灵枢·病本篇》都说："先病而后逆者，治其本；先逆而后病者，治其本。先寒而后生病者，治其本；先病而后生寒者，治其本。先热而后生病者，治其本；先热而后生中满者，治其标。先病而后泄者，治其本；先泄而后生他病者，治其本。必且调之，乃治其他病。先病而后生中满者，治其标；先中满而后烦心者，治其本。人有客气有同气。小大不利，治其标；小大利，治其本。"这说明十之八九当治其本，唯中满、大小不利可治其标，因二证为危急之候，虽属于标证宜当先治，即所谓急则治其标之意。此为多种治法提出辨证关系。

根据阴阳之哲理，中医数千年前提出逆治、从治之法。如《素问·至真要大论》："寒者热之，热者寒之，温者清之，清者温之，散者收之，抑者散之，燥者润之，急者缓之，坚者软之，脆者坚之，衰者补之，强者泻之"等。通过这种病势相逆的治疗方法，纠正其由病因作用所发生的病理变化，而达到阴阳平衡，恢复生理正常的目的。但也有些比较复杂的病变，内在的病理变化与反应出来的象征不一致，例如阴盛格阳的真寒假热证；阳盛格阴的真热假寒证；脾虚不运而腹胀的真虚假实证；食积聚而腹泻的真实假虚证，极不一致，似虚而实，似实而虚，便应当透过现象认清本质，从其本质治疗。如真寒而外假热的，便置其假热之象不顾，用热药散其真寒。内真热而外假寒，便置其假寒之象不顾，用寒药以清其真热。《素问·至真要大论》又说："热因热用，寒因寒用，塞因塞用，通因通用，必伏其所主，而先其所因，其始则同，其终则异，可使破积，可使溃坚，可使气和，可使必已。"这不仅提出了从治法，同时说明无论用逆治法或从治法，要想达到伏其所主的目的，必须具有综合辨识，先其所因的本领才行。

此外在治法中，并创建了同病异治和异病同治之法。既病名相同，症状病理不同，治法也不同或病名不同，但其病理相同，可总的治法相同。正如《素问·异法方宜论》说："杂合以治，各得其所宜，故治所以异而病皆愈者，得病之情，知治之大体也。"

　　总之，《易经》的阴阳哲理，充分体现了中华文化对宇宙万物的认识，其数字无可计算。尤其《内经》在医学上，对阴阳哲理更作了具体的发挥。如《素问·离合论》说："阴阳者，数之可十，推之可百，数之可千，推之可万，万之大不可胜数，然其要一也。"这说明中医对各种病证，皆可以以阴阳之哲理得到辨识，从而为祖国医学辨证论治、理法方药，创建了一种完整系统的理论体系。为祖国医学奠定了理论基础。故唐·孙思邈说："不知易，不足言大医"。所以，数千年来，《易经》和《内经》为医者必读之书。

　　五行学说是在阴阳哲理的基础上演化而来的，它是阴阳哲理的进一步发展。五行是将事物归为五类，分析和说明事物的相互联系，它们同属我国古代的唯物辩证法思想。五行是在《易经》对一年四季五气（风、火、燥、湿、寒）运动演化的学说中产生的。五行学说进入医学领域约在战国中后期。齐国学者邹衍以阴阳观念为核心，创立了阴阳五行学派。阴阳五行学说的流行，对《易经》的理解和研究，产生了重要影响。当时正是《内经》的创作时代，进而将五行学说引入医学五脏，借水、火、金、木、土五种物质的特性，以说明五脏生克制化的相互关系。如《素问·六微旨大论》说："亢则害，承乃制，制则生化。"五行相生相克构成了人体内外转换机制的整体性网络系统，五脏功能呈循环相生与五角交叉相克并存状态，表现出多功能系统之间相互依存与相互制约的关系，使整体网络呈现为一个个相互独立而又相互交织的制化区。五行相生中的任何一行，都是"生我"与"我生"两方面的统一。相克，即是制约，起维持整体平衡的作用。五行相克任何一行，都是"克我"与"我克"两方面的统一。此外，除相生、相克之外，还可以相侮。如《素问·五运行大论》说："气有余，则制己所胜而侮己所不胜，其不足，则己所不胜侮而乘之，己所胜轻而侮之。"如水本克火，但火气有余，则水不能对火正常制约；火气太过，便克金更甚（制己所胜），同时还反过来又侮水（侮其所不胜），火气不足，除水来乘之（己所不胜侮而乘之），也来侮之（己所胜轻而侮之）。如病人心火太盛，除乘金伤肺，甚至咳血，还可伤及肾阴等。此即"亢则害，承乃制，制则生化"之相互依存和相互制约的关系。正如张介宾所说："尽造化之机，不可无生，亦不可无制。无生则发育无由，无制则亢而为害。生克循环，运行不息，而天地之道斯无穷矣。"

　　阴阳与五行虽然是两个不同的学说，但《内经》将二者有机地结合运用，在解释人体生理、病理时，常相互联系，进一步补充了中医学的理论。

　　中医治病，主要依靠中药，《内经》将药物的性味亦用阴阳之理作了阐述。如《素问·至真要大论》说："辛甘发散为阳，酸苦涌泄为阴，咸味涌泄为阴，淡味渗泄为阳。"阴阳是认识分析宇宙万物生长存亡演化的哲理，总之，阴阳五行是通过这一唯物辩证法思想阐明了医学理论，指导医疗实践。通过《内经》说明阴阳五行对人体疾病的演变作用，为临床治疗更具体的指明了方向。

象和辨证思维是中医诊治疾病的核心

中医诊断疾病以四诊为法，并运用辨证思维综合分析，以掌握病机所在，为辨证论治、立法用药奠定基础。因而象和辨证思维是中医诊治疾病不可或缺的核心内容。二者都是在中医阴阳五行、整体观的理论和个性化综合辨证分析相互结合基础上得出的结果。

中医学的"整体观"、"辨证论治"、"治未病"等理论，都与"象和辨证思维"有关；而且"象和辨证思维"也是中医分析、认识疾病以及诊断、治疗、用药的理论核心，更是学好中医的思维方法。

（一）易学为代表的思维方式奠定中医哲学基础

人类社会的进步，表现在两个方面：一是物质方面，表现为生产技能的提高，物质财富的发展，生活水平的不断提高。二是精神方面，表现为文化水平的提高，伦理道德观念的发展，对自然社会和思维规律认识的不断深化等。二者最高的表现是思维方式的科学化。所以，不同的思维方式，决定了不同的物质文化和精神文化。中医学思维方式是在中华传统文化对宇宙事物观察、认识的思维方法中形成；故中华文化的思维方式，是中医学思维方式之源，中医学思维，是中华文化思维方式在中医学上的具体体现和应用。《易经》对宇宙事物观察、认识的思维方式，笔者很赞同易学专家、北京大学教授朱百崑主编的《易学》基础教程中的认识。他将《易经》展示的诸多思维方式归纳为五种观点，即：直观思维、形象思维、象数思维、逻辑思维和辩证思维；并认为这五种思维方式，各有自身的特点，各有自身的功能，相互之间不能替代。且从人类思维方式的发展进程来看，朱百崑提出：前两种（直观思维和形象思维）属于初级思维形式，运用于感性认识阶段；后两种（逻辑思维和辩证思维）属于高级的思维方式，运用于理性认识阶段；而第三种象数思维，是由初级向高级形式过度的思维形式。这五种思维方式，对宇宙事物的观察、认识都是从事物的本身出发，属于唯物的哲理。特别是把宇宙事物看作是整体的、变化的、彼此联系的思维形式，是既唯物又辩证的。如《易经·爻辞》说："无平不陂，无往不复"，意思是没有无陂的平地，没有往而不返的事情。又说："知变化之道者，其知神之所为乎。"意思是阴阳变易神妙不测。《易经·系辞》还认为"穷则变，变则通，通则久。"说明事物的存在和发展，只有不断变易才有出路。《易经·系辞》说："刚柔相推，变在其中矣"，"一阖一辟谓之变，往来无穷，谓之通"。这都说明事物均可用阴阳一分为二，且是不断在变化发展的。

《易经》的唯物辩证思维把宇宙事物的阴阳变化看作相互对立，又相互联系、相互依存、相反相成的。如《易经》的八卦和六十四卦象，既是相异对立的，又是相互配合的。尤其将整个宇宙视为一个有机的整体，认为宇宙之间一切事物都是相互联系又相互制约，认为一个事物都有一个小的整体，除了它与其他事物之间具有相互联系、相互制约的关系外，其每个事物内部也是呈现出多种因素、多种部件的相互联系和相互制约的普遍联系。如《易经》在解释卦象和爻象时，不是孤立地看待一卦一爻，而是从整个卦象中上经卦与下经卦的关系，各个爻之间的关系来分析，这即是整体思维的体现。《易经》认为宇宙是一个整体，万物均非静止与孤立，每一个事物都有其整体的生化、制约联系。万物动则变，变则生化，静则止，止则消亡。《易经》对宇宙万物观察、认识的这种思维方式，为中医理论奠定了唯物"辨"证的哲学基础。

（二）《内经》在易学思维方式上认识生命与疾病

《内经》在《易经》对宇宙事物观察、认识的思维方式基础上，形成对人体生命的分析和认识。首先，是对人体生命以及疾病的各种形态、反应和自我感觉的认识。以阴阳之道、整体观，分析脏腑及各个部位之间的密切联系，认为各种联系是恒动变化的，人的生命在于运动。如《素问·六微旨大论》说："成败倚伏生乎动，动而不已，则变作矣。……不生不化，静之期也。"这说明自然界一切物质的新陈代谢过程中，成与败，生与死，都隐藏着因果相互关系，人体也是如此。成败的关键在于运动，动则不停地发生变化，生死就是自身运动变化的结果。不生不化，静而不动，即无生命的存在。《素问·六微旨大论》又说："出入废则神机化灭，升降息则气立孤危。故非出入，则无以生长壮老已，非升降，则无以生长化收藏。是以升降出入，无器不有。故器者生化之宇，器散则分之，生化息矣，故无不出入，无不升降。化有小大，期有近远，四者之有，而贵常守，反常则灾害至矣。"这段经文，说明《内经》运用《易经》对事物认识的辩证思维方式，阐述了人体是依靠外界大自然之气和饮食的出入，通过内部脏器的升降运动以维持生命的存在。如果出入废止，则生命活动的功能即会丧失。所以，无出入则无生命的生长壮老已；无升降则没有生命的生长化收藏。因此，凡是生命运动，尽管形体有大小，生命有长短，但都必须保持升降出入的正常运动，否则就会发生病变，甚至死亡。正如明代名医张介宾所说："出入者守其出入，升降者守其升降，固有弗失，多寿无疑也。……不当出而出，不当入而入，不当升而升，不当降而降；动失其宜，皆反常也，反而无害，未之有也。"可见保持和及时恢复升降出入的正常状态，是防病治病的重要措施。这些理论都是符合唯物辩证论的。其次，根据人体疾病的不同"象征"，在各种疾病的分析、辨识、治疗等环节运用辩证思维，为辨证论治奠定了依据。

人体无论在生理或病理上都是开放的。如生理上和病理方面，会分别出现不同的形态表现或自我感觉。《内经》把病理上这些不同的表现和自我感觉统称为"象"。又把各种疾病的病理变化以及生、长、壮、老、已，统归于阴阳对立变化的结果，且都体现在"象"上。

中医诊断疾病以四诊为法，并运用辩证思维综合分析，以掌握病机所在，为辨证论治，立法用药奠定基础。因而象和辩证思维是中医诊治疾病不可或缺的核心内容。二者都是在中医阴阳五行、整体观的理论和个性化综合辨证分析相互结合基础上得出的结果。没有客观的象征，就得不到病变的部位和各种不同的现象表现。没有辩证的思维则得不出各种象征的性质、演变和彼此变化的关系。中医正是运用了这种既唯物又辩证的科学，才得出疾病的正确诊断和治疗。数千年来，这种象和辩证思维成为了中医诊治疾病的理论核心。

(三) 象和辨证思维指导中医诊治疾病

《伤寒论·辨太阳病脉证并治法上》有"太阳病，或已发热，或未发热，必恶寒，体痛，呕逆，脉阴阳俱紧者，名曰伤寒。太阳病，发热，汗出，恶风，脉缓者。名为中风。"张仲景辨别伤寒和中风二病，认为区别二者不同的关键在于伤寒发热必恶寒，体痛，呕逆，脉阴阳俱紧；中风则为发热，汗出，恶风，脉缓。即伤寒发热必恶寒，无汗；中风则发热汗出，恶风。同时伤寒体痛，呕逆，脉阴阳俱紧；中风则脉缓，无体痛呕逆。二者不同的体表反应，中医即称之为"象"，并通过客观的"象"进行辨证思维认识其病机。在治疗上，伤寒采用了麻黄汤以解表祛除寒；中风则采用了桂枝汤以调和营卫而驱风外出。又如"太阳病，项背强几几，反汗出恶风者，桂枝加葛根汤主之。"这说明桂枝汤加葛根以疏筋通络、解肌作用而治疗"项背强几几"的辨证用药关系。这种辨证用药的关键都是建立在客观"象"和"辨证思维"基础上的。医圣张仲景通过四诊，观察疾病的现象和辨证思维方法，便成为后世中医分析、认识、诊断、治疗疾病的唯一方法。由于它符合既唯物又辩证的科学方法，因而在治疗各种病证中，收到了良好的效果。再如"黄疸"病，后世医者根据《伤寒杂病论》黄疸病指出的"黄家所得，从湿得之"这一病理，从不同的"象"表现，又区分为阳黄、阴黄、急黄。阳黄分热重于湿和湿重于热。如热重于湿，身目俱黄，黄色鲜明，发热口渴，舌苔黄腻，脉象弦数，治用茵陈蒿汤等。如湿重于热，身目俱黄，但不如热重于湿的黄色鲜明，而头重身困，胸闷痞满，食欲减退，腹胀，恶心呕吐，舌苔厚腻微黄，脉象弦滑或濡缓，以茵陈五苓散等治疗。阴黄，身目俱黄，黄色晦暗或如烟熏，纳少，腹胀，大便不实，口淡不渴，舌淡，苔白腻，脉象濡缓或沉迟。治疗宜茵陈术附汤等为主。急黄发病急骤，身目俱黄，黄色如金或如橘柚，高热烦渴，胁痛腹满，神昏谵语，肌肤出现瘀斑，或见便血，舌质红降，舌苔黄而燥，脉弦滑数或细数，治疗以犀角散为主。以上，中医诊断同为黄疸病，但根据黄疸的颜色、形态和自觉症状，这些客观"象"的不同，经过辨证思维，为同病异治，奠定了理论根据和治法。由此可见，中医运用四诊，以"象"和辨证思维的方法，通过各种疾病的客观"象"表现，观外知内地分析、认识得出了不同病的诊断、病理和治法。

用中医理论诊治炎症

炎症是西方医学病名,有急、慢性之分。人体各个发病部位都可发生不同炎症,如急、慢性胃炎、肠炎、肺炎、各种脑炎等。西医确诊炎症是通过仪器或检验,发现病变部位出现红、肿、热、痛、功能障碍五种症状,才确定为炎症。由于炎症有急慢性的不同,这五种症状会各自有轻重的不同,但在未治愈之前,炎症这个病名仍然不变。

中医学没有炎症这个病名。中西药都在治疗各种炎症,并有不同的效果。关于炎症的病因、病理,中医著作或文章很少有论述。由于炎症是临床常见病和多发病,严重威胁着人民生命健康,如能进一步从中医学理论上分析各种炎症的病因、病理、辨证治疗等著作和文章,必将有利于中医药治疗炎症的效果进一步提高。一则可发挥中医药治疗简、便、廉、验的优势,二则可以避免大量甚至滥用抗生素,从而减少对人体产生不应有的危害。

李老讲:几十年的临床,他确实治疗了不计其数的炎症。对炎症的治疗,他说根据中医学整体观念和个性化的理论,通过四诊,运用"象"和辨证思维,观外知内的综合分析,判断出某一疾病的发病原因、病理机制及其病位、病性,病程,进行辨证施治。这也是对某一炎症治法用药的依据。同时也是不受炎症病名的限制,达到同病异治和异病同治。

根据西医提出的红、肿、热、痛、功能障碍是确定炎症的五大条件。这对中医在分析、判断各种炎症的发病原因和发病机制上启发很大。中医学认为炎症这五种症状的产生,和各种不同病因形成局部气、血、水瘀滞不畅,不通则痛;气血瘀滞,加之水液由血管中渗出,局部则肿;气血瘀滞,气郁可以化热,轻则局部发热,重则引起全身高热;局部气血瘀滞,气血不畅,表面自然变红;局部气血瘀滞不畅,影响器质功能,必出现功能障碍。根据中医气血理论分析,形成各种炎症的病理机制,主要是各种不同病因导致局部气血瘀滞不畅所致。《素问·至真要大论》所载病机十九条的最后归纳性地指出:"疏其血气,令其条达,而致和平"这是中医治病的大法,亦可作为各种炎症总的治疗原则。

造成气滞血瘀的病因是多方面的,热壅、气滞、气虚、寒湿、饮食不节、外伤等,均可导致气血瘀滞而成炎症。由于各种炎症的轻重、时间长短及患者体质不同,或治疗用药的失误,炎症还可以转化,或并发新病,新旧合病,或几种炎症同时存在,除要重视引起炎症的病因外,还要从整体观分析,"观其脉症,知犯何逆,随证治之",灵活运用,方可治病求本,达到根治。一病一方一药不可能治愈所有炎症。

李老还讲:他对各种不同的炎症的治疗,是根据病因和病理机制辨证施治的。如热壅局部,导致气血不畅之炎症,多因外感风热之邪,或感染细菌、病毒,或感受风寒之邪化热而引起。这些病邪侵袭机体,可使机体散热功能失调,内热不能外散,热壅于内,而致体温过高。火热炎上,侵犯上焦,轻则气管、咽喉、鼻腔气血不畅发炎,重则可致肺炎，甚而火热上冲脑部，引起各种脑炎，出现头疼、神明失控、心烦急躁、谵语，以致昏迷不醒。这种炎症由于火热过盛，热则病进，病情急，发展快，并发症多，常危及生命，属中医温病、瘟疫范畴。在治疗上应根据温病卫、气、营、血辨证施治。治疗原则，病在卫、气，以辛凉透表，清热解毒为主。病入营血者，常出现热毒犯脑的症状，治以清热解毒、凉血透窍为主。如出现抽搐，可酌加平肝熄风之虫类药；如热毒夹湿或侵犯胃肠等并发症，可酌加芳香化湿、淡渗利湿之品，总之不可死守成方，宜随证加减施治，热清不壅，气血通畅，阴阳平衡，炎症自消，功能自复。即使有病毒、细菌亦可自消。

关节炎中医称为"痹"证，《素问·痹论》："风、寒、湿三气杂至，合而为痹也。"在辨证上，李老提出：关键在于"杂""合"二字。即风、寒、湿往往不是一气为病，而是两气或三气合而为病，其次风、寒、湿三气合而为病，不是固定的，而是复杂的，如可以风寒二气为病，也可风湿为病，也可寒湿杂至为病，亦可风湿日久，郁而化热，转为风湿热。以风邪为主的关节炎常游走不定，中医称之为行痹。以风湿为主的关节炎不仅疼痛还肿胀，肿处固定不移，中医称之为着痹。以寒湿为主，关节疼痛，发凉，中医称之为痛痹。如关节疼痛肿胀，皮肤灼热甚至发红，为热痹。这些不同的症状和特点，即是中医辨证关节炎的依据。他举寒湿证的关节炎，多因久卧湿地、淋雨、水中作业以及夏天使用空调，冷风过凉过久等导致阴寒太盛，血管收缩，血行不畅，尤其关节部位，血液容易瘀滞，易发生炎症，以致关节疼痛，局部发凉，遇寒加重，秋冬后更重。对此，治疗上必须温经通络，活血化瘀，调和气血为主。如肿胀甚者，加辛温健脾通阳利湿之品，炎症可消。如寒湿化热或外感湿热之邪，而发生的炎症，在治疗上需用温通或少用温通之品，以苦寒燥湿或理气活血，方可使炎症消失。对各种慢性关节炎气滞血瘀形成的炎症，必须重视行气活血通络；如日久气虚血瘀，必须重视补气活血；痰湿血瘀，必须健脾利湿，理气通阳。同时对治疗慢性关节炎因气血或痰湿瘀滞日久，宜重视用虫类之药，以达活血祛瘀通络之功，则有利于炎症之消。

总之，李老认为中医学的认识炎症红、肿、热、痛、功能障碍都是由各种原因造成局部气血甚则痰饮瘀滞所致，但炎症的五种症状是标，形成气滞血瘀等不同的原因是发病之本，因而在治疗上，应辨证施治，运用不同方药以治其本。同时病因不同，急慢性不同，以致有无并发症、合并症的不同，如离开辨证治疗，则很难消除，可以说是舍本求末。

损阴伤正是温病的主要病理

　　中医所说的温病包括现代医学所说的各种急性、热性传染病。其病因多为六淫之邪侵犯人体，其中与火、湿之邪关系尤为密切，通常亦称为热毒之邪、湿毒之邪，具有发病急、变化快、病情重、易伤脏腑等特点，并多具有传染性。由于温病多属于热邪，易损伤人体之津液而伤正，故李老提出损阴伤正是温病的病理基础。故在治疗上宜辛凉透表、清热凉血、解毒等治法。忌辛温解表发汗而伤阴。数千年来，历史上曾遭遇了无数次的具有严重热性传染病的侵袭，但从未像欧美等西方国家那样，一次就有几百万、几千万的人口死亡。其主要原因就是中医药在防治疫病中发挥了重要的作用，保障了人民的生命健康。其积累了大量的丰富的临床经验。通过当代对于防治各种急性热性传染病的效果所证实，急需我们进一步继承和发扬。

　　我国温病学的发现，要追溯到周朝后期至春秋战国时期，直到《黄帝内经》的问世，有不少关于对温病病因、病机、证治、预防等方面系列的论述。如《素问·六元正纪大论》中已有了"温病乃作"的病名记载。《素问·生气通天论》说："冬伤于寒，春必病温。"是有关温病伏邪病因学说的最早理论根据。《灵枢·论疾诊尺》说："尺肤热甚，脉盛躁者，病温也，病且出也。"的脉证论述，突出了温热病性质的显著特点。《素问·刺法论》说："五疫之至，皆相染易，无问大小，病状相似。"这明确指出了热病的传染性和流行性。《素问·至真要大论》说"热者寒之，温者清之，燥者润之。"等治疗原则，至今还有其治疗意义。同时在《黄帝内经》中还有一些热病预防和饮食禁忌的论述，如《素问·玉版论要篇》中指出"病温虚甚者死。"在预防方面《素问·刺法论》提出"正气存内，邪不可干"或"避其毒气"。由此可见，我国在三千年前，对温病已有了系统的研究记载。但《内经》中缺乏药物、方剂及治法的描述，很可能另有书本记载，可惜在战国、秦汉战乱时期遗失。

　　汉末医圣张仲景对中医临床辨证论治或方剂奠定了基础，其著作《伤寒论》虽以论伤寒为主，但其在太阳病中"发热而渴，不恶寒者为温病。"说明了他对热病的概念，已有较明确的认识，突出了热病，热象偏重的特点。同时《伤寒论》的六经辨证治疗理论对后世创立卫、气、营、血和三焦辨证论治，治疗热病体系有很大的启发。《伤寒论》许多治法或方剂如清热、攻下、养阴的白虎汤、承气类、炙甘草汤等方药为后世治疗热病奠定了一定的基础。

　　晋唐时期，对温病的病因、病机、脉证有了进一步的阐述，如晋·王叔和在《内经》"冬伤于寒，春必病温"的理论上他还提出了："温疟"、"风温"、"湿毒"、"瘟疫"等病名。此外提出了"时行之气"。葛洪在《肘后备急方》对病因提出了"疠气"。隋·巢元方在《诸病源候论》中提出"乖戾之气"，这些论述都丰富了温病的病因学说。《肘后备急方》、《备急千金要方》、《外台秘要》等著作，都记载了大量防治温热病的方剂，对温病的病因和治疗都有一定的历史贡献。

　　金元时期，学术界曾一度出现百家争鸣的活跃局面。对温病学起了一定的发展作用。如金元四大家之一的刘完素在热性病的治疗中提出"六经传变，由浅至深，皆是热证"和"六气皆从火化"的火热论，后世称为寒凉派。他提出表里双解方剂如防风通圣散、双解散等，为后世医家以寒凉为中心的温病治疗奠定了一定的基础。朱丹溪提出了"阳常有余，阴常不足"的滋阴派观点。对后世温病学者提出了保阴津的思想有一定的启发，尤其他提出的痰湿化火的论述，对湿热病的辨证论治也起到了启发作用。张子和"邪去正安"的攻邪论观点以及"气血以流通为贵"、"贵流不贵滞"的思想，对后世不少医家在治疗上产生了重要影响。

　　元代名医罗天益对温病的论治、规律有了进一步的贡献，如他提出邪热在上、中、下三焦及气分、血分不同部位制方用药，为后世温热病的辨证论治奠定了基础。

　　尤其元末医家王安道，在其著作《医经溯洄集》中把温病和伤寒区分开了，"温病不得混成伤寒"认为伤寒与温病发病机理不同，温病是里热外发。治疗上主张温病"法当清里热为主，解表兼之，亦有里热清表自解者"。在理论上，温病学在发病机理上开始脱离了伤寒。

　　明清时期是温热病学发展的成熟时期。明末清初，战乱频繁，造成了温病的流行，也造就了一批有作为的温病学家，他们继承前人的经验，结合自己的临床经验，著书立说，为温热病学说无论在理论和治疗上，均带来了蓬勃的发展。如明末名医吴又可撰写的《温疫论》，书中对温病的病因、发病、治疗等都有不少创新，对后世影响深远。他在病因方面，首先提出"杂气致病"学说，认为瘟疫的病因是一种有别于六淫的特殊致病物质侵袭人体。并提出邪从口鼻而入的观点，也突破了外邪侵袭人体是由皮毛而入的传统认识。在治法上他主张以祛邪为第一要务，并创立了邪伏募原的病机，创建了达原饮处方，为湿热秽浊之疫开辟了一大治法。

　　温热病在理、法、方、药上形成完整的体系，还是叶天士、薛生白、吴鞠通、王孟英等确立了卫、气、营、血和三焦辨证论治。在当时众多的温病学家中，贡献最大的是叶天士，人称"温病大师"。由他口述，其弟子顾景文整理而成的《温热论》。对温病学的发生、发展规律及治法均做了简明扼要的阐述，他认为："温邪上受，首先犯肺，逆传心包"。并创立了以卫、气、营、血为主的病机和辨证理论关系，为后世对温病的治疗奠定了基础。吴鞠通的《温病条辨》是以三焦为病机的辨证纲领，并系统论述四时温病的专著。书中对温病的治法和方剂，做进一步的完善。晚清名医王孟英对当时流行温病学著作进行了一次全面整理。他据前人的经验或自己的临床体会编写的《温热经纬》，他汇集了从《黄帝内经》直至清代诸多医家的优秀论述，对温病学的进一步发展起到了不可忽视的作用。

　　李老讲，综合以上所述，可见温病学说是在我国历代名医的医疗实践中，逐步发展起来的。第一，温病具有传染性，最早即见于《黄帝内经》，已有三千多年的历史，可为世界医学发现最早的国家。第二，通过历代医家的临床实践，发现温病的病因是外界一种杂气"疠气"，并由口鼻而入。第三，明确了伤寒与温病的区别，温病系有温热之邪，伤寒为外感寒邪。第四，创建了温病的病理发展，系由卫、气、营、血、三焦的发展规律。第五，根据温病的病理，创建了清热解毒、凉血透窍等一系列的治法和方药。第六，综合历代温病名家对温病的治法，总以清热解毒，保存津液为原则的治法。

李老治疗温病是从 1956 年冬末和次年春季开始。当时李老在洛阳专署地区中医师进修班任教，洛阳地区伊川县，发生流行性脑脊髓膜炎（简称流脑）较大量的流行发生。1957 年春节前后两个多月，已死亡 70 余人，并逐渐波及临近各县。当时各地无传染病医院更无有效的西药。疫情的发生引起了党和政府的重视，洛阳专署卫生科组织了洛阳地区人民医院为主的医疗治疗小组，李老作为中医方面的医生参加。首先到疫情较重的伊川县人民医院，见到一个女病人，发烧昏迷抽搐两日余。医院医生讲，病人的丈夫和孩子前几日均以患流脑死亡，现这位病人病情危重，经抢救无效，已下病危通知。医疗组全体同志，对此将全家死亡的病人深表同情，又感束手无策。当时，李老对流脑这个病名既不了解，也无治疗过，更谈不到发言。随深入病房系统查阅了该患者的病例和死亡病例，发现患者初得皆是头项强疼，发热汗出。西医多是按重感冒，用解热镇痛药治疗，中医也多用麻黄汤、桂枝汤等辛温解表、发汗法治疗。汗后不仅高热不解，继而出现高热、抽搐、昏迷而死亡，死者多为儿童。本病初得时因出现头疼剧烈等症状，不少家属因患儿剧烈头痛，又随便到药店购买止疼片、头疼粉、阿司匹林，服后病情如上述而加重。当时根据患者的症状及治疗经过，都因用辛温解表或西医的发汗剂而致死亡，按季节已到春节，这显然是中医温病的春温或风温病。温病系感受热毒之邪，为"杂气"、"戾气"所致，有传染性，严格禁忌辛温解表发汗之法，治疗上在卫气分应以清热解毒，在营血应以凉血解毒为主，如抽搐昏迷，应加熄风透窍之药。该病属于温病，不仅严禁用辛温药解表发汗，并应保存津液为主。李老向治疗小组谈了中医对此病的病名、病因、病理、治法的认识。当时治疗小组由洛阳专区人民医院的院长陆介甫同志带队负责，听李老谈的有道理，随即让李老试抢救这一女性病人。李老以清瘟败毒饮为主，加熄风解痉的药物全虫、地龙、僵蚕和透窍的安宫牛黄丸治疗。药熬好后李老亲自到病房看护士鼻饲喂药，经过一天一夜的治疗，病人体温下降、痉挛缓解，苏醒了过来，经数日之治疗，保住了病人的性命，逐渐恢复痊愈。这个病人的康复引起了陆院长和全体医疗组成员的重视。同时其他病人也让李老用中药治疗。医疗组在伊川县医院，前后共治疗了十四个病人，基本以中药为主，全部治愈。引起了专署和县卫生科的重视，随即召开了全县中西医部分人员会议，让李老传授对这个病的认识和治疗方法。事后，这位陆院长带着李老和两位做化验的医生亲自到宜阳县、偃师县、洛阳县、三门峡等地。李老又将这一治疗方法，向地区中医进修班全体同学讲解了此病。专署卫生科决定停课，把这些学生分布到洛阳各县进行治疗，到四月份全地区扑灭了疫情，共治疗近百例乙脑患者，均全部治愈，未发现一例死亡。本次对疫情的控制效果，引起了省卫生厅的重视，由卫生厅景处长负责，并带领省防疫站同志，在洛阳召开了治疗流脑的现场会仪，让李老做了对流脑治疗经验的介绍，推广了中医学治疗流脑的经验。

李老第二次系统治疗温病是在 1970 年，1970 年 7 月初，禹县大肆流行乙型脑炎（以下简称乙脑）。县人民医院开设了临时病房。8 天内收治了 83 例病人，死亡了 32 例，多为儿童。临时病房内日夜哭声不绝，全县人心惶惶。引起领导的重视，召开了部分中西医座谈会，也通知了李老参加，李老在会上谈了乙脑属于中医温病的范围，他系统的介绍了在洛阳治疗流脑的经验和方法。并将了 1955 年人民日报刊登的在石家庄、北京，名医郭克明、蒲辅周治疗乙脑的经验。会议决定，以李老为主，和禹县人民医院几位医护人员共同组成了治疗小组，深入病房，全天治疗。经 7、8、9 三个月，共抢救治疗了 132

例，治愈率达到了 92.7%，其中有 25 例出现了偏瘫、单瘫、耳聋、头疼、弄舌等后遗症经中药配合针灸也全部治愈。当时受到上级重视，让李老专门回河南中医学院一附院对全体医务人员做了中医学对乙脑的认识学术讲座。1978 年，这一治疗成果被河南省人民政府授予"重大科技成果奖"。

现将李老治疗温病特别是热性传染病的经验和认识，介绍如下。

（1）损阴伤正是温病的主要病理。温病，尤其各种热性传染病，系感受"杂气"、"戾气"热毒之邪。由口鼻而入，热毒严重损伤人体之津液，故在治法上宜清热解毒，辛凉透表散热为主。

（2）热性传染病，宜按叶天士的卫、气、营、血辨证分期治疗。在卫分者用清热解毒，辛凉透表，方用银翘散为主加减治疗。在气分者宜重用白虎汤为主，加清热解毒之品治疗，生石膏用量大者可加粳米或生山药，以保护胃气。病入营血者，用清热凉血，熄风透窍法，以清瘟败毒饮或犀角地黄汤加减清热解毒、熄风透窍之品治疗。

（3）热性传染病，除注意热毒之邪外，还要注意湿邪，尤其是暑温，暑易夹湿，应注意减少清热之药，如生石膏；加芳香化湿之药如郁金、菖蒲、白蔻仁、佩兰、佛手花等。

（4）温热病之病理以损阴伤正为主，故治法上，始终要注意保存津液。多一份津液，多一份生机。

（5）温热病在发热时，宜常用葛根，用其清热生津之效；神智昏迷时，注意用安宫牛黄丸或紫雪丹以清热透窍。

（6）温热病后期，多因痰多而窒息死亡，用白矾 5g，葶苈子 15g，川贝母 10g，水煎约 200ml 左右，用棉球浸药水，徐徐滴入患者咽喉，可以化痰防止窒息。此方多年来救活了不少因痰多将要窒息的患者。

（7）热性传染病在恢复期，身凉脉静，宜养阴和胃、扶正为主，方用沙参麦冬汤加减。有后遗症者可随证加熄风、通络、透窍的虫类药物。

（8）在防治中，发现一患流脑死亡病例，服中药后症状加重死亡，查看其病例，体温 39.5℃，神志不清，自汗等症状。医者方用人参白虎汤加连翘、金银花、菖蒲，但其中有山萸肉 33 克，考《本草纲目》"山萸肉在温热病中高热禁用"。其死亡是否与本药酸补收敛之性，影响热邪外散有关，值得参考禁用。

对黄疸的认识和证治

中医认为的黄疸，包括现代西医学诊断的黄疸性肝炎、急性或亚急性肝坏死、甲肝、乙肝、丙肝或阻塞性黄疸等病所出现的黄疸证。祖国医学，早在数千年前，即发现了黄疸。如《素问·平人气象论》说："溺黄赤安卧者，黄疸……，目黄者曰黄疸。"又在《灵枢·论疾诊尺》说："身黄面色微黄，齿垢黄，爪甲上黄，黄疸也。"

汉末张仲景著《金匮要略·黄疸病》将黄疸分为黄疸、谷疸、酒疸、女痨疸和黑疸，称为五疸。至隋·巢元方著《诸病源候论·黄疸诸候》在证候分类方面更为具体地指出"阴黄"这一证候。并创"急黄"之新说，认为急黄所病，为热毒所加，并提出"卒然发黄，心满气喘，命在倾刻，故云急黄也。"

金元时期，诸医各抒己见，展开学术争鸣，如成无己认为黄疸有湿盛和热盛之异。刘河间倡火热致疸。朱丹溪主张："疸不分其五，同是湿热。"并提出："茵陈之药过剂，乃成阴证。"用茵陈附子干姜汤治疗。元·罗天益著《卫生宝鉴》进一步把阳黄与阴黄的辨证论治系统化，阳黄治用仲景的茵陈蒿汤，如湿盛治用茵陈五苓散，如身热大小便如常而发黄者，用仲景的栀子柏皮汤加茵陈。如阴黄治用茵陈四逆汤，罗氏的论点将黄疸病辨证论治起到了提纲挈领，执简驭繁的作用。

清代沈金鳌所著《沈氏尊生书·诸疸源流》提出："又有天行疫疠，以致发黄者，俗称瘟黄，杀人最急。"认识了黄疸具有传染性。如程国彭《医学心悟·发黄》进一步论述了瘀血发黄的治疗，提出祛瘀生新而黄自退。可见随着中医学的发展，对黄疸的认识逐渐完善。

李老对黄疸的认识和证治总结如下：

（1）《金匮要略》将黄疸分为五种，但没有分别症状叙述，李老通过多年临床辨证观察，认为以谷疸、女劳疸两种为主。因谷疸多为饮食所伤，酒疸也是嗜酒肥甘，饮食所伤，多为现在的阳黄、阴黄。女劳疸多为房劳过度，肝肾阴虚所致的慢性溶血性黄疸，包括肝硬化、肝肾阴虚证、瘀血发黄证。后期如面色青黄，额部发黑则成为黑疸，也多为女劳疸之后期。但本证在黄疸病中少见。李老认同元·罗天益将黄疸病在辨证上分为阳黄热重于湿和湿重于热、阴黄或急黄四证。

（2）急性黄疸多为感受外邪，即外感湿热疫毒，由表入里，郁而不达，内阻中焦，脾胃运化失常，湿热交蒸于肝胆，不能泄越，以致肝失疏泄，胆汁外溢，浸淫肌肤，下流膀胱，使身目俱黄。若外感疫毒，热则病进，发病急骤，表现为热毒炽盛，伤及营血，病情严重，称为急黄。

饮食所伤：如嗜酒肥甘，膏粱厚味，损伤脾胃，运化失职，湿浊内盛，阻滞中焦，气郁化热，熏蒸肝胆，胆汁不循常道而发黄，此多为阳黄。阳黄根据湿和热的程度不同，可分为热重于湿或湿重于热。

（3）阳黄日久或误治失治，用苦寒之大黄、茵陈等药过度，热去湿盛可转为阴黄。

亦有饥饱劳倦过度，脾气受损，运化失常，寒湿内生，阻滞中焦，胆液被阻，溢于肌肤而发黄，始发即为阴黄。

（4）在病机上，李老认为黄疸之发生，主要是脾虚湿邪为患，湿阻中焦，阻滞气机，肝胆失于疏泄，胆汁外溢，热盛成阳黄，寒湿为阴黄，热毒过盛而入血液，甚至蒙蔽清窍成急黄。其根源都离不开湿邪为患。正如《金匮要略·黄疸》说："黄家所得，从湿得之。"简明的指出了黄疸的病机。

（5）黄疸的治法，李老认为由于黄疸为湿邪所引起，在治法上区分热盛、湿盛或寒湿的不同，应以健脾利小便为主。正如《金匮要略·黄疸》说："诸病黄家，但利其小便。"

（6）急黄热毒炽盛，邪入心营，当以清热解毒，凉血开窍为法。

（7）治黄疸用药，要重视疏肝理气之品。因湿阻气机，阻滞中焦，胆汁外溢才发黄，用疏肝理气之药可使气行则湿行，湿去则热无所存。如气滞有血瘀之象，宜加活血化瘀之品。

（8）治黄疸要重视健脾之品。因湿来源于脾之运化失常。阳黄热重于湿，以苦寒燥湿之大黄、栀子、茵陈为主，以达湿去脾健。湿重于热应以苦温、辛温之白术、苍术，更加辛温之桂枝等，温中健脾为主，如茵陈五苓散。阴黄更以大辛大温之药如附子、干姜等，温中健脾，如茵陈术附汤。

（9）黄疸病贵在早治，正如《金匮要略·黄疸》"黄疸之病，当以十八日为期，治之十日以上瘥，反剧为难治。"因黄疸病湿热转化较快，如失治、误治，损伤肝脾及肾，甚至转为臌胀而难治，以早治为宜，在十天左右，以治愈或见效为宜。

（10）李老指出黄疸之病理多为湿热善变，治疗用药贵在辨证施治。现将各证常用之方药做以介绍。

阳黄热重于湿，用《金匮要略》茵陈蒿汤为主，可适当加理气而不温燥之品，如川楝子、郁金、青皮，利湿加滑石、泽泻、薏苡仁等。如因胆囊或胆管阻塞而出现突然发黄，恶寒，发热，大便色灰白，右胁疼痛，牵引肩背，用大柴胡汤加茵陈、金钱草、郁金以疏肝利胆，清热退黄。如因虫体阻滞胆道，突然出现黄疸，胁痛时发时止，痛而钻顶感，宜用乌梅丸加茵陈、栀子以安蛔止疼，利胆退黄。如恶心呕吐可加陈皮、竹茹。如心中懊恼，可加黄连、龙胆草。另苦寒药的用量不宜过大，太过日久，热退即可转用淡渗利湿，健脾理气之品，以免过寒引起湿重。

湿重于热，本证以湿盛为主，用《金匮要略》的茵陈五苓散，除苦寒的茵陈不易大量使用外，还必须以苦温之白术益气健脾除湿，辛温之桂枝，助膀胱之气化，而利小便，茯苓、猪苓、泽泻，淡渗利湿，用此方可适当加疏肝理气之香附、郁金、青皮、以助气行湿行。如食少腹胀，可加芳香燥湿理气之砂仁、厚朴、焦三仙等，以温中和胃。阳黄初起见表证者，宜先用麻黄连翘赤小豆汤以解表清热利湿。如热盛未退，乃因湿热未得透泄，可用栀子柏皮汤，以增强泄热利湿作用。在病程中如见阳明热盛，灼伤津液，积滞成实，大便不通，宜用大黄硝石汤泄热去实，急下存阴。黄疸愈后可服用健脾和胃如香砂六君子汤等加减，以健脾燥湿和胃，巩固疗效。

阴黄为黄疸过久，或过用苦寒之品，有阳黄湿热转为寒湿。可用清·程国彭《医学心悟》载茵陈术附汤，除用少量苦寒之茵陈以疏肝利胆外，必须用大辛、大温之附子、干姜、肉桂，配苦温之白术等以温中健脾祛湿，如小便不利，去肉桂改桂枝，以醒脾助膀胱之气化，同时可加疏肝理气的香附、砂仁、厚朴。如便溏频数可加猪苓、泽泻、炒薏苡仁、苍术等以燥湿健脾。阴黄日久不愈，如脾脏肿大，肝功异常，多为早期肝硬变即膨胀之初期，配服鳖甲煎丸，以消脾脏之肿大，并参照臌胀寒湿困脾证治疗。

急黄以热毒过剩，黄疸迅速加深，其色如金，高热烦渴，胁痛腹满，神昏谵语，或见便血，或肌肤出现瘀斑等危急症状。此系热毒内陷营血、清窍，甚至迫血妄行，即以清热解毒，凉血开窍法治疗。方用《备急千金方》的犀角散为主，凉血清热，解毒利胆，并加生地、丹皮、元参、公英、二花等以凉血解毒。神昏谵语可配合安宫牛黄丸或至宝丹以凉开透窍。如便血或肌肤出现瘀斑重者，可加地榆炭、侧柏叶炭等以凉血止血。如小便不利，或出现腹水，可加木通、白茅根、车前草、大腹皮等清热利尿之品。

急黄愈后，多为高热损伤肝阴，宜服逍遥散为主，以疏肝理脾，有余热者可服丹栀逍遥散。腹满有湿者加香附、白蔻仁、佛手、郁金等以疏肝理气，祛湿和胃。如热盛而致肝肾阴虚有余热，方用丹栀逍遥散加首乌、枸杞子、黄精等以滋肝肾之阴而清余热。

对臌胀病的证治体会

臌胀病多属于西医肝硬变后期合并腹水。其发病原因有嗜酒肥甘等饮食所伤；有情志不遂，肝气郁滞，气滞血瘀日久而成臌胀；黄疸、积聚包括现在的乙肝、丙肝等病，迁延日久发展而成臌胀；亦有血吸虫感染失于治疗，晚期形成臌胀。本病常见虽有以上四种原因，但以黄疸积聚、饮食不节、嗜酒过度为多见。其次情志所伤日久，不仅可形成本病，同时在发病过程中，病情之轻重也每与情志有关。

本病病变部位虽在肝脏，但其病机与肝、脾、肾密切相关。因发病首先在肝，失治误治导致气滞血瘀，肝气失其疏泄条达，横逆于脾，则肝脾失调。脾虚失于健运，水谷之精微不能游溢于肾，导致肾虚水停，水湿施泄无力，最后形成气滞、血瘀、水停为本病之主要病机。其中尤其脾虚能否健运是腹水形成之枢纽。腹水之前，常以腹胀为主，逐渐迫及于肾，膀胱气化失常，小便短少而成腹水，故医圣张仲景说："见肝之病，知肝传脾，当先实脾。"

臌胀病的治疗贵在早治，在《中医内科学》教材中臌胀病的辨证分型：为气滞湿阻，寒湿困脾，湿热蕴结，肝脾血瘀，肝肾阴虚；脾肾阳虚六种证型。李老通过长期的临床治疗观察，其中以气滞湿阻和寒湿困脾证较宜治，愈后多良好。因为气滞湿阻多在臌胀病形成腹水之早期，或腹水尚未形成，或腹水量少。宜疏肝健脾，理气活血为法。由于正气未衰，肝脾肾彼此损伤不重，如能辨证准确，治疗及时，可达愈后良好之效果。其次寒湿困脾的病机以脾气虚为主，健运失职，气、血、水停滞。治疗脾虚当以温中健脾，利水当以通阳利水，二者均属阳虚之范畴。病理和治疗可相辅相成，故以疏肝理气，温中利湿之实脾饮为主而收效。

湿热蕴结证的治疗比较棘手。因热为阳邪，湿为阴邪，这种阴阳、寒热交错之病理。用苦寒燥湿清热之药，过用则易伤脾气（阳）而助湿；治腹水须通阳利水，药效轻则效果不显，过则易助热。同时湿热蕴结中焦，不仅热则病进，发病较快，又容易出现黄疸。

后期，肝脏病气血瘀滞，血行不畅，易致中焦血脉壅滞，使食管、胃等部位静脉壅塞而曲张，后期可出现食管、胃大出血而成危候。湿热蕴结胃肠，易导致大便秘结。湿热不解，可随肝气上逆而蒙蔽清窍，热盛可出现烦躁不安，继而神志昏迷。如湿盛可出现嗜睡智昏而转入昏迷，这种昏迷皆为臌胀之危候。

本病贵在早发现、早治疗，以期痊愈。早期湿热较盛，宜清热利湿，攻下逐水法治疗，如用中满分消丸和茵陈蒿汤加减。其中苦寒之药较多，如热轻宜减轻苦寒之品，增加健脾理气而逐水。如大便秘结，用泻下之药较多，应便通即止，以防多用伤脾。如出现黄疸在健脾利湿的基础上加行气活血、利黄之药品。后期如出现食管、胃大量出血、便血多为气血壅塞，血管破裂，治疗以活血清热，凉血止血或中西医结合抢救。如出现肝昏迷，如热蒙清窍，烦躁而昏迷宜服凉开透窍之安宫牛黄丸。如湿蒙清窍，先嗜睡而后昏迷者，宜服温开透窍的苏合香丸。

　　肝脾血瘀证：本证以肝脾血瘀为主，虽无大热，发病缓慢，但系较为难治之证。以面色黧黑，面、颈、胸、臂有血痣，呈丝纹状（蜘蛛痣），手掌边色紫赤（肝掌），舌质紫斑为特征。在治法上以活血化瘀，健脾利湿，行气为主。方药用调营饮加减治疗。晚期常导致食管、胃静脉曲张出现大出血的危候。如引起大出血，以活血凉血止血为主治疗，或中西医共同救治，不宜单纯止血。在预防方面，饮食不宜吃鸡、鱼等有骨、刺或烤馍、油炸等硬食物，以及容易引起腹胀之食物，以免引起划破血管而出血。

　　肝肾阴虚：此证为较难治之证，其病机由于脾阳虚，水湿停聚而成腹水，小便短少；肝肾阴虚又可出现心烦、失眠、头晕、急躁、口干、舌质降、少苔缺津等症，甚者肝脾血瘀亦可形成食管、胃底静脉曲张，出现腹部青筋暴露。

　　由于腹水为脾气、脾阳甚至肾阳虚属寒，须健脾肾之阳，以通阳利水；同时又有心烦，急躁，失眠，舌红少苔等肝肾阴虚产生内热之象。因为阴阳、寒热交错，病理矛盾，通阳利水腹水减轻，则心烦、急躁失眠加重；滋阴清热而伤脾，可致腹水加重；阴阳、寒热同时用药则效果不明显。因本证治疗较为棘手，故应早发现、早治疗。治疗用药可以根据病情，如肝肾阴虚甚者以六味地黄汤或膈下逐瘀汤化裁治疗。本证晚期易出现肝昏迷，可服安宫牛黄丸，亦可因食管、胃底静脉曲张出现大出血，可按肝脾血瘀证大出血治疗。另本证有为肝癌而引起，后期可形成血性腹水，应早期诊断。

　　脾肾阳虚：本证多为臌胀病之后期，为脾肾阳虚，气血亏损之重证。以腹大胀满，早宽暮急，肚脐突出，面色苍黄或恍白，神倦怯寒，消瘦严重，肢冷或下肢浮肿等重症。在治法上以温补脾肾，化气行水。方用附子理中丸、五苓散以缓解症状。如偏于肾阳虚用济生肾气丸或附子理中丸交替服用。本证晚期救治应多重视心力衰竭。

　　臌胀病以上六种证型，早期均可出现脾脏肿大，以长期配服《伤寒杂病论》的鳖甲煎丸。这六种证型临床多不单独出现，往往合而为病，治疗宜认真分析，全面权衡。

慢性胆囊炎的证治

李老在漫谈中讲：慢性胆囊炎是临床常见的多发病，经 B 超检查多为胆囊内壁粗糙，也有因胆结石刺激而引起。中医对本病的诊断多见于中焦湿热。临床表现为右胁下隐痛，痛连胸背，甚则影响消化，出现胃脘胀满，胸闷气短，嗳气不舒等反复发作。如热盛症见口干口苦，厌食油腻，心烦易怒，舌苔薄黄，舌边红，脉弦等。本病治疗，李老常以疏肝理气，清热利胆为主。自拟疏肝利胆汤，当归 10g，炒白芍 12g，白术 10g，茯苓 15g，柴胡 6g，黄芩 10g，香附 10g，郁金 10g，川楝子 12g，青皮 10g，茵陈 12g，丹皮 10g，元胡 10g，甘草 3g。如咽干口苦加知母 12g，炒栀子 10g。如久痛时发，舌质暗红，脉弦涩者，久疼必瘀滞，上方去黄芩、茵陈加莪术 10g、五灵脂 10g。

泄泻的证治

泄泻之病为临床常见病证。秋季易高发，本病之病因多为内伤饮食，或外感湿热、寒湿之邪而导致脾胃损伤，纳运、升降失常，清浊不分，湿盛而成泄泻。在辨证要点上，除要分清表、里、寒、热、虚、实外，暴泻多实多热，但也要注意脾胃之虚；久泻多虚多寒，但易虚中夹实。泄泻本在脾胃，但久泻不止，可波及他脏，如脾虚及肺，上不制下，中气下陷；脾虚肝乘；脾肾阳虚等。

在治疗方面李老讲：本病急性发作以祛邪导滞为主，但应加健脾和胃之药，以固其本，防止转为慢性泄泻或慢性发作。久泻本虚，在益气健脾，温中收涩的同时，需增加导滞和胃之品，以防虚不受补，或邪恋不愈。久泻不止，波及他脏，肝脾失调者，宜加疏肝敛肝之品。脾肾阳虚者，宜加温补脾肾之品。此为临床常见之病机和治法。

方药运用方面，李老指出：暴泻要注意表里证，如外感湿热，表里俱热者以葛根芩连汤为主。如夏季暑湿证者，可与香薷饮化裁应用。如外感寒湿，常为脾虚土德不及，症见恶寒泄泻、腹痛喜按，宜用柴苓汤为主方。如伤胃呕吐，可用藿香正气散加健脾和胃之药而应用。如内伤饮食，泄泻无表证，此为临床常见之证型，宜用胃苓汤为主，加香附、砂仁、焦山楂、炒薏苡仁、生姜、大枣等，以健脾利湿。如偏寒者可加吴茱萸。如舌苔黄腻，大便色黄，肛门灼热，下焦有湿热者，以胃苓汤加木香、黄连、砂仁、香附以理气清热。有大便带血者加黑地榆。久泻气虚，中气下陷，肛脱下坠，多用补中益气汤加诃子肉、赤石脂、炒薏苡仁等收涩固脱之品。如脾肾阳虚，出现五更泄泻，甚至形寒肢冷，四肢欠温者，以胃苓汤配四神丸。如大便有白色黏液者，注意用干姜，四肢欠温者用附子。

咳嗽的证治

咳嗽之病因，不仅在于肺，也与五脏有关。肺居胸中，为五脏之华盖，职司呼吸，通调水道，水津四布，下注膀胱。开窍于鼻，司呼吸，合皮毛，主一身之卫气。故《素问·咳论》曰："五脏六腑，皆令人咳，非独肺也。"风寒、风热之邪侵袭，易先伤肺，故肺为娇脏，恶热亦恶寒。正如《景岳全书·杂证谟·咳嗽》所载："咳嗽虽多，无非肺病。"究其病因，不外外感、内伤两类。故在辨证上首先要分清外感、内伤及其寒热虚实或他脏之功能失调。

外感咳嗽首当分清风寒、风热。咳嗽吐痰，黏稠色黄或痰浓咯吐不利，同时伴有咽喉、口腔干燥，甚至体温增高，汗出多为风热伤肺。治宜疏风清热，止咳化痰。方用桑菊饮和泻白散加川贝母、黄芩、前胡、瓜蒌仁、地骨皮、枳壳、葛根等。

风寒咳嗽，系外感风寒，通过毛窍或鼻腔，内伤与肺，以致肺气不宣，肺窍不利，寒凝痰聚。出现咳嗽痰白稀薄，头疼甚至恶寒，发热无汗，鼻塞声重，或鼻流清涕，舌苔薄白，舌质淡红，脉象浮或浮数。治宜疏风散寒，宣肺止咳。李老常用自拟的温肺止咳汤：前胡、黄芩、干姜、细辛、五味子、杏仁、炙桑皮、炙冬花、苏子、桔梗、陈皮、半夏、茯苓、荆芥、甘草。如出现发热恶寒无汗者，去前胡为柴胡加桂枝。如咳嗽较甚，甚至发喘者，加炙麻黄、炙杷叶。如咳痰稠，咯吐不利，去茯苓加川贝母。

外感风寒、风热咳嗽，为男女老少，一年四季常见之病，冬春月多见。在诊断要点上，李老常以吐痰之颜色为主要辨证依据，风热伤肺，痰多色黄，黏稠咯吐不利为主。风寒袭肺而嗽者，吐痰色白清稀，咽喉发痒，同时伴有恶寒恶风，鼻塞等外感症状。

秋燥伤肺，本证多发生在我国东北或西北地区。夏季暑热已去，加之少雨，气候温燥、凉燥，外邪侵袭伤肺，多出现温燥、凉燥伤肺之病。

温燥伤肺，类似风温伤肺，但症状多见干咳无痰或痰少粘连成丝，不易咯出，甚至燥热伤络，痰中带有血丝，口干、咽喉干疼，鼻唇干燥。初期也可见鼻塞头疼，甚至微寒，身热，舌苔薄白或薄黄，舌质偏红少津。脉见浮数等。

本证以秋季温燥伤肺，损伤肺阴，肺失清润肃降。治宜清热润肺，止咳为主。方用桑杏汤加减：辽沙参、杏仁、瓜蒌仁、桑叶、淡豆豉、梨皮、知母、川贝母、玉竹、甘草。如津伤严重，咽喉干疼者加麦冬，甚至生石膏。如痰中带血丝者可加白茅根、黑地榆。

凉燥伤肺与风寒伤肺多并见，但症见干咳少痰或无痰，咽干鼻燥常兼有发热恶寒、头疼、无汗等外感风寒症状。在治法上当以温而不燥，润而不凉为原则。方用杏苏散去半夏、茯苓加黄芩、葛根、玉竹、炙紫菀、瓜蒌仁，如发热无汗加荆芥。

内伤咳嗽，多见于老年或久病正虚之人。其病因分别和五脏有关，其证多见于久咳不止或内伤咳嗽复受外感风热、风寒之邪而使病情加重。故在辨证上以综合分析，分清咳嗽与某一重点脏器之关系。内伤咳嗽多以正虚、久咳不止为主，同时兼顾是否感受外邪。

肺气虚证，多见于老年之肺气肿或慢性支气管炎，久咳不愈而伤肺气。临床表现可见咳嗽气短，动则喘息，迁延不愈，遇寒加剧，吐痰色白或青，量多，自汗出，易于感冒，感冒后不仅咳喘加重，且不易出现高热。舌苔薄白，舌质淡，脉象无力。治法宜培土生金，补肺健脾，祛痰止咳。李老常用自拟的益气补肺汤：黄芪、党参、白术、茯苓、橘红、半夏、杏仁、厚朴、苏子、桔梗、炙冬花、炙紫菀、炙麻黄、炙桑皮、枳壳、炙甘草、生姜，大枣为引。

李老认为本证以肺脾气虚为主，故治疗以六君子汤重用黄芪、党参以补肺气，扶正为主，兼以祛痰止嗽，宣通肺气，如脾虚不能为胃行其津液，而致胃满者，可加砂仁、木香、焦三仙等，易六君子汤为香砂六君汤。本证以肺气虚，气虚卫外不固，因而易于风寒侵袭而感冒，在治疗上不可用一般感冒之法治疗。治疗以扶正祛邪为主，扶正注意补肺脾之气；祛邪以调和营卫为主，如桂枝汤稍加宣肺之品。

肺阴虚证多因风热伤肺，失治误治，迁延日久，或患者平时肝肾阴虚，肺有燥热，复感风热之邪而致咳嗽。其主症以干咳，咳声短促，无痰或少痰，色黄黏稠，咯吐不利，便秘为主。常伴有口干咽燥，午后潮热，手足心热，夜寐盗汗等。甚则阴虚肺燥，迫血妄行，可见少量咯血，或痰中带有血丝。舌质偏红，少苔或薄白苔。脉象沉细弦。

本证亦多见于肺结核，如兼见失眠盗汗，干咳咯血，面部两颧发红，甚至男子遗精，女子月经量少或闭经，可用 X 线检查确诊，另作治疗。

本证之治疗，以养阴润肺，清热止咳为主。方用加味沙参麦门冬汤：辽沙参、麦冬、天冬、五味子、炙百合、玉竹、杏仁、瓜蒌仁、知母、川贝母、桔梗、陈皮、地骨皮、白芍、甘草。

李老指出：本证以干咳，少痰无痰，胸闷气短，舌质红，脉细数为主症。如阴虚导致肺气亦虚，可加西洋参，以益气生津。在祛痰之药中，要分清涤痰和燥痰之区别，如厚朴、陈皮、半夏、茯苓为燥痰之药，适应于痰多质稀之肺气虚寒证，本证不宜使用。涤痰亦称化痰，知母、川贝母、天竺黄、麦冬、天冬、瓜蒌仁、辽沙参等则为养阴润肺化痰之品，多适应于本证。

肺脾气虚证多见于老年肺气肿或慢性支气管炎，迁延不愈者。在病机上以肺脾气虚为主，脾为生痰之源，肺为贮痰之器。故本病以痰涎壅盛，胸闷气短，久嗽难愈。症见咳嗽反复发作，气短乏力，少气懒言，痰涎壅盛，动则呼吸气喘。同时可见脾虚胃弱，食少纳呆，大便时溏，面色萎黄，肌肉消瘦等。舌质淡，舌体胖大，舌苔白腻，脉滑或濡而无力。

在治法上宜益气健脾，温中和胃。方用加味理中汤和六君子汤为主：黄芪、党参、白术、茯苓、陈皮、半夏、厚朴、干姜、杏仁、炙麻黄、炙冬花、炙桑皮、桔梗、炙甘草。本证如出现畏风怕冷，动则汗出，易于感冒，系肺虚卫气不固，上方可加重黄芪、白术之量，稍加防风，即玉屏风散，以增强补肺固表之力。如痰涎过多，甚则痰稀如水，加葶苈子、桂枝，即苓桂术甘汤，以加强通阳祛湿利水之功效。如食少胀满甚者，可加木香、砂仁、枳壳等。

心肺气虚证亦多见于老年肺气肿。其症状以喘咳不止，动则心慌气短，呼气困难，痰多色白质稀，甚则畏风怕凉。舌质淡红，脉象无力。治法益气强心，祛痰平喘。李老常以自拟的益气安神汤：黄芪、党参、五味子、茯神、远志、枣仁、龙齿、苏子、桔梗、陈皮、半夏、厚朴、炙麻黄、炙桑皮、炙冬花、炙杷叶、枳壳、桂枝、炙甘草、生姜。如肺气虚，畏风怕冷，易于感冒者，上方除重用黄芪外，可加干姜、白术、桂枝和少量防风以温补肺气。如心慌心悸可加琥珀和少量朱砂以安心神。

肝火犯肺证，李老认为临床较少见。患者素以肝火较盛为主，如肝火犯肺，可见咳逆阵作，咳声较大，咳时面赤，咽干，常感痰滞咽喉，咯吐不利，量少质粘，胸胁胀痛，口干口苦，心烦急躁，且多在情志不爽时症状加重。舌苔薄黄少津，脉象多弦数。

本证以肝火上逆犯肺为主，以致肺气上逆而失肃降。治法以疏肝理气，清热润肺为主。李老常以丹栀逍遥散加减治疗：当归、白芍、柴胡、薄荷、丹皮、栀子、香附、青黛、杏仁、瓜蒌仁、知母、川贝母、生桑皮、桔梗、地骨皮、枳壳、甘草。

肺肾气虚证多发生在年老、肺气肿患者。多咳嗽喘息并见，症见呼吸浅短难续，声低气怯，吸气困难，甚则张口抬肩，胸闷心慌心悸，畏寒多汗，舌质淡，脉沉细数无力。

本证以久咳肺肾两虚，不能主气纳气为主。李老以自拟的补肺纳气汤治疗：黄芪、人参、熟地、山萸肉、山药、茯苓、核桃仁、杏仁、桔梗、炙桑皮、炙紫菀、苏子、五味子、橘红、半夏、炙麻黄、炙杷叶、炙甘草。

咳嗽之证，肺气虚，肺脾气虚，肺肾气虚或心肺气虚等内伤咳嗽多见于老年体虚之人，不仅久咳难愈，多咳喘并见，痰涎壅盛，呼吸气短，畏风易感冒等并见。且多因外感风寒或风热之邪而诸证加重，导致呼吸困难，咳喘并作，痰多咯吐不利，出现危证。在抢救上除辨证服药外，宜配合氧气、呼吸机，如出现痰涎壅盛，咯吐不利严重，甚至吸痰不易，以致昏迷。李老常以白矾 3～5g，葶苈子 15g，川贝母 10g。用少量水煎约 100～200ml，分 2～3 次服用。如昏迷不醒可用棉球蘸药水滴入咽喉，以稀痰利痰而防窒息。

急、慢性鼻炎的治法

　　鼻炎中医称为鼻渊，有急、慢性之分。急性鼻炎多以风寒遏肺化热，肺开窍于鼻，导致鼻息不畅。轻则出现鼻塞声重，鼻流清涕，鼻痒，喷嚏。重则热壅于肺，肺部化热，除上述症状外还可见鼻流浊涕，兼见前额疼痛，体温增高，甚至嗅觉减退，容易感冒。本证的治疗以祛风散寒，宣肺通窍。方用苍耳子散为主加桔梗、杏仁加减治疗。如鼻流涕过多加茯苓、炙桑皮。如恶风微寒者可加紫苏或桂枝以通阳行水。如鼻流黄色脓涕，系风寒化热，苍耳子散中可减少辛温的荆芥、细辛的用量，加生桑皮、地骨皮，甚至加生石膏以清肺热。如头痛者加蔓荆子、菊花。如兼见咳嗽者加杏仁、知母、川贝母、瓜蒌仁、枳壳等。

　　慢性鼻炎多常年反复发作难愈，每遇寒凉发作，且容易感冒。慢性鼻炎多为急性鼻炎失治误治或治疗不及时，导致肺脾气虚，正气虚弱，卫外不固，故而遇寒则发，即过敏性鼻炎，在治疗上除用苍耳子散外，再加补肺气的玉屏风散为主。如咳嗽吐痰色白者，加杏仁、桔梗、苏子、炙桑皮、炙款冬花、炙杷叶。如咳嗽气短，甚至出现喘息证者可加炙麻黄，甚至干姜。除上述症状外，并见前额两眉棱骨疼痛，除苍耳子散和玉屏散外须重用葛根、全虫。

　　外用药麝香0.5g，辛夷1.2g，辽细辛1.5g共研细粉，装瓶密闭备用。每次取如绿豆大小一团，用药棉包裹做成棉球塞鼻，每次30分钟，每日早、晚各1次。如两鼻腔均不通气者，可交替塞药。本方具有祛风开窍，活血通络的作用。对一般急、慢性鼻炎、鼻窦炎、额窦炎、过敏性鼻炎等均有一定效果。

泌尿系结石证治

泌尿系结石包括肾、输尿管、膀胱和尿道内形成的结石。临床以血尿或尿中有砂石或排尿时有中断，腰部酸痛或突然发生肾绞痛等为主症。属于中医学"石淋"、"血淋"、"腰痛"等范围。形成结石可来自多种原因，如肾阴虚、肾阳虚、肾阴阳俱虚或气滞血瘀等，但以下焦湿热蕴结而致的结石较为常见。湿热蕴结，热盛灼津，煎熬尿中杂质成为结石，结石日久，反复损伤血络，不仅可以形成血瘀气滞，又可在尿中查及到血液。

湿热证结石，在治疗上当以清热利湿排石为主，并随证加减。方用清热排石汤：当归、赤芍、丹皮、川牛膝、金银花、蒲公英、车前子、乌药、黄柏、金钱草、石韦、海金沙、萹蓄、滑石、甘草。如尿血者加白茅根、黑地榆。

加味硝石矾石散：硝石15g，白矾9g，滑石27g，甘草6g。共研细粉，每服3g，早晚各1次。如服药后有恶心感觉者，可将药粉装入胶囊服用。如输尿管结石，经服上方结石下移至膀胱，同时下焦湿热已清，可改用益气健脾，通阳温肾法，以增强膀胱气化功能，促使结石随尿排出体外。方用益气排石汤：黄芪、党参、白术、茯苓、桂枝、泽泻、生薏苡仁、巴戟天、菟丝子、海金沙、甘草。本方对于结石下移膀胱者有促进排出的作用。如结石直径较大，直径超过0.4公分，经较长时间服药效果不显著者，应采取手术治疗。

李老谈到：此方的来源是1964年他参加卫生部召开的"承担肝病研究单位汇报"会议时，在中国中医研究院西苑内科研究所幸会名医岳美中先生，本病的治疗岳老多给指导，并授予方药，后在治疗中常取得满意效果。藉此提出，以表怀念。

妇女乳腺囊性增生病的证治

妇女乳腺囊性增生中医称为"乳核"或"乳癖"。本病为妇女常见病，尤其在中年期多见，可在乳房一侧或双侧触到一囊性肿块，大者如鸡蛋或鸭蛋大小，小者有如核桃，表面光滑，可上下左右活动，无粘连。B超可以诊断。每在月经来前、情志不遂或劳累过度时疼痛明显，时疼连胸背，甚者平时亦会出现疼痛。同时伴有胸闷气短，心烦急躁，甚至口苦咽干，食欲不振，以致失眠多梦，记忆力减退，头晕等症状。脉象多沉弦，舌质淡红或舌边尖较红。

在病理上李老讲，乳房为肝胃经络所属，如怒气伤肝，或长期神志抑郁不舒，或长期精神紧张，导致肝气郁结，肝失疏泄条达，肝经郁滞，同时患者多脾胃素虚，饮食不节，思虑劳倦等损伤脾胃，导致痰湿内生，痰湿随肝气上逆，气血痰聚而成囊肿，其他症状皆为肝气郁滞或郁而化热，肝胃不和所引起。

本病之治法以疏肝理气，软坚散结为主。李老常以自拟的"软坚消癖汤"为主治疗。方药：当归10g，白芍15g，白术10g，茯苓12g，柴胡6g，香附10g，小茴香10g，牙皂6g，半夏10g，穿山甲10g，昆布10g，海藻10g，牡蛎15g，节菖蒲10g，广木香8g。如乳房疼痛较甚，口干口苦，心烦急躁者加蒲公英15g，炒栀子10g，知母12g。如失眠较甚者加夜交藤25g，合欢皮18g，炒栀子10g。如肿块较大，除服汤药外配服巴腊丸，每次3～5个，1日3次。

巴腊丸制法：巴豆120g，黄蜡60g，巴豆去皮，将黄蜡放入铁锅内用小火熔开，再将巴豆放入黄蜡内，务使黄蜡将巴豆逐个包严，摊于玻璃板或桌面上，勿使相互粘连即可，服时切勿咬碎。

肾盂肾炎的证治

肾盂肾炎属于中医的"淋证""腰疼"等病范畴。多见于中年女性，男性少见。临床有急、慢性之分。急性发作以寒战高热，汗出热退，如疟疾状。同时伴有少腹坠疼，腰疼，尿急，尿频，尿热，尿痛，尿少色黄甚至红赤成血尿等症状。慢性可出现反复发作，其症状除少有恶寒高热症状外，其尿急，尿热，尿痛，尿频等，亦较急性症状为轻。同时伴有下午下肢浮肿明显，早晨面部轻度浮肿，腰疼等，多以疲劳过度而发作。

本病之发作有多种原因，如湿热下注，热伤血络；脾肾气虚，正虚邪恋；脾肾阳虚，寒湿留注；肾阴亏虚，阴虚内热等。但临床所见，急性多为湿热下注，热伤血络。慢性多以脾肾气虚，正虚邪恋为主。现重点说明这两种证治。

湿热下注，热伤血络。本证多因平素脾气虚弱，正气不固，复感湿热之邪，以致湿热下注，蕴结下焦，使肾盂、膀胱功能失调而致病。如热盛损伤血络，可见血尿。正如《金匮要略》说："热在下焦者则尿血，亦令淋闭不通。"出现突然寒战高热，汗出热退，一日可发生数次。同时伴有尿道失常，甚至血尿等上述症状，舌苔后部黄腻，舌质红，脉滑数。李老常用自拟的清热除湿汤，药物：白术 10g，茯苓 15g，泽泻 15g，白茅根 30g，黄柏 10g，蒲公英 25g，金银花 15g，黄连 6g，丹皮 10g，柴胡 10g，黄芩 10g，葛根 15g，石韦 30g，乌药 10g，黑地榆 15g，滑石 18g，甘草 3g。本方共凑清热解毒，健脾祛湿，凉血止血之功，以祛邪为主，兼顾健脾扶正，故适用于本病发作期。

脾肾气虚，正虚邪恋。本证多因急性期失治误治而转为慢性，或平素脾肾气虚，复外感湿热之邪，或因疲劳过度，劳则伤肾，倦易伤脾，以致脾失健运，水湿下注，肾不制水，膀胱气化失常。治法以健脾固肾，利湿清热。李老常用自拟的益肾利湿汤。药物：白术 10g，茯苓 15g，泽泻 15g，白茅根 30g，盐黄柏 10g，石韦 20g，川断 18g，狗脊 15g，生薏苡仁 30g，盐知母 10g，乌药 10g，甘草 3g。本证加减如血常规检查，红细胞多者加黑地榆 12g，白细胞多者加蒲公英 12g、金钱草 18g，有蛋白尿者加山药 30g、芡实 15g、莲子肉 15g、益母草 12g。如脾虚日久，土不生金，肺气亦虚，出现气短乏力，怕冷，甚至容易感冒，上方可加黄芪 20~30g，党参 12g。本方扶正祛邪，标本兼治，故适应于脾肾气虚，正虚邪恋，湿热羁留下焦的慢性炎症阶段。

功能性子宫出血的证治

功能性子宫出血属于中医的崩漏，或称"崩中"、"漏下"。是指妇女不在行经期间，出现的阴道大量出血，或持续淋漓出血不断。一般以突然大量出血者为崩；逐渐出血，量少淋漓不断为漏。崩与漏在发病缓急与出血量虽然不同，但其发病的原因和病理是相同的。崩与漏亦可相互转化，崩证日久，气血虚弱可变成漏证，久漏不止，病情发展，亦可成崩。

李老认为：本病之病机，脾虚失统是崩漏发病之本，脾虚日久，导致肺气虚，中气下陷，脾不统血，气不升摄，冲任不固，气虚血脱发为崩漏。

在病理机制上有脾肺气虚、血热、血瘀、肾虚等四个方面。但临床以脾肺气虚为多见，现重点阐述脾肺气虚而致的崩漏证。

本证临床所见崩证，可出现子宫大量出血，下血如冲；漏证可见出血淋漓不断，血色淡红。二者均可出现面色苍白，少气无力，精神倦怠，纳运失常，食少胃满，甚至便溏。舌体胖大，边尖有齿痕。脉象弦滑无力甚至浮大无力。如失于治疗可导致久延不愈。

治法为益气健脾，举陷固脱，止血安神。方药以补中益气汤和归脾汤加减，方药：黄芪 30g，党参 15g，白术 10g，茯苓 15g，当归 10g，醋白芍 15g，醋柴胡 6g，升麻 6g，阿胶 10g，远志 10g，炒枣仁 15g，广木香 6g，黑地榆 15g，炙甘草 6g，米醋 420ml 为引。

李老讲：本方之来源是 1971 年，正值"文化大革命"期间，他备战疏散到禹县。时军区某领导邀他回郑为其夫人治疗其他疾病，在交谈病史中，曾讲到患功能性子宫出血，量大不止，在郑曾经中西药治疗无效，后到北京请施今墨老先生诊治，服药六剂痊愈，此方仍保存至今。李老请看此方，见施老之方系补中益气汤和归脾汤加减，与其平时治此病之方基本相同，令其感到吃惊的是用米醋 12 两（16 两/斤）做引子外，其中白芍、柴胡均用醋炒。回禹县后用施老之方治崩漏证每多六付药而痊愈，效果大为提高。究其原因该米醋，小米能健脾，酸能敛肝，以控肝克脾土，达酸涩收敛，止血健脾之效。故谈此以表施老用药之经验。

疏肝理气，脾和胃，清利咽喉法
治梅核气（慢性咽炎）

梅核气西医称为慢性咽炎，症见咽部如有痰块或小树叶贴于咽喉部，吐之不出，咽之不下，重者喉部有发紧感，咽喉干燥，有时疼痛，每因语言过多，食刺激性食物，或精神不愉快和胃失和降而症状加重。本病常多年甚至数十年不愈。时医多以局部治疗为主，以清热利咽为法，往往取一时之效，很难根除。中医对本病之病因，汉末医圣张仲景在其著作《金匮要略》中就有明确的记载，说："妇人咽中如炙脔，半夏厚朴汤主之。"仲景认为本病多发生在女性，炙脔就是炒肉片，即咽中如有一个小肉片感，粘在咽喉，咯之不出，咽之不下。并且病因多为情志不舒，肝郁气滞，肝气横逆，侵犯脾胃，可生痰湿，肝气上逆，咽喉为胃之门户，气血痰湿瘀滞咽喉，故喉镜检查可发现咽喉部有小米状颗粒丛生。如咽有异物感，咳之不出，吐之不下，每在情志不舒或胃失和降时病情加重，或嗜食辛辣，或语言过多而病情加重。张仲景用半夏厚朴汤治疗即是从肝、脾、胃用药，以治其本，其中半夏化痰散结，降逆和胃，配合茯苓健脾祛湿，苏叶配厚朴宽胸理气，降逆除满，生姜辛温散结。

李老讲：他跟父学医时，父亲用半夏厚朴汤治疗梅核气，虽有效但效果较慢，后拜师一位老中医善治此病，传承此方为白术、茯苓、陈皮、半夏、香附、砂仁、厚朴、枳壳、郁金、桔梗、牛蒡子、山豆根、射干、麦冬、甘草。此方与仲景之半夏厚朴汤治疗原则相同。其不同因生姜、苏叶偏于辛温，对咽喉干燥不利，用香附、枳壳、郁金以增强疏肝理气之功效；加桔梗、牛蒡子、山豆根、射干、麦冬、甘草等清利咽喉之品，较半夏厚朴汤提高了效果，缩短了疗程，一般病程在三五年的梅核气服药十到二十剂药即可治愈。此方在李家已传承一百多年，治愈此病患者无数。

健脾通阳利水法治疗肥胖

肥胖是指体内脂肪堆积过多或分布异常，体重增加，是一种多因素的慢性代谢性疾病。长期以来肥胖没有得到真正的重视，近年来肥胖不再单单是美观问题，还会导致疾病的发病和死亡率增高。随着物质的丰富和生活习惯的改变肥胖已经是一个社会问题，严重的危害着世界人民的健康。如据 2010 年我国慢性病年报表明，我国超重人群已达 3.05 亿，肥胖人群达 1.2 亿。

现代研究认为肥胖的原因有多种因素，如遗传因素、年龄因素、性别因素、社会环境因素、精神因素、饮食习惯、缺乏运动等等。在肥胖的治疗上主要是通过控制饮食和增加能量的消耗来控制体重，这种方法虽然取得了一定的效果，但也有一定的副作用和效果较慢。

中医在治疗肥胖病方面由于其疗效肯定，且毒副作用少越来越受到人们的青睐，早在《黄帝内经》时代，就有对肥胖的系统的记载，如在《灵枢·卫气失常篇》就有："何以度知其肥瘦？人有肥、有膏、有肉。䐃肉坚，皮满者，肥。䐃肉不坚，皮缓者，膏。皮肉不相离者，肉。……膏者，多气而皮纵缓，故能纵腹垂腴。肉者，身体容大。脂者，其身收小。"把肥胖之人分为肥人、膏人、肉人三种类型。又在《素问·奇病论》说："此人必数食甘美而多肥也。肥者，令人内热，甘者令人中满，故其气上溢，转为消渴。"指出肥胖的病因是因为多食膏粱厚味之品而发病。以后历代医家对肥胖病各有发挥，总之中医认为肥胖主要和肝脾肾三脏关系密切，其病因病机主要有痰湿、气虚和阳虚等证。

李老认为肥胖病主要由于饮食不节，嗜酒肥甘，过食膏粱厚味等，造成脾虚，失其健运，导致体内脂肪、痰湿以及水谷之精微物质输布排泄失常而致病。脾虚以后导致体内的气机升降失常，营养物质和水湿不能正常排泄，形成脂肪、水湿瘀积腹中，首先形成腹部胖大，肥胖逐渐波及四肢和全身，甚至出现下肢浮肿。痰湿易聚中焦，阻滞气机而化热，气血瘀滞中焦病理演变易先出现脂肪肝，甚至胆囊炎、胆结石、糖尿病。湿阻气机化热，肝失条达，肝火上逆可出现高血压。由于血脂高，血液浓度大，动脉可提前出现硬化，从而引起冠状动脉粥样硬化性心脏病以致脑血管意外（中风）等。再如临床常见的妇科因脾虚湿盛病理演变或感染而出现的下肢水肿、带下病、盆腔炎、盆腔积液；根据病理演变，湿阻气机化热出现的子宫颈炎、宫颈糜烂、阴道炎、泌尿系感染；如湿热阻滞气血，并可导致子宫肌瘤、输卵管不通、卵巢囊肿、多囊卵巢、子宫内膜异位、子宫内膜肥厚，甚至出现不孕症，个别患者还可转为癌症等。这些杂病丛生，其根本原因多与脾虚失治，水湿失其健运所导致的肥胖有关。

治疗上关键在于健脾祛湿，通阳利水，使脾运化恢复，痰湿得以排泄则肥胖自减。脾胃纳降正常，气血生化有源，则疲劳乏力，大便失常症状自消。疏肝不仅可恢复肝的疏泄功能，还可以避免肝木克伐脾土，以利脾之恢复，同时气行则湿行，湿去则湿热无所存。由于肥胖多湿多痰，痰湿为阴邪。故李老对此病的治疗，以自拟的健脾消脂汤为基础方，重用桂枝以醒脾阳，助膀胱之气化，以利痰湿，同时重用泽泻、茯苓、猪苓、玉米须、生薏苡仁以利水健脾。患者服药月余，不仅体重减轻，其他病症亦可减轻或消除，精力恢复，无后遗症。此外，肥胖病虽在初期，常与高脂血症同时并见，甚至出现高血压，以上述方药可另加鸡内金，重用生山楂、荷叶。如便秘者酌加草决明、生首乌。本病通过一至两个月治疗，可使肥胖消、血脂降、痰湿去，肝、脾、胃协调，则脂肪肝不治可自愈或大减。本病到后期出现心、脑血管等疾病，往往病理复杂，可观其脉症，知犯何逆，随证治疗。

单纯性肥胖病案一例如下：

患者李某某，女性，22 岁，河南郑州人，在法国留学居住三年。患者十岁时因他病长期服用大量激素后引起肥胖，导致身体变形，以后体重逐渐增加，近两月来体重增加明显，先后在国内外采用多种减肥方法，效果均不佳。暑假回国慕名而来找李老求诊，现在身高 155cm，体重 90kg。月经正常，纳食可，二便正常，精神佳，下肢无水肿，余无不适感，舌质淡，舌体胖大，舌苔薄白。脉沉滑。诊断为肥胖（脾虚证），以益气健脾，化痰祛湿为法治疗。方用李老自拟的健脾消脂汤。

白术 10g，苍术 10g，茯苓 18g，泽泻 18g，桂枝 6g，陈皮 10g，半夏 10g，厚朴 10g，枳壳 10g，香附 10g，荷叶 25g，玉米须 20g，甘草 3g。20 剂，水煎服，日一剂。

二诊：2013 年 8 月 26 日。上药服完体重下降 7kg。纳食、二便正常，精神可，无不适感。舌质稍淡红，舌体胖大较前有所好转，脉沉稍滑。

处方：白术 10g，茯苓 15g，泽泻 12g，桂枝 4g，陈皮 10g，半夏 10g，厚朴 10g，枳壳 10g，香附 10g，荷叶 25g，玉米须 20g，知母 10g，甘草 3g。因需出国，带药 80 剂，水煎服，日一剂。

2013 年 12 月 16 日复诊，共服药 100 剂后，体重由原来的 90kg 下降到 65kg，共下降 25kg，患者精神佳，睡眠好，纳食可，血压、血糖、二便等均正常，经近三个月追访，体重无复发，身体无不适感。

按语 本案患者属于脾虚性肥胖。在身体发育时期，由于大量的使用激素，致使内分泌紊乱。导致身体变形，出现肥胖，而且肥胖一直在进展中，虽用各种减肥方法效果均不佳。李老根据患者舌质淡，舌体胖大，舌苔薄白，脉沉滑。诊断为脾虚证，认为本病是由于脾虚失其健运，导致体内脂肪、痰湿以及水谷之精微物质输布排泄失常所致。方用李老自拟的健脾消脂汤治疗，药用苦温的白术和辛温的苍术，健脾气而运化水湿。特别是桂枝温中通脾阳，助膀胱之气化；用茯苓、泽泻、荷叶、玉米须之淡渗利湿之品，增强利水蠲饮之功，促使水分直达膀胱，湿从小便而出；陈皮、半夏、厚朴、枳壳、香附、燥湿化痰，宽中理气，使中焦通畅，水谷之精微输布正常；气行则湿行，湿去则痰湿自消；甘草调和诸药。二诊患者舌质转红，是脾虚得健，阳气渐复之象，故去辛温之苍术，减少大辛大温桂枝的用量。

李老根据本案脾虚证准确的辨证施治，不仅通过健脾祛湿，通阳利水，使脾运化恢复，痰湿以及水谷之精微物质输布得以正常的排泄使肥胖自减，而且体重减轻以后精神、食欲更佳，身体无不适感。李老讲治疗慢性病要有方有守，本案除辨证用药准确外，患者不间断服药 100 付，才能收到如此好的效果。

对老年病的证治

随着生活和医疗水平的不断提高，我国长寿之人逐渐增多。据有关统计，全国老年人已达两亿人之多，且每年以八百万左右的速度增长。为此对老年病的防治显得更为重要。

人体衰老是生命过程中正常的现象，正如《素问·阴阳应象大论》说："年四十，而阴气自半，起居衰矣"。这里的阴气指肾气。人到四十岁以后，肾气即衰其半。人到老年，随着年龄的增长，机体各脏器功能亦不断衰退，人体细胞衰老和死亡速度不断加剧，导致各种病理状态自然发生。肾为先天，老年病理出现常先从肾开始。肾主藏精，人在四十岁以后，逐渐失去生殖能力；肾主骨，开窍于耳，将会出现齿脱、耳聋；腰为肾之府，会出现腰背疼痛、弯曲；肾为肝之母，肝开窍于目，肝肾虚损，则二目昏花远视；肾气通于脑，会逐渐智力减退，甚至引起脑萎缩等一系列病症。脾胃为后天之本，气血生化之源，人体生命之存在，全靠脾胃将营养物质受纳、腐熟、消化、吸收、排泄正常以维持生命。故老年人，若不及时保护先天之肾和后天之脾胃，可导致各种病理状态的发生，形成未老先衰。为此养生、治未病是保护老年健康的第一要义。

《素问·上古天真论》云："上古之人，其知道也，法于阴阳，和于术数，食饮有节，起居有常，不妄劳作，故能形与神俱，而尽终其天年，度百岁乃去。""道"即是养生的规律，知道养生规律的人，要适应天地气候、四季阴阳、寒暑等变化，懂得锻炼身体的各种养生方法。如气功、各种拳术等。要饮食有节，起居有常，不过于疲劳，形体和心神思维都保持正常，身体自然健康，可达到百岁以后自然衰老而亡。否则不知道养生之人，《素问·上古天真论》说："今时之人不然也，以酒为浆，以妄为常，醉以入房；以欲竭其精，以耗散其真，不知持满，不时御神；务快其心，逆于生乐，故半百而衰也。"老年病之发生多以肾气先衰为发病之本。脾胃衰弱导致气血营养物质不足，或营养过盛，是继发多种疾病之根。如临床常见的肺部疾病、心脏病、肝脏病等。

由于人之五脏，是以整体机能相互依存，相互制约，保持在平衡的基础上，以维持生生之机的正常。老年人元气不足，脏腑之病多为本虚标实之慢性病。一脏有病，常相互牵制，涉及其他脏器。如老年之肺病常可导致肺脾气虚，肺肾阴虚，肺心气虚等。老年心脏病常可出现心肾阴虚，心脾亏损，心肺气虚等。老年肝病可导致肝脾失调，肝胃不和，肝肾阴虚，心肝火盛等。同时脏腑相互为病，又可出现虚、实、寒、热相互交错之复杂病理，此为老年病难治之主要原因。如医者用药不慎，失治误治，不仅加重病情，甚至促使死亡。

对老年病的证治原则，首先以保护元气，勿伤元气为主。老年之病常以脏腑和不同部位相互为病，相互影响，虚实交错。在治疗上既要重视本虚标实，以及注意脏腑之功能或对药物之喜恶。又要注意药物之性能及副作用。原则上以补虚而不壅滞，要通补、行补。祛实而不伤正，以攻补兼施。辨别清楚是以虚为主，以实为主，分别轻重，灵活运用，贵在随机应变。

五脏用药，应注意五脏的特性及药物之性能。如肾为阴脏，用滋补肾阴之药，应注意滋阴助湿而伤脾。脾脏为阴中之至阴，喜燥而恶湿，用药以甘、温、辛、苦入脾之性味为主，慎用滋腻之药，易伤脾助湿。心为阳中之太阳，主一身血脉之运行，因此对老年心脏病用药既要疏通气血，更要注意心阳之盛衰。肺内在主一身之气，通调水道；外在主一身之卫气，抵御外邪之侵袭，故肺为"娇脏"，恶寒也恶热。老年肺病常以肺气虚为本，以邪为标，在治疗上应标本兼顾，扶正祛邪。否则亦可因感冒之小病合并他病而致死亡。肝为刚脏，体阴而用阳，发病多以肝气郁滞，肝气上逆，肝阴不足，虚火上炎等证为常见。同时又易侵犯他脏而为病。故医者称肝脏为"五脏之贼"。在治法上有疏肝、舒肝、养肝、平肝、凉肝、镇肝、熄风等多种治法。故在用药上应观其脉证，知犯何逆，随证治之。

此外，由于老年人元气日衰，脏腑功能退化。用药以"轻""灵"为主。轻是用药不宜大量、过量，大则不易吸收，甚至引起其他副作用，宁可再剂，不可重剂。灵是全面考虑，严密观察病机虚、实、寒、热之变化，随证加减用药。除慢性病，病机不变，药物有效，可有方有守，需长期服药外，对一时的急性病在固正祛邪的原则下，邪退祛邪之药不宜再服，过服即可伤正，宜服调养扶正之品。

中医治病贵在保护元气

元气为人生命之本，是人体防病、自主战胜疾病、配合各种药物或疗法战胜疾病的动力。如元气衰败，虽有效之药物，也难保生命之健康和存在。故在治疗上有："有一分元气，便有一分生机"之说。李老指出，中医治病贵在保护元气。

元气的称谓始见于《难经》，称之曰："原气"。古代对原、元二字的释义相同。《内经》称为"真气"、"正气"。李东垣在《脾胃论》中说："真气又名元气"。故现统称为元气。

元气始生于先天之肾，由先天精气化生，根于命门。如《难经·三十六难》曰："命门者，诸神精之所舍，原（元）气之所系也"；《景岳全书》亦说："命门为元气根"。元气之成长又赖后天脾胃运化水谷之精微以滋养，以维护人体生命的总功能。如李东垣在其《脾胃论》中说："元气之充足，皆由脾胃之气无所伤，而后能滋养元气"。《难经》有："元气是五脏六腑之本，十二经脉之根……三焦之原"之说。元气是构成人体和维持人之生命活动总的基本功能，具有推动人体生长发育、温煦和激发各个脏腑、经络等组织器官的作用。元气充沛则五脏六腑功能得以平衡和功能旺盛，元气衰微，则五脏六腑之功能亦必失调而虚弱。故元气为人体生命活动的根本动力。人在宇宙这个长期的时间和空间中，能随着大自然季节的转变和气候的突变而生存，以及受各种致病因素而不病，或致病不用药而自愈，就是靠人体自身之元气充沛而生存的。

祖国医学将元气视为健康之本，生命之根。正如张景岳在《元气存亡论》中所说："人之所生，全赖此气，元气的存亡，即生命的存亡……元气一线未绝，则生气一线未亡"。所以中医学防治疾病，调理和保护元气是总的指导思想。中医学的养生学和治未病学，如形神锻炼以及饮食和药物保健等，都是以维持和保护元气充沛以达到健康长寿。对疾病的治疗，中医用药更重视保护元气。祛邪、扶正祛邪、扶正以达祛邪，这是中医治病的三大原则。在治法上有八法，其中汗、吐、下三法皆是以祛邪为主。适用于体壮元气未伤突发之急性病，用药宜有胆有识，敢于用药，力求速效。此即急则治其标，以达邪祛正自安，元气自复之法。对于年老或久病体弱，元气不足之患者及突患急性病者，更要考虑照顾元气，宜采用扶正祛邪之法，或祛邪尽量不伤或少伤元气。中医治疗八法，汗、吐、下、温、清、补、和、消，对汗、吐、下三法应慎用，谨防"虚虚之戒"。对于重病垂危，元气衰弱之患者，只宜扶正祛邪或以扶正为主。以期康复或争取延长寿命。中医这三个治疗原则，总的是以人之元气为本，通过药物等治疗，达到调整恢复机体功能，共同治愈疾病，故亦称调理疗法。

李老在多年临床实践中，特别对老年、儿童，以及慢性病的衰弱期，越来越感到在治疗中保护患者元气的重要性。《素问·阴阳应象大论》说："年四十，而阴气自半也，起居衰矣。"即人过四十以后，人体生理机能或抗病功能，都在逐渐衰弱。尤其老年人患病，治疗用药，如不照顾元气，只考虑祛邪。即便病愈而元气大伤，不仅疾病很难彻底治愈，易于反复，且抗病力弱，免疫功能下降，可致身体旧病复发或者感染其他疾病。对中年长期患慢性病者，致使身体虚弱者，在治疗上亦情同此理。

李老说，他治疗两例中年妇女，都是因产后感冒发热，当时医生均用中、西药发汗治疗，当时热退病愈。但以后出现自汗不止，继而夜间盗汗，食欲减退，恶寒怕冷，四肢无力，身体逐渐消瘦。产后十余年来，多次经医院检查，虽未发现大病，经中、西药治疗并未好转，且日益加重。来诊时，虽在炎热的夏天，患者仍离不开毛衣毛裤，甚至棉衣，夜间仍需盖两个被子。李老治疗开始用八珍汤加桂枝、白芍、砂仁、厚朴等以补气血、调营卫、和胃气为法治疗。食欲增加，精神好转后，换用十全大补汤加敛汗止汗之药，如牡蛎、麻黄根、浮小麦。并随着胃气的好转，食欲的增加，补气药逐渐加重，如黄芪由20g、30g逐渐加重到60g。经三个多月的治疗，一患者已完全治愈，停止用药，一患者已基本治愈。

儿童正处在发育期，但机体脏腑等各个器官发育尚未完全。在此生机旺盛之时，阳气较盛，故小儿也称"纯阳"之体。儿童患病多外感或内伤之急性病，用祛邪之药切记勿过用或久用而伤元气，否则病虽一时治愈，而导致身体虚弱，不仅原病易于发作，更可引起其他疾病的发生，甚至影响儿童机体和智力的发育。

李老谈到，他曾治疗一个七岁患儿。因感冒到医院就诊，用抗生素治疗，后逐渐感冒次数增多，家长也未注意，以后一感冒就到医院输液，后患儿不仅感冒发作频繁，还引起咳嗽，咽喉疼痛，扁桃体肿大，饮食减少，身体怕冷，甚至到夏季上学，教室空调的冷风一吹就发烧，患儿因此休学。李老根据病情，感冒时期用祛邪而不伤正的方法，平时用益气养阴，健脾和胃治法治疗。经数月之调理，患儿恢复了健康。

对慢性病的治疗，更宜扶正祛邪，根据邪正之盛衰，以祛邪而不伤正，扶正而不壅滞的法则。他曾治疗的两例肝癌晚期病人。一位女性71岁，患肝癌住院治疗，同病房共三个肝癌患者，那两位经手术、化疗后未出院即病故。她害怕手术，出院用中药治疗，经李老用疏肝健脾，活血化瘀，养心的纯中药治疗，现已80岁，饮食好，精神佳，仍可从外地来郑州治疗，经检查肝功能基本正常，但肝肿瘤仍然存在。另一例男性患者，61岁，原患肝硬化，脾脏肿大已切除，后转为肝癌，并有轻度腹水，因化疗反应大而来求诊用中药治疗，李老基本用上述方法治疗，肝脏肿瘤未消除，但仍存活了六年，生活可以自理，后闻因感冒合并肺炎死亡。

李老最近又治疗了两例癌症。一例男性75岁，患食管癌，因病灶在食管上端，不宜手术而来求中药治疗。李老用益气健脾，疏肝和胃，软坚散结之法治疗，服药两个多月。不仅饮食增加，原来面条都不能吃，现在可以吃馒头，而且面色转红润，精神好转，可以做轻微的劳动。又一例男性患者，63岁，患胃癌，经住院手术、化疗治疗，出院后食欲不振，食少，不时腹满，全身无力，少气懒言，面色发青，肌肉消瘦，行走困难，上楼梯更加困难。经李老用益气健脾，疏肝和胃，酌加活血之药，治疗半年。现不仅食欲恢复正常，体重增加，面色红润发亮，活动自如。

以上男、女、老、少，以及病种不同，但都采用扶正、顾正为主，祛邪而不伤正，以人为主，以不伤、少伤元气为主。通过四诊，因人、因时、因地治异。已达患者机体恢复。

李老特别指出，现在有的医生，对于老年、儿童或长期慢性虚弱病的治疗，缺乏重视保护元气的意识。甚至对于急性病的治疗亦少考虑病后正伤，身体虚弱。只知道一味攻伐，而不顾人体实质，以致邪祛而元气大衰，身体从此虚弱多病。此是当前慢性病多，易于复发的主要原因。希望这些医者据病情灵活运用祛邪、扶正祛邪、扶正，祖国医学对疾病的三大治疗方法。贵在保护元气，以减少慢性病和后遗症的丛生。

中医治未病是医学发展的方向

中医治未病是在中医学阴阳五行的整体观和辨证论治的个性化理论指导下，为中医学保障人体健康更全面的学术理论体系。其内容主要包括三个方面，一是未病先防，中医也叫养生或摄生。二是已病防变，及早根治已病，防止病理演化加重，防微杜渐，形成已病的合病并病或转化为其他病变。三是病愈之后，防止复发。即用药或调养等方法以恢复气血，防止复发和因抵抗力不足而产生新病。祖国医学在春秋战国以前，就重视治未病。如《素问·四气调神大论》说"圣人不治已病治未病，不治已乱治未乱，此之谓也。病已成而后药之，乱已成而后治之，譬犹渴而穿井，斗而铸锥，不亦晚乎。"唐·药圣孙思邈说"上工治未病，中工治已病"。这说明中医学对治未病早已重视和研究。由于治未病在方法上，较之治已病的理论认识、治法用药上更全面更主动，更有利于减少疾病，恢复健康，也是今后世界医学发展的方向。

（一）未病先防

治未病，即首先是防病，防止内、外病邪对人体的侵袭，不生或少生疾病，方可健康长寿，中医称之为养生。中医养生学，始见于《素问·上古天真论》："虚邪贼风避之有时，恬惔虚无，真气从之，精神内守，病安从来。"这段经文既重视人体内在的抗病能力，又防止外邪侵袭而生疾病，这种内外防止疾病发生的学说即是中医养生的总纲。较之在防病方面仅偏重于外因，更为全面。中医养生既重视外因，更重视内因，即人体的正气，亦称真气、元气。如《灵枢·百病始生篇》："风雨寒热不得虚，邪不能独伤人。卒然逢疾风暴雨而不病者，盖无虚，故邪不能独伤人。"《灵枢·刺法论》亦说："五疫之至，皆相染易，无问大小，病状相似，……不相染者，正气存内，邪不可干。"这不仅说明在《内经》以前，人们已经发现了传染病，并认识到其是否传染和人体的真气即元气强弱，有无抗病能力有关。更说明了，外邪是发病的条件，但是否发病需要靠内因的真气强弱，是发病之关键。由此可见中医在养生理论上，即认识到外因是发病的条件，又认识到内因是是否发病的决定因素，是符合哲学的。

早在春秋战国以前，人们就很重视养生治未病，并创建了养生的方法和理论知识，内容非常丰富，成为祖国医学宝库中重要的组成部分。如《素问·上古天真论》说："其知道者，法于阴阳，和于术数，食饮有节，起居有常，不妄作劳，故能形与神俱，而尽终其天年，度百岁乃去。""道"即是养生的规律。知道养生规律的人，会适应天地阴阳气候，四季寒热温凉等变化，同时饮食有节，不过于疲劳，形体和神，在养生上，形体要活动锻炼，心神要乐观，不妄想妄为，可达到百岁以后，自然衰落死亡。

在养生方面，笔者认为要从以下五个方面重视养生

1. 调于四时，天人合一

人类同大自然一切生物一样受到大自然气候影响和支配，即人的生命时刻要依靠大自然的空气，又要随着大自然气候的变化而适应，而保持生命健康。如果人体不能随着大自然气候的变化而适应，就会生病，这称为天人合一，也称天人相应。正如《素问·宝命全形论》说："人以天地之气生，四时之法成。"说明人体必须依天地之气生存，据四季变化之规律而成长。《素问·四气调神大论》也说："阴阳四时者，天地之始终也，死生之本也，逆之则灾害生，从之则苛疾不起。"因此一旦遇到气候反常，就要立即采取措施，避免生病，如"动作以避寒，隐居避暑"，即人体和变化的气候相适应，才能不发生疾病。尤其年老体弱或儿童更应注意。此外，不仅要适应每年四季寒热温凉的气候变化，同时更要注意短时气候的风、寒、暑、湿、燥、火这六种气候之突变。这六种气候之变化，平时常见，但不能太过，如太过即可伤人致病，中医称为六淫。另如，四季中冬天应寒而反温，春天应温而反寒，夏天应热而反凉，秋天应凉而反热，这是非其时而有其气。人体也会因不适应这个气候的变化规律而生病。同时也多见传染病的发生，中医称为时令病。所以，每当气候失其变化规律，要适其寒温，以防止疾病的发生。

2. 情志安宁，气血通畅

人在长期的生活中，保持情志安宁，心平气和，无妄想妄为，保持心情安静乐观，气血才可畅达无阻。否则，可导致气血紊乱而诸病从生。影响人体情志不安，中医归纳为七种情绪，即喜、怒、忧、思、悲、恐、惊，中医称为七情。人在长期生活和工作中，这七种情绪的发生，是难免的，也是常见的，但不能太过，太过即会损伤人体之脏器，使气血紊乱，失去正常运行，气血不和即可壅滞而生病。中医在长期临床观察中，不同情志太过，可损伤人体的不同脏器。如过喜过忧则伤心、过怒伤肝、过于忧思则伤脾、过悲伤肺、过于惊恐则伤肾，这称作七伤。在防止七伤，保持人体身心健康方面，中医早有论述。正如《素问·上古天真论》说："志闲而少欲，心安而不惧，形劳而不倦，气从以顺，各从其欲，皆得所愿。"老子在《道德经》也说清静无为，而无所不为，勿妄为。这都说明人在长期生活中，要思想平静，心胸宽阔，不妄想妄为，严于律己，宽于待人，心平气和，即可避免百病丛生，长寿永康。但这种心理作用，在养生中不仅重要，也较难做到，必须严格要求方可。

3. 动静结合，形神合一

生命在于运动，经常运动锻炼，可以强筋健骨，增强机体功能，使人健壮。但活动锻炼必须动静结合，形神合一，才能使人体健壮，达到健康长寿。动是形体上的锻炼，同时要思想入静，不能有什么妄想，这叫形神合一。如活动锻炼身体时，心神不静，胡思乱想，反而会使气血更为紊乱。中医讲的神有两种含义：一是可以主宰人的形体如何活动。二是平时要心情安静，不妄想妄为。故形与神的动静结合是密不可分的，如果二者缺一，只有形体活动，神不能配合或神静而形体不动，都不能使人达到健康。只有形神合一，相互为用，相互依存，有机配合，才可有利健康。

几千年来，中医学创建了多种形神合一的锻炼方法。如汉末华佗发明的五禽戏，历代创建的气功、太极拳、八段锦、易筋经等，无一不是既要形体活动，又要思想入静，达到形神合一的目的，这也是养生学在形体锻炼方面的重要环节。此外，活动锻炼身体，也要和气候相配合，如《素问·四气调神大论》说："冬三月，此为闭藏。水冰地坼，勿扰乎阳，早卧晚起，必待日光。"这说明冬季人体阳气伏避，功能较弱，早晨锻炼最好是日出以后，待阳气已复，阴寒对人体没有损害之时，再活动锻炼。尤其年老或体弱者更应该注意早晨不应过早锻炼活动。现代科学对气候研究也认为，人最好在上午或下午锻炼活动，因为每天早晨正是空气中二氧化碳多的时候，早起在室外活动对人体有害。

4. 饮食有节，保护脾胃

饮食是人体生命功能活动的物质基础。饮食足，消化吸收好，营养够，排泄正常，才能使人健康长寿。但饮食的消化吸收排泄，又必须依赖脾胃功能健全才能完成。由于人体各部分组织、器官、筋骨等无不靠脾胃消化吸收、输布水谷之精微，才能保持正常的功能活动。因此，中医学把脾胃称为"气血生化之源"、"脏腑经络之本"、"后天之本"、"元气之根"、人体营养物质的"仓廪之官"。所以，中医养生要十分重视保护脾胃。实践证明，健康长寿的老人都是饮食好，脾胃健的人。同时，脾胃功能健全，又可增加人体的抗病能力，正如《灵枢·五癃津液别篇》指出："脾为之卫"即脾胃相连，脾胃健全，又保卫人体，使其不受外邪侵袭。医圣张仲景也指出："脾旺四季不受邪"。金元四大家名医李东垣亦说："内伤脾胃百病由生"。所以历代医家在防治疾病，养生保健方面都十分重视调理脾胃。

脾胃功能的损伤，可来自多方面原因，诸如慢性疾病的影响，气候的突变或精神刺激等，但更主要的是在饮食方面。如嗜酒肥甘，过食膏粱厚味，过食生冷腥荤或暴饮暴食，或过饥过饱均可损伤脾胃。正如《素问·痹论》说："饮食自倍，肠胃乃伤。"由此可见，饮食有节，对调理脾胃生理功能的重要，对养生更为重要。

中医学在调养脾胃，对饮食的种类方面，非常重视。如《素问·脏气法时论》说："五谷为养，五果为助，五畜为益，五菜为充"。这说明人在食品方面，要以米、麦、谷、豆等为主食，再辅助吃一些水果。肉类以少吃为益，更应多吃蔬菜以补充饮食。现代科学在人体营养方面主张，主食以粗细粮搭配，吃饭宜七八分饱、不甜腻、多食蔬菜，适当吃些水果、瘦肉、蛋类、鱼虾等。使身体需要的蛋白质、各种微量元素等适可，才能维持身体健康。

中医学在饮食养生方面，还研制出食疗、药膳等保健食品，对人体健康保健都是有益的。如在饮食上宜吃些即是食品又有利健脾胃的药品，如大枣、山药、桂圆、白果、薏苡仁、莲子、核桃、黑木耳、百合等等。既可补益气血，又保健脾胃，又有营养价值，可根据身体需要适当选择几种煮粥，长期食用。

5. 益肾固精，全真养形

肾脏为人体重要脏器之一，中医学认为肾为"先天之本"，《素问·六节藏象论》等都说："肾者，其华在发，其充在骨"，"肾主骨"、"肾主骨髓，脑为髓之海，肾气通于脑"、"肾开窍于耳"、"肾主藏精"等等记载。肾气旺盛，可使人精液充盛，生殖力强，思维敏捷。故历代中医学家都主张将益肾固精作为保健强身、益寿延年的重点。有的老人虽年逾古稀，但仍耳聪目明，精力充沛，都与肾固精足有关。也有人年不过花甲，但已出现眼花、记忆力减退、耳聋、甚至思维迟钝、精力疲乏、腰背弯曲、筋骨疼痛，以致神经衰弱、脑萎缩、失眠、眩晕、生殖力消失等未老先衰的病证。这大都与肾气亏虚，精液不固有关。造成肾精亏虚的原因很多，有先天性的，有后天患病，日久失养等。但最常见的造成肾亏的，是中青年时期纵欲过度，妄想劳甚，不知养生所致。中青年时期不知固肾养生，未老先衰，年老体更弱，病已造成，想补救已悔之晚矣。因此，要健康长寿，老而不衰，中青年时期就要房事有节，清心寡欲，注意益精固肾，以保持机体功能旺盛，达到晚年健康，延年益寿。否则，正如《素问·上古天真论》说："以酒为浆，以妄为常，醉以入房，以欲竭其精，以耗散其真，不知持满，不时御神，务快其心，逆于生乐，起居无节，故半百而衰也。"故养生者对此不可不以为戒也。

总之，人体是由脏腑、经络、气血、筋骨、肌肉、精气神组成的生命有机体，通过养生，使之更好的有机相互依存、相互制约、相互支撑、相辅相成，以维持人体生生之机，才可使人健康长寿。因此，在养生保健中应尽量重视全面的锻炼，不能顾此失彼，同时也要根据年龄、体质、有无慢性各种疾病、有无脏器或气血津液衰弱，除上述五点应全面注意外，可根据身体具体情况，有重点的选择几种锻炼方法。因而养生亦要因人、因时、因地而异，根据个人体质的特点，辨证进行养生，切勿过于勉强，千篇一律。方能达到养生治未病的效果。

（二）已病防变

已经有病，在治疗上尽量防止病情演变而加重，这叫已病防变。在祖国医学上，具体的提出此法的，始见于汉末医圣张仲景在《伤寒杂病论》中指出的："见肝之病，知肝传脾，当先实脾。"这为后世医者，在中医理论的具体运用上，得到了充分的发挥和运用，其收效之大，运用之广，可以说无法计算。已病防变，不仅贵在早治，治病必求其本，达到早日治好已发生的疾病，更重要的是对已发生的疾病防止失治误治，导致原病病理的演变扩大，迫及其他脏器而产生并发证的丛生。如现在临床常见的阴虚肾亏，肾阴虚弱之病，早期出现的头晕目眩等证，中医之治法应首先滋补肾阴，亦叫壮水之主以制阳光，肾阴恢复，肝火上炎引起的头晕目眩可不治自愈。如果忽视治病必求其本，仅根据诸风掉弦皆属于肝，单纯清热平肝火而忽视补肾阴之本，虽可见一时之效，但病难根除，且易不时发作。由于肾阴亏虚得不到及时治疗而越来越重，水不涵木，肝火上炎也会日渐加重并发多种疾病。如因肝火日盛，肝阳上亢，又多因一时恼怒或劳累过度之诱因，血之与气并走于上，不仅血压增高，并可出现厥证，如脑栓塞、脑出血等脑血管意外症，进而造成偏瘫、语言謇塞，以致神志不清等恶果。再者肾阴不足，不能抑制心火，另可导致心肾不交，失眠多梦，记忆力减退，乏困无力，精神不振，出现神经衰弱等病。同时肾阴亏虚，阴阳失去平衡，肾阳偏盛亦可出现遗精、早泄、阳痿，在中年时期，甚至失去生殖能力等等，出现未老先衰，虚弱性疾病丛生。以上这些诸多并发症即是不知已病防变，不重视治病求本之过。

又如临床常见的脾虚证，由于脾失健运，失于及时治愈，水湿瘀积人体，水湿下行，并可见于下焦多种疾病。如临床常见的妇科因湿盛而出现的下肢水肿、白带病、盆腔炎、盆腔积液；根据病理演变，湿阻气机化热出现的子宫颈炎、宫颈糜烂、阴道炎、泌尿系感染：如湿热阻滞气血，并可导致子宫肌瘤、输卵管不通、卵巢囊肿、子宫内膜异位、子宫内膜肥厚，甚至出现不孕症，个别患者还可转为癌症等。这些杂病丛生，其根本原因多与脾虚失治，水湿失其健运有关。再如现在社会人们随着生活水平的提高，肥胖病人日渐增多，甚至波及儿童。此病，主要由于饮食不节，嗜酒肥甘，膏粱厚味，营养过剩，导致脾虚健运失职，营养物质和水湿不能正常排泄，形成脂肪、水湿瘀积腹中，首先形成腹部胖大，逐渐波及四肢和全身，甚至出现下肢浮肿。由于水湿、脂肪为有形之物，瘀积腹中，可阻滞气机通行不畅，郁而化热，导致了诸病丛生。如现代医学诊断的脂肪肝、胆囊炎、糖尿病、胰腺炎等无不与脂肪瘀积和水湿化热有关。脂肪瘀积体内，又可致血液过浓而形成高脂血症，动脉提前硬化，出现高血压，甚至心脏病以及脑血管意外等诸病的发生。

以上因脾虚造成的各种疾病首先责于饮食不节，形成脾虚不能运化水谷之精微而致病，脾虚是诸病之根，其他多种疾病都是因脾虚已病之演变。如忽视及时治疗，又不重视或不了解人体脏器彼此相互依存，相互制约的整体理论，这是已病没有防变而产生多种疾病之因。甚至仅重视各种病变之局部治疗，一病一药，这种治标不治本，治局部而忽视整体的疾病演变，这是多病产生的主要原因。以上仅举肾阴亏虚和脾虚这两种病例，临床常见的这种病理演变而发展成多病的何止这两种，因而社会上疾病丛生，这与忽视或不知未病防变有关，也是导致社会亚健康者多，慢性病过多，小病演变为复杂之重病多的主要原因。

科学的发展，无一不是继承前人之成就，心有所悟，通过进一步实践才能创新。近两千年汉末的医圣张仲景提出："见肝之病，知肝传脾，当先实脾。"又对脾胃方面提出："脾旺四季不受邪"。金元名医李东垣对脾胃病进一步发挥："内伤脾胃，百病由生"，"善治病者唯在调理脾胃"。两位名医在医学理论的见解，不知为后世治愈了多少有关疾病，同时对提高人体的抗病能力，增强元气的恢复，为后世在防病、治未病方面又不知保护了多少人的健康，防止了多少人的疾病因轻病演变为重病，挽救了多少人的生命健康。这岂不是医学理论上的创新吗？笔者认为真正的科学，一是有理论，二是经得起长期实践效果的验证，故真正的科学是不受时代所限制的。数千年前提出的已病防变仍有现代科学进一步重新研究的价值，可成为现代医学发展的方向。

（三）病愈防止复发

病愈防止复发这是祖国医学根治已病，防止产生新病的重要阶段。历代医家流传一句经验之谈："治病三分药物，七分疗养"实践证明，很有道理。这不仅说明在发病过程中，无论药物或其他方法治疗，都要注意疗养，尤其病刚愈之后，更需要重视这个时期的疗养，恢复元气防止复发。因为任何疾病的产生都会导致人体元气的损伤。虽然中医治病是扶正祛邪，调理阴阳，使阴平阳秘，以达治愈疾病之目的。但无论任何疾病开始都有可能损伤机体某个脏腑和功能，而使元气不足，形成愈后抗病力弱不仅原病易于复发，更易产生新病，如当代的甲流感、禽流感、乙肝等多种传染病或发生的一般疾病多与此有关，尤其老年体弱或久病重病者愈后更应进一步重视调养，防止复发。

在调养方面，由于脾胃为气血生化之源，后天之本，元气之根。故任何疾病愈后都应重视调理脾胃，饮食增加，营养足，气血恢复，抗病能力强，不仅原病不易复发，还可防止新病，更利早日恢复健康。但应注意，饮食方面以易于消化和吸收为原则，尤其长期脾胃病患者更要注意，切勿暴饮暴食，过食生冷油腻之品，损伤脾胃而得不偿失。

疾病发生的原因是多方面的，故病愈后的调养，亦应重视预防原发病之原因，而防止复发。诸如情志不畅、劳累过度、环境污染等而致病，愈后均应分别加以重视而防复发。尤其对癌症、心脏病、脑血管疾病等重病之愈后，除一般调养外，还应分别服用易恢复机体的药物，以免复发。

总之，疾病愈后，中医学对防止复发的方法是丰富多彩的，应因人、因时、因地，分别辨病调养为宜，此也是治未病的重要环节。

随着医学的发展，党和政府非常重视中医对治未病的学说，并采取了多种措施，如二级以上医院建立治未病诊断室，培养治未病的高级人才等，这是非常正确、非常及时的，也是今后保障人民生命健康，促进医学发展的方向。

对我国医学发展的设想

　　我国现有的中西医两种医学分别产生于东西方文化，各具有自身的理论体系，都为人类的生命健康做出了重大的贡献。我国有原创的独特的中医学，通过数千年的临床实践，不仅有丰富的临床经验，并具有完整的、系统的、分科的、中医药理论体系。同时又有完整的西医学，这是我国在世界卫生事业中独有的优势。新中国成立后，党和政府对中西医的发展都非常重视，并组织了大量西医人员学习中医，数十年来通过临床和研究，对很多疾病取得了一定成绩，为我国医药卫生事业长远的发展，提供了中西医怎样合作的新思路。但由于中西医两种医学，各有自身截然不同的理论体系，中西医如何合作，在学术上怎样发展而成为一个新的科学，当前尚未创出一个比较成熟的经验和方法，为了更快的发展新医学，有利于人民的生命健康，仍有进一步研究的必要。

　　李老谈，发展医学的目的，首先是防止人民不生病，少生病，通过临床实践，对发生的病不断提高疗效，从而保障人民的身体健康、长寿为宗旨。为了有利于发挥中西医之所长，因而必须了解各自学术的来源、理论特点、治疗的学术观点和方法，不断吸取二者之所长，才能有量变到质变而产生一种具中西医之所长，更先进的新医学。

　　中西医学分别产生于东西方文化。西医产生于15世纪古埃及和古希腊文化基础上，通过当时掀起的民主革命与工业革命，带来了西方科学的昌盛巨变，为人类物质文明创造了无穷的财富，从而为产生西方医学奠定了基础。以笛卡尔和伽利略等为代表的哲学家和科学家，共同开辟了实验科学，到16世纪，又产生解剖学、细胞学等，从而更全面的发展了西方医学的理论。它以人体器官为研究对象，将一个有机的整体还原到细胞分子水平，分析其数据、定性、功能、规律，从微观开始，然后逻辑推演再还原到整体。在发展上越来越深入、越细小，从细胞、分子、量子、质子以至到现在的基因学说水平。由于实验科学对医学的发展，它的特点是微观化、定量化、标准化、统一化、线性化、较机械化，从而对局部器官的认识比较清晰，不仅可以了解局部病变，并可有利判断其愈后，为产生各种药物治疗，奠定了方向和基础。

　　东方医学起源于几千年前的《易经》，其内容包括了对宇宙事物的多方面认识，如天文、地理、人文、数学、医学、美术、文艺、政治、建筑、音乐等。它的理论核心是整体和谐思想、宏观的有机论思想、动态演化发展思想、对立统一、相反相成的思想。其特点强调事物的整体观、对立统一性及类别的属性、时间性、功能状态、个体性等，具有宏观、定性化、非标准化、个性化、随机化、非线性化等特征，从整体辨证了解局部。中医学是在《易经》这种哲学的基础上，通过人民对疾病斗争中的反复实践，不断总结升华为理论。其形成的过程是：实际问题——产生直觉象思维观察——解决实际问题——形成一般概念和经验——再解决实际问题——总结经验，升华成系统、全面的理论体系。它的理论核心是整体观、对立统一观、恒动观、取类比象等。它的治疗观点是以阴阳平衡为基础，达到人体各部分对立统一而和谐的目的。

通过以上中西医的对比，从理论、学术观点和治疗观点都是截然不同的，甚至是相反的。那么不管是以中医的理论来研究发展西医，还是以西医的理论观点来发展中医，不仅有很大的难度，甚至在某些理论上是不可能达到一致的。因而中西医合作是一个长期的医学工程，不是轻而易举的事情，切不可盲目结合，而且必须有精通中西医医学理论的高级人才，通过彼此取长补短，长期的临床实践、研究，有计划、有目的、进行周密细致的工作，方可逐步有所统一认识，达到有量变到质变的有机合作，方可有创造新医学的可能。

由于中西医共同的目标都是解除人类的疾病痛苦，保障人民的生命健康，彼此在学术理论和实践上各有优势、各有所长。因此，在发展我国医药卫生事业上取二者之优势和所长，达到发展我国新医学完全是有必要。

李老认为，中西医结合当前应从以下几个方面着手。

（1）必须大力切实贯彻党的中西医并重的政策，大力发展中西医不同的医学理论，培养各自的高级医学人才。这不仅有利于保障人民的生命健康，同时为发展中西医结合奠定了人才基础。

（2）国家除重点发展中、西医院外，现成立的中西医医院和专门研究机构是非常必要的，吸收一定数量的中、西医高级人才，制定出中西医结合的目标、方法和措施。从临床实践出发，不断吸取两种医学之所长，取长补短，重视理论的研究，有重点、有要求、有少到多、有点到面、有计划的工作，方可出现成果。

（3）由于中西医各有自己的系统理论、治疗观点和药物、方剂等，并通过长期临床效果所证实。因而在培养中西医人才、医、教、研工作上，应该发挥各方面自身的理论体系，严格防止以西医的理论观点来指导中医的医教研工作或以中医的理论观点来指导西医的医教研工作。否则即不能达到提高各自医学理论的目的，甚至亦有可能出现中医西化、西医中化的不良现象。如果中、西医医学消失一方或一方减少发展，这不仅失去了中西医结合的可能和目的，同时对当前医学会造成不可弥补的损失。

（4）中医学几千年来，是从疾病作斗争中通过实践创建的一种医学。在防止疾病的发展、治疗、养生、保健人民的生命健康方面，不仅积累了丰富的经验，还升华为实践有效的系统理论、药物和方法。但近百年来，在帝国主义文化侵略和国民党政府无视人民健康的需要，对中医学采取了无情的打击迫害，从而使中医学受到了严重的摧残和失传。解放后，党和政府非常重视中医学的发展，并制定了各项方针政策，建立了医教研等各种机构，但由于建立晚、底子薄，各个方面设备不足，具有医教研的高级人才显然不能满足现实工作的需要。因而党和政府对中医事业的发展进一步给予政策倾斜是完全必要的。发展医药事业关键在人才，根本在教育，希望党和政府尽快的培养出具有真才实学的中医人才。这不仅易于保障人民身体健康，同时为中西医取长补短，更好的发展我国新医学奠定了人才基础。

（5）中西医学取长补短是我国医学发展的远大目标。尤其中西医合作的医院和机构承担着更大的任务，在以人为本的基础上，从事中西医合作的工作者应高度的树立发展我国新医学的志向。在学术上尽量营造浓厚的民族科学氛围，以邓小平讲的"实践是检验真理的唯一标准"从临床实践出发，以效果为前提，树立学术上的民主，克服学术上的本位主义，各抒己见，百家争鸣，积极创造我国新医学的黄金时代，为早日迎接新医学的出现做出历史性的贡献。相信中西医界同仁，今后会多提意见，以利促使祖国新医学的发展。

和谐是中医学理论之核心

　　和谐的思想观念，是中华文化的灵魂，也是中医学在治疗、养生、治未病方面的核心思想。几千年来，和谐的思想观念，始终全面地体现在祖国医学防治疾病，保证人民身体健康的理论法则。祖国医学认为，中医的正常生理观，就是人体的各个机能协调和平；机体的病理观即生理机能失去了平衡而不和。中医通过四诊诊断就是观外知内，察其不和。在治疗上就是执和致平，调其不和，调理机体阴阳之平衡。

　　和谐的思想观念，来源于《易经》，也是中医学分析认识人体病因、病理、治疗以养生治未病等诸方面的思想基础。和谐思想普遍体现在《易经》天地人三才合一的学说。它不仅体现的是中医学的理论基础，也是为创建我国社会伦理学、美术、文艺、建筑、治国安邦等思想理论基础。《易经·乾·象传》说："乾道变化，各正性命，保合太和，乃利贞。"这说明《易经》六十四卦，就是以象征纯阳、纯阴的乾、坤二卦为开端的，其余六十二卦，皆为阴阳交合的产物。所说的"和"，就是阴阳之和，纯阳不生，纯阴不长，阴阳和而万物化生。南宋哲学家朱熹注说："变者化之渐，化者变之成，物所受为性，天所赋为命，太和，阴阳混合冲和之气也，各正者，得于有生之初，保和者，全于已生之后。此言乾道变化无所不利，而万物各得其性命以自全，以释利贞之义也。"当代易学家金景芳译曰："保为常存，合为常和，使太和之气常运不息，永远融洽无偏，万物得此气已生已成。"可见二气，化生万物，保合太和，万物性命方可自全。

　　春秋战国时代，是我国文化昌盛的黄金时代，学者辈出，诸子百家争鸣，各有千秋，但他们在崇尚和谐的思想观念上却大都一致，这个思想观念又为历代的学者继承和发展，并用于各个方面。诸如《老子》说："道生一，一生二，二生三，三生万物。万物负阴而抱阳，冲气以为和。"《老子》又说："知和曰常，知常曰明。"《国语·郑语》说："天地合和，生之大经也。"《淮南子·泛论训》说："天地之气，莫大于和"，等等。

　　中医学来自于以《易经》为首的中华文化，和谐的思想观念，自然地会运用于中医学的理论和思想观念。"执和致平"以达和谐，是中华文化之灵魂，也是中医学理论体系中的灵魂。中医学认为人体生命健康，依赖于机体内部脏腑、气血、阴阳二气之平衡、统一，机体之各种功能才会协调，生生之机才会盛而不衰，生机旺盛，人体自然健壮。如外感天地之风、寒、湿、暑、燥、火六气太过，或因伤于喜、怒、忧、思、悲、恐、惊七情太过，或嗜酒肥甘，饥饱失宜，造成脏腑功能失调，气血紊乱，机体生生之机失去平衡和谐，则疾病自现。中医学治病的主要法则，即是通过药物等各种方法，使机体生生之机的阴阳二气恢复平衡、协调，生生之机功能正常，则疾病自愈而不复发。故"执和致平"调理机体阴阳二气调和，是中医防病、治病之纲。

　　中医学治病，根据不同病情，制定了很多治法，但总离不开调和阴阳二气之和平。正如《素问·至真要大论》说："谨察阴阳所在而调之，以平为期。"这既说明，任何疾病，都是阴阳二气之失调而不和平，察其所在而调其和平，这也是治病必求其本。如何协调阴阳，而达和平，《素问·阴阳应象大论》又说："审其阴阳，以别柔刚，阳病治阴，阴病治阳，定其气血，各守其乡。"这说明血和气两个阴阳，先审查二者之间有无一方过盛或不足，通过调理，使其和平，各归其循行之道，则病自愈。如何调理阴阳，必须首先辨证。《素问·至真要大论》说："调气之方，必别阴阳，定其中外，各守其乡，内者内治，外者外治，微者调之，其次平之，盛者夺之，汗之下之，寒热温凉，衰之以属，随其攸利，谨道如法，万举万全，气血正平，长有天命。"这说明中医学在治病方面，首先通过辨证，判定疾病阴阳之偏盛，病位在表在里，在上在下，然后才能立法。疾病的部位有内外之别，感邪有微甚之不同，性质有寒热之分，临证应谨慎遵循阴阳之道理，选择有利的治疗方法，才能万举万当，使气血和平，保天命而长寿。气血是人体生命的主要物质，任何疾病，尽管其病变之部位与性质有所不同，但均可导致气血之紊乱。二者之恶性循环，将使病情加重甚至死亡。《素问·至真要大论》说："谨守病机，各司其属，有者求之，无者求之，盛者责之，虚者责之，必先五胜，疏其气血，令其条达，而致和平，此之谓也。"这段经文，说明疾病和气血之关系，气血条达和平是治愈疾病的主要法则。即查病机时，首先通过辨证，查其所属，是表证，是里证，是实证，是虚证，同时又要察看有无风、寒、燥、湿、火对疾病的影响。在治则上使气血疏通，条达通畅，机体功能自可平和，而疾病痊愈。对疾病的原则治法，《素问·至真要大论》说："寒者热之，热者寒之，微者逆之，甚者从之，坚者削之，客者除之，劳者温之，结者散之，留者攻之，燥者濡之，急者缓之，散者收之，损者益之，逸者行之，惊者平之，上之下之，摩之浴之，薄之劫之，开之发之。"这段经文，说明各种疾病导致人体有关脏腑失去平和，功能失常的一般证治原则。适事为故，即适可而止，务使人体各种功能平衡、和平，治勿太过与不及，留邪为病。需要注意的是，阴阳变化常非单一，而是异常复杂的变化，如虚中有实，实中有虚，寒热交错，湿热蕴结，常常是一种病涉及几个脏器的功能失调。对此复杂重病，在调和阴阳的治法上，除《内经》有原则性的论述外，历代医家，多有发挥和创新，本文不再赘述。

总之，和谐的思想观念，几千年来，通过无数实践应用，其原理之正确和效果，越来越被历代哲学家、军事家、政治家和学者所认识，被应用和发挥于各个事物领域。中医学认为，人体生命之健康，就是阴阳二气在人体脏腑、气血及诸肢百骸体现的协调、统一、和谐的结果。人体疾病的产生，是内外多种致病因素侵犯人体各个部位，阴阳二气失去平衡和谐而产生，是内外多种致病因素侵犯人体各个部位，阴阳二气失去平衡和谐而造成。治理方法，根据疾病的轻重缓急，正邪双方之盛衰，采用祛邪、扶正、扶正祛邪的三种治则。在指导思想上，通过各种治法，都是促进人体阴阳二气在体内各个部分达到恢复平衡、统一、和谐，以便邪祛而不伤正，或通过扶正祛邪，或以扶正为主，达到调整人体之功能恢复，以战胜病邪，达到根治疾病之目的。通过药物等各种方法，促使人体功能恢复，达到协调、统一、和平。经过数千年的反复实践，其独特疗效，越来越被世界人民所赏识、信任和应用。中医学在阴阳二气变化的哲学指导下，对人体生理、病理、治法的整体观，个性的辨证论治思维方式以及治法上的调整机体，达到平衡和谐战胜疾病的思想观念，必将进一步为现代科学仪器所证实，成为先进、发展的科学，为世界医学科学发展作出新的贡献。

临证用药心得要注意四问题

治疗疾病必须根据不同的病因病机，轻重缓急，症状有别，采用不同的药物，在多次临床用药有效之后，方有用药心得可言。如果单纯根据药理研究，认为使用某几味特定药便可治疗某病，那么在临床中是很难站住脚的。

在治疗中必须综合分析、四诊合参，得出虚、实、寒、热的主次变化，及选择某药用于本证之虚或实，某药用于本证之寒或热。同时还要注意药物用量之多少，服用时间的长短，如何中病即止；这全靠医者灵活的思想，清晰的分析，需要总结。

很多人试图从临床中总结用药经验，却发现其成果没有实际价值。这是因为，中医临床必须运用中医整体观念，通过四诊合参，综合分析，辨清疾病个性化的病因、病位、病机，以及病机演变的可能，因人、因时、因地合理组方用药，才能发挥中药应有的作用，达到治疗目的。再经反复应用，证实疗效，心有所悟，取得经验，方可称得上用药心得。如果离开了中医的理论指导，缺乏深入细致的辨证分析和灵活运用原则，再好的疗效也只是个案，更不要说从中总结用药心得。笔者现从以下几个角度谈谈如何克服困难，深入临床，形成并总结自己的用药经验。

1. 疾病不会一成不变

任何病理机制都不是永恒不变的，可随时而异。即使是同一疾病也会因人、因时、因地而变化，因而，对某一疾病的用药也不是一成不变的。

如眩晕病，根据《素问·至真要大论》"诸风掉眩，皆属于肝"，常被认为与肝阳上亢有关，但其病因病机可以是多方面的，有情志不舒、肝郁气滞、气郁化热、肝火上逆等。如有肝火过盛，肝阳上亢，引起肝风内动，甚至抽搐者。有肝郁日久，化火耗伤肾阴，或平素阴虚肾亏导致水不涵木，肝之虚火上逆的。有脾虚日久，健运失职，水湿内停阻滞气机，导致土壅木郁，肝失疏泄条达，郁而化热，肝火上逆而致眩晕的。总之，由于病因、病机、病程时间长短不同等原因，眩晕病常轻重不等，症状有异。

因此，对眩晕病的治疗，必须根据不同的病因病机，轻重缓急，症状有别，采用不同的药物，在多次临床用药有效之后，方有用药心得可言。如果单纯根据药理研究，认为使用某几味特定药便可治眩晕，而且试图作为用药经验加以总结，那么在临床中是很难站住脚的。

2. 病机错综复杂

整体观认为，各个脏腑相互依存，相互制约，密不可分，方可维持人体的正常生理，达到生生之机旺盛而维持身心健康的功能。如果一脏有病，必然会波及其他脏器、甚至多个脏器的功能，使病机复杂化，因此疾病的发生和发展不可能是一个脏器孤立而为病。而且，各种病因病机在演变中又会出现寒、热、虚、实不同。同时虚、实、寒、热的病因又不同，有因实而致虚也有因虚致实；有寒郁化热或热久变寒；有以虚为主和以实为主，且寒、热主次又有分别等。这种虚、实、寒、热交错在慢性病中是很常见的。此外，虚实或寒热互见，又不是永恒不变的。

因此，在治疗中必须综合分析、四诊合参，得出虚、实、寒、热的主次变化，及选择某种药可适用于本证之虚或实，某种药可适用于本证之寒或热。同时还要注意药物用量之多少，服用时间的长短，如何中病即止，这全靠医者灵活的思想，清晰的分析。

如湿热互结之病理，是湿邪停留阻滞气机，气郁化热而成。但热为阳邪，湿为阴邪（寒邪）。湿来源于脾气虚，脾失健运而形成水湿停滞，热是因湿阻滞气机郁而化热。治疗这种寒、热、虚、实互结之病患非常棘手，故有"湿热缠绵，病难速易"之说。因而在治疗中应先清其热，选择苦寒药为主（因苦能燥湿、寒能清热）；如：栀子、黄连、茵陈、大黄等药物。但热清大半时急需停用苦寒药或减其大半；否则即可导致过用寒药伤脾，使湿邪更盛，甚至变为寒湿的问题，所以必须转为健脾利湿以治本为主。

这种用药之选择，服药时间之长短，用量之大小，需要以长期临床的精心辨证为基础，才能使矛盾之药物达到对立统一，补虚而不滞，祛实不伤正。由此得出的认识方可言是用药心得，充分体现了中医的科学性。

3. 用经方、时方存在偏颇

在中医学理论指导下，通过数千年的临床实践，运用中药治疗疾病逐步从运用单味药走向多味药，由小方、大方而成复方，因此《素问·至真要大论》记载："有大、小、缓、急、奇、偶、复"七方之别。这不仅是方剂学之发展，也是中医学之科学发展。汉末张仲景著《伤寒杂病论》总结300余方，成为方剂之祖。汉以后至近代，又创立了数以万计的方剂。尽管经方、时方创立时代不同、药物不同，但都需要通过四诊合参，综合辨证才能取效。

有人说，我用经方经验不用强调辨证，有是证则用是方。还有人说，经方久远，须以时方解新生之疫病，我心得良多。其实都不够全面。我们对经方、时方不可偏颇，都应熟读，根据中医理论用于临床，在经方与时方的选择和配合中摸索经验，有所启发而获得用药心得。

4. 照搬经验，怕用"毒药"

数千年来，中医通过临床实践，发现药物万种以上，治疗同类疾病或症状的药物也不胜枚举。随着长期临床，人们发现许多药物合用，对某一疾病或症状具有独特作用，医者称为对药，并在临床中广为运用。如桃仁、红花并用加大活血之力，三棱、莪术合用加大化瘀之功。针对疾病表、里、虚、实、寒、热并见之矛盾，还创立了矛盾用药。如治疗寒积便秘的大黄附子汤；治疗烧心吐酸，黄连、吴茱萸寒热并用的左金丸等。但这些都应根据病情需要而定，不能机械地照搬、堆砌在一起，用别人的经验代替自己的思考。即使是国医大师推崇的方法，到了孟浪之医手中同样失效，又何来经验之谈呢？

另外，随着社会的发展，疑难病症中的肿瘤、白血病更为多见。中医运用有毒的动物药甚至毒性大的矿物药治疗这类疾病屡获奇效。但在现今的医疗环境下，很多医生担心运用有毒副作用中药会惹来麻烦。其实，中医所谓的以毒攻毒，在《内经》中有"有故无陨亦无陨也"的理论基础。这是中医学独特的用药发现，也是西方医学望而生畏的领域。如近代用白砒治白血病见奇效，就是一个实例。因此，我们应在准确掌握药性药效和辨证的基础上，在这些毒性药物中寻找更多有效的药物从而获得用药心得。

中医治病，有"法无常法，常法无法"之名言，关键在根据辨证得出的病理，据理善变；明理之后才有法，法之后方可言方药。因此，研究用药心得，必须在参透病因病机证治的基础上才有可能总结出来。

对治疗气血的几点认识

对于治疗气血，李老有以下观点：

1. 有关祛风先活血，血活风自灭

李老指出治疗各种外风而致的疾病，应注意活血祛风的法则，故有祛风先活血，血活风自灭，如医圣张仲景在《伤寒论》太阳篇的中风病，以调和营卫为主，营即为血，调营即是活血除风，桂枝助白芍以通调活血；白芍抑桂枝之辛温，使表解风除而不过于发汗；为后世除风先活血，血活风自灭，奠定了治法的基础。

2. 有关活血先调气，气调血自活

李老谈到：中医学认为气为血之帅，血为气之母，二者相互依存，在平衡的基础上方可气血通畅，故历代医家都认为气行则血行，气滞则血凝；气之所达，而血无所不至；气不行而发麻，血不行则发疼等等说法。

3. 调气之法，首先要分清是气虚还是气滞

由于气为血之帅，在气的推动下，血液方可正常的运行。气虚可致血行无力而引起血瘀不畅；气滞也可引起血行无力而凝滞，故调气之法，气虚血行不畅应补气，补气应以补肺气为主；气滞血行不畅，应以理气为主，理气重在疏肝理气，血行不畅日久者亦可酌加活血之品。

4. 补血先补气

李老讲到，贫血有急、慢性之分，尤其慢性贫血患者，多因自身造血功能不足而引起，故中医学有"补无形之气，可生有形之血之说。"中医学补血名方当归补血汤中黄芪数倍于当归，用黄芪补无形之气，可生有形之血。当归有补血作用，在当归补血汤中少用当归，取其阴润之性，以制黄芪多用之温燥。脾胃为气血生化之源，本方也可酌加健脾胃之药，以增加造血功能。如时方十全大补汤，气血双补，其中除四物汤以养血补血外，尤其是黄芪、肉桂配四君子汤以健脾肾之阳，使脾肾健，营养足，则气血生化有源。

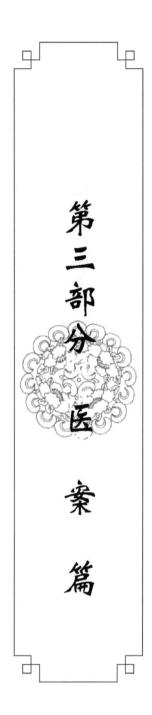

第三部分 医案篇

临证验案

一、感　冒

案1　气虚感冒（白细胞减少待查）

周昊林，四岁半，北京市人。初诊：2013年2月15日。

主诉：（家人代）近一年来反复感冒，每次感冒后服抗生素或输液治疗。

病史：2013年2月13在北京某儿童医院检查显示：白细胞低。患者现食欲差，精神倦怠，喜哭闹，汗多，腹胀，舌质淡，体稍胖，苔白，边尖稍红，脉细弱。

中医诊断：气虚感冒。

西医诊断：白细胞减少待查。

治法：健脾益气，养肝温中和胃。

方药：黄芪8g，党参6g，白术5g，茯苓6g，当归5g，白芍6g，木香3g，砂仁4g，陈皮5g，川厚朴5g，焦三仙各5g，炒枣仁6g，麻黄根5g，炙甘草3g。5剂，水煎服。

嘱：忌食生冷及不易消化食物。

二诊：2012年2月20日。（其家人来代）病儿已能吃饭，精神大好，原方继服10剂，后家人因他病来诊，诉病人已康复，白细胞经检查等各项指标正常。

按语　本例患者因平素饮食无节制，过食生冷，内伤脾胃。脾胃为后天之本，气血生化之源。脾胃虚弱，气血生化乏源，人体缺少生生之机，元气不足，故易感受外邪，而致感冒。脾虚日久，气血亏虚，寒从中生，则见脘腹喜温，腹胀；脾胃气虚，气血生化不足，形神失养则见精神倦怠，喜哭闹。舌脉之征皆脾胃阳虚，故药用党参，黄芪，白术，茯苓，甘草益气补中，健脾养胃；当归，白芍养血补肝；陈皮，川厚朴，木香，砂仁理气宽中，行气化湿；焦三仙助脾健胃，消食和中；麻黄根止汗。诸药共用，方药相应，故效佳。

案2　感冒（上呼吸道感染）

谭某，男，69岁，教师。初诊：1992年3月10日。

主诉：感冒，头痛，咳嗽反复发作月余。

病史：患者体形较胖，自述春节前，因于劳累，某日晚饭后出现恶寒发热，其热不扬，但觉时时形寒，自汗出。头痛鼻塞，咳吐白痰，周身倦怠无力，动则气短。经卫生所用药，病症时好时坏，往往劳累易发。昨日参加单位义务劳动，晚上又出现身上发冷，体温38.2℃，汗多，头痛，鼻塞，咳嗽，声重，吐白色稀痰，体倦乏力，动则气短，食欲欠佳，大小便正常。舌质淡红，舌体偏大，边有齿痕，苔薄白，脉浮无力。

中医诊断：感冒（气虚感冒）。

西医诊断：上呼吸道感染。

治法：益气健脾，宣肺解表。

方药：加味六君子汤。

党参15g，白术10g，茯苓15g，橘红10g，半夏10g，苏叶10g，葛根10g，前胡10g，桔梗10g，杏仁10g，焦三仙各12g，甘草3g，生姜三片为引。剂数：3剂，水煎服。

医嘱：防外感。注意饮食，忌辛辣油腻。

二诊：1992年3月15日。体温正常，头痛止，咳嗽轻，饮食增加，身上较前有力，不时仍有汗出。舌质淡红，舌体稍大，苔薄白，脉浮。

方药：香砂六君子汤合玉屏风散加减。

黄芪30g，党参15g，白术10g，茯苓15g，陈皮10g，半夏10g，防风6g，香附10g，砂仁8g，杏仁10g，桔梗10g，甘草3g。3剂，水煎服。

复诊医嘱：注意保暖，饮食宜清淡。

三诊：1992年3月20日。自汗明显减少，饮食增加，精神较前好转，余症同前。舌质淡红，体稍大，苔薄白，脉浮。

方药：香砂六君子汤合玉屏风散加减。

黄芪30g，党参15g，白术10g，茯苓15g，陈皮10g，半夏10g，防风6g，香附10g，砂仁8g，杏仁10g，桔梗10g，甘草3g。剂数：3剂。

四诊：1992年4月21日。感冒诸症消失，精神较前明显好转。近因出差，饮食不周，出现胃痛纳差，不知饥，不欲食。脘腹闷满不舒。舌质淡，体稍大，苔白稍腻，脉沉紧。

方药：香砂六君子汤加减。

党参15g，白术10g，茯苓15g，陈皮10g，半夏10g，广木香6g，砂仁8g，川朴10g，干姜10g，丁香5g，川芎10g，甘草3g。5剂，水煎服。

追访结果：半年后随访，病情未见复发。

按语 本案患者素体脾虚，复因劳累，劳则耗气，故气虚加重，气虚则卫表不固，易受邪侵，则感冒反复发作。《证治汇补·伤风》曰："如虚人伤风，又当补中而佐以和解。倘专泥发散，恐脾气益虚，腠理益疏，邪乘虚入，病反增剧也。"可见体虚感冒治疗当以扶正祛邪为原则，用药不可过于辛散。感冒病位主要在肺卫，但肺的生理功能有赖脾运化的水谷精微来完成，故对体虚感冒者当以益气健脾，宣肺解表为主，故方选六君子汤加减以达甘温益气，健脾化痰，培土生金，宣肺解表之效。

二、咳　嗽

案1　咳嗽（肺炎）

杨某，女，72岁，农民。初诊：2012年11月1日。

主诉：咳嗽3月余。

病史：3个月前因感冒后出现咳嗽不止，时轻时重，反复发作，体温正常，无身困体痛，无鼻塞流涕等。平时易感冒，每次于当地医院输抗生素（具体不详）治疗一周，效可。但此次感冒后咳嗽一直不愈，2012年11月1日于郑州二砂医院DR提示：①双下肺炎性改变；②主动脉结钙化；③心影略大。为求进一步治疗，遂来我门诊求治。现症见：咳嗽，咯吐白痰，不易咯出，伴咽痒，昼轻夜重，身倦乏力，大便2～3日一行，舌质稍淡，体胖大，边有齿痕，苔稍白腻，脉弦滑，有糖尿病病史2年，高血压病病史8年。

中医诊断：咳嗽（风燥伤肺，肺脾气虚）。

西医诊断：肺炎。

治法：清肺润燥，宣肺止咳，温化寒饮。

方药：桑杏汤合小青龙汤加减。

辽沙参10g，前胡10g，炒黄芩10g，荆芥10g，干姜5g，细辛5g，五味子10g，紫苏子10g，桔梗10g，杏仁10g，炙麻黄6g，枳壳10g，川贝10g，全瓜蒌15g，陈皮10g，半夏10g，茯苓15g，圣桑皮12g，炙杷叶10g。十剂，水煎服，日一剂。

医嘱：避风寒，谨防受凉。

二诊：2012年11月12日。服上药后，咳嗽基本消失，咯吐白痰及咽部干痒不适等明显好转，但仍感身倦乏力，舌脉无明显变化。可见肺脾气虚症状明显，故改香砂六君子汤加减为主，继服十剂，水煎服，日一剂。

黄芪15g，白术10g，茯苓15g，陈皮10g，半夏10g，木香6g，砂仁10g，荆芥8g，防风6g，紫苏子10g，桔梗10g，杏仁10g，炙杷叶10g，焦三仙各12g。

医嘱：平时可适当活动，注意保暖避寒，可择日复查胸片。

治疗结果：服上药二十剂后，咳嗽止，未再发作，复查胸片未提示肺炎性改变。

按语 李老诊治咳嗽，首辨外感和内伤。因于外感当分清寒、热、燥邪，须给邪以出路，切忌闭门留寇；因于内伤者，多因肺、脾、肾三脏虚弱，宜分清主次，扶正补虚。本案感冒数月，时值秋季，风燥伤肺，肺气阴虚，卫外不固，病久脾气亦虚。症见咳嗽、吐白痰、不易咯出、咽痒、昼轻夜重、乏力、舌质淡、体胖大、有齿痕、苔白腻、脉弦滑，显为风燥伤肺，肺脾气虚，内有痰湿证。治以桑杏汤合小青龙汤加减，旨在清肺润燥，宣肺止咳，温化寒饮。李老指出：本案特点是虚实交错。外感咳嗽日久，失于治疗形成内伤；又因平素易感冒，脏腑亏虚，易受外感。因此治疗在于祛邪固本，做到祛邪不伤正。二诊时症状明显好转，以肺脾气虚为主，改香砂六君子汤加减，是李老扶正固本经验之体现。

案2 咳嗽（慢性支气管扩张）

罗某，女，53岁。初诊：2013年9月13日。

主诉：支气管扩张30余年，加重半年余。

病史：患者支气管扩张30余年，发作时咳嗽、咯痰咯血，予抗生素后缓解，但反复发作，尤其天气转凉时。近半年来，开始出现耐药，抗生素抗感染治疗已不能缓解其症状，加之过敏体质，用药棘手。咳嗽、胸闷等不得好转，为求进一步治疗，遂来我门诊中药治疗。现症见：咳嗽，咯痰，以黄痰为主，略痰中带血，咽痒，伴胸闷，上火明显。舌尖红，体稍胖大，苔白稍腻，脉沉稍滑。

中医诊断：咳嗽（肺脾气虚）。

西医诊断：慢性支气管扩张。

治法：益气健脾，宣肺散寒，化痰止咳。

方药：黄芪15g，白术10g，茯苓15g，橘红10g，半夏10g，荆芥6g，防风5g，苏子

10g，桔梗 10g，杏仁 10g，枳壳 10g，川贝 10g，炙杷叶 10g，白芥子 10g，莱菔子 10g，生桑皮 10g，地骨皮 12g，知母 12g，甘草 3g。十剂，水煎服，日一付。

二诊：2013 年 9 月 24 日。咳嗽减轻，黄痰明显减少，时痰中带血丝，纳可，大便可，日一次，舌质淡红，苔白稍腻。守上方加炙麻黄 6g，藕节炭 10g。继服十五剂，水煎服，日一付。

三诊：2013 年 10 月 8 日。服上药后，咳嗽无明显缓解，咽痛不适，咽痒即咳，最近未再咯血，舌苔腻，体胖大。可见脾虚、痰湿较明显，故以健脾利湿、理气化痰、解表利咽为主治疗。方药如下：黄芪 15g，白术 10g，茯苓 15g，橘红 10g，半夏 10g，木香 6g，砂仁 10g，生薏苡仁 30g，厚朴 10g，苏梗 10g，桔梗 10g，牛蒡子 10g，射干 10g，山豆根 10g，苏子 10g，白芥子 10g，莱菔子 10g，防风 6g，甘草 3g。七剂，水煎服，日一付。

四诊：11 月 29 日复诊，咽部不适好转，稍有咳嗽、咽痒，自觉上药效果明显。守上方去牛蒡子、射干，加炙桑皮 12g，荆芥 8g。十五剂，水煎服，日一付。

治疗结果：患者按上药加减治疗三个月后停药，去年入冬，天气转凉时基本未再复发。

按语 咳嗽的病名最早见于《内经》。《素问·咳论》指出了咳嗽系由"皮毛先受邪，邪气以从其合也"，"五脏六腑，皆令人咳，非独肺也"，这说明了外邪犯肺可以导致咳嗽，其他脏腑功能失调亦能影响肺脏而导致咳嗽，即咳嗽不只限于肺，也不离乎肺，此外还有风咳、寒咳、胆咳等理论，直到明·张介宾在《景岳全书·咳嗽》篇指出："咳嗽一证，窃见诸家立论太繁，……何为两证？一曰外感，一曰内伤而尽之矣"，他亦提出了外感咳嗽宜辛温发散为主，内伤咳嗽宜甘平养阴为主的治疗原则，这对临床的辨证论治也提供了很好的思路。

李老认为本例患者，病程日久，正气不足，肺脾两虚，肺失宣散，脾失健运，水液代谢失常，痰湿内阻，血运失常，终致咳嗽、咯痰咯血，加之用抗生素已出现耐药，外感寒凉，导致用药困难，顾此失彼。本病看似疑难，但结合症状和舌脉，无外乎肺脾之病，属肺脾气虚之证，治疗以宣肺健脾，温化寒湿再兼以止咳之品，药证相符，自然而能收功，方中黄芪、白术、茯苓、橘红、半夏益气健脾化湿，荆芥、防风、苏子、桔梗、杏仁、枳壳、川贝、炙杷叶宣肺散寒，白芥子、莱菔子、生桑皮、地骨皮化痰止咳，牛蒡子、射干、山豆根解表利咽，知母除肺之郁热，三诊时加入木香、砂仁调脾胃之属，使脾胃健而正气方能渐旺，此方为治本之道，终获佳效。

案 3 咳嗽

贾某，男，郑州市人，干部。初诊：2012 年 7 月 10 日。

主诉：自 2012 年 3 月以来一直咳嗽，胸闷，眠差。

病史：2012 年 2 月，因感受外寒，用抗生素治疗感冒痊愈后，近一月来一直咳嗽，服用中西药物治疗效果不佳，化验指标正常。现患者于近日夜晚咳嗽加重，甚则不能睡眠，痰少，嗓子干，有异物感。慕名求李老诊治。舌质暗红，苔薄白，脉弦细数。

中医诊断：咳嗽（阴虚肺燥）。

治法：养阴清热，润肺止咳。

方药：辽沙参 15g，麦冬 15g，五味子 10g，杏仁 10g，蒌仁 10g，知母 10g，川贝母 10g，桔梗 10g，炙百合 15g，玉竹 12g，炙杷叶 10g，夜交藤 25g，合欢皮 15g，龙齿 15g，苏子 10g，花粉 12g，甘草 3g。10 剂。水煎服。

二诊：2012 年 7 月 20 日。夜晚咳嗽症状减轻，能入睡。睡眠多梦。有黄痰，脉弦，苔薄白，嗓子仍然干，有异物感。上方去杏仁，五味子，炙杷叶，花粉，加前胡 10g，黄芩 10 g。继服 10 剂。2013 年 2 月随访，已完全康复。

按语 本证由于久咳伤肺之阴液，系肺阴耗伤，阴虚肺燥，虚火灼肺，肺气上逆所致。本案辨证要点在于患者舌质暗红，脉弦数，干咳痰少为阴虚伤肺之证。由于肺燥病波到肾，肺阴不足，金不生水，阴虚内热，心肾不交，致睡眠差。方中辽沙参、寸冬、五味子、玉竹、百合滋补肺阴；知母，花粉，苏子，桔梗，川贝母，清热，宣肺降气；合欢皮，夜交藤，龙齿宁心安神；蒌仁，炙杷叶润肺化痰止咳。二诊有黄痰加黄芩，前胡，二者清热降气祛痰，故效佳。该方体现了滋阴养肺，金水相生，补肺滋肾，宁心安神的治疗法则。故病痊愈，随访一年未复发。

三、喘 证

案1 喘证（肺不张）

张某某，女，57 岁，工人。初诊：2013 年 4 月 13 日。

主诉：咳嗽、咳喘十年余，加重一月。

病史：患者十年前出现胸闷、气喘、呼吸困难、干咳等，完善相关检查后诊断为肺不张，期间多方寻医，一直服药仅能控制病情，平素脾胃也较弱，近段时间因家里有病人需要照顾，过度劳累，病情加重，劳累后出现咳嗽、痰多，咳痰加重，伴心慌，气短乏力，胸部 CT 示右肺肺不张、支气管炎。吃西药不能缓解，经熟人介绍遂前来治疗。现咳嗽、咳喘、咳痰、痰多，时有黄痰，伴乏力、气短，夜间咳甚，心率快，109 次/分，面色萎黄发暗，二便可，舌质淡暗，舌体稍胖大，苔稍腻，脉沉细无力。

中医诊断：咳嗽、喘证（肺脾气虚）。

西医诊断：肺不张，支气管炎。

治法：补肺健脾，止咳平喘。

方药：止咳平喘汤加减。

黄芪 30g，党参 15g，辽沙参 15g，前胡 10g，黄芩 10g，苏子 10g，桔梗 10g，杏仁 10g，橘红 10g，半夏 10g，茯苓 15g，枳壳 10g，浙贝母 10g，知母 12g，炙桑皮 12g，炙枇杷叶 12g，枣仁 15g，生姜 5 片。

5 付水煎服，日一剂分两次服，早晚饭后 200ml 温服。

二诊：2013 年 4 月 22 日。患者反映服药后夜间咳嗽好转，乏力、疲倦等状况有很大程度的改善，已无心慌、气短，现心率 85 次/分，咳痰为白痰，稍有咽痒，且一痒就咳，舌质淡暗，苔稍白腻，脉沉细弦。

处方：黄芪 40g，党参 18g，辽沙参 15g，前胡 10g，黄芩 10g，苏子 10g，桔梗 10g，杏仁 10g，干姜 6g，细辛 5g，五味子 10g，橘红 10g，半夏 10g，茯苓 10g，浙贝母 10g，知母 12g，炙桑皮 12g，炙枇杷叶 12g，仙灵脾 18g，甘草 3g。

7 剂水煎服，日一剂分两次服，早晚饭后 200ml 温服。

三诊：2013 年 4 月 29 日。服药后患者无咳嗽、咳痰，咽干，咽痒消失，无气短乏力，精神佳，心率 84 次/分，舌质淡红，苔薄白，脉有力，稍弦。上方继服 10 剂，巩固效果。

追访：三个月后追访，患者服药后咳嗽咳喘消失，无不适感，肺不张未作仪器检复查。

按语 喘证的成因虽多，但概要言之，不外外感和内伤。本案患者患有肺不张多年，近期操劳过度，根据咳嗽、咳喘，为肺气不宣，咳逆上气。脾为生痰之源，肺为储痰之器，加之平素脾胃虚弱，咳痰、量多，舌体稍胖大为脾虚之特点。乏力、气短，夜间咳甚，面色呈慢性病面容，萎黄发暗，舌质淡暗，苔稍黄腻，脉沉细无力，根据舌脉诸证为肺脾气虚之证，脾胃虚弱日久导致土不生金，久病肺弱，以致肺的宣降失常，出现上述诸证。因心脉通于肺，肺气治理调节心血的运行，宗气贯心肺而行呼吸，肺气虚弱宗气贯心脉不足故出现心慌，心率快，109 次/分，治疗以补肺健脾，止咳平喘为法。药以黄芪、党参、辽沙参补肺健脾气为君药，前胡、苏子、桔梗、杏仁、炙桑皮、炙枇杷叶宣肺平喘、润肺宣降为臣药，二陈汤配枳壳加强燥湿化痰、理气和中的作用，浙贝母配知母、黄芩为佐药以清其虚火，使内热清，痰湿去，枣仁养心安神，甘草调和诸药共为使药。服药后内热清，咳喘减轻，加用小青龙汤的干姜、细辛、五味子温肺平喘，增强补肺的黄芪用量。《类经治裁·喘证》说："喘由外感者治肺，由内伤者治肾"。加淫羊藿温补肾阳，使摄纳正常。本证全方以温、补、清、宣并用，使咳喘平，诸证消失。

注 肺不张属于慢性虚弱性疾病，也是临床难治之证，本案患者虽然咳嗽、咳喘、咳痰、心慌、乏力等症状消失，但患者未再进行仪器复查肺不张的具体情况，本案患者年需要长期坚持补虚治疗，诸证消失后可用培土生金法，健脾益气以善后。

案 2 喘证（肺气肿）

王某，男，75 岁，工人。初诊：1992 年 5 月 6 日。

主诉：咳喘 8 年余，加重月余。

病史：患者咳嗽喘息 8 年余，每至冬季加重，经常出现畏风鼻塞、咳嗽等感冒症状，当地医院诊断为"老年性慢性支气管炎、肺气肿"，服中西药物可暂时缓解（具体用药不详）。近月余稍劳累或遇风寒即作，经多方医治，效果不佳，遂来就诊。现症见：咳嗽气喘，张口抬肩，咳则遗尿，腹胀，腹泻，纳少，形体偏瘦，面色无华。舌质淡红，苔薄白，脉沉细。

中医诊断：喘证，咳嗽（肺脾气虚，肾不纳气）。

西医诊断：肺气肿。

治法：健脾补肺，益气固表。

方药（李老经验方）：健脾止咳汤。

党参 10g，白术 10g，茯苓 15g，橘红 10g，半夏 10g，川朴 10g，枳壳 10g，干姜 10g，鹅管石 15g，沉香粉 3g，甘草 3g，生姜三片，大枣五枚为引。5 剂，水煎服。

医嘱：注意保暖，饮食宜清淡。

二诊：1992 年 5 月 13 日。服上方 5 剂，咳嗽减轻，食欲转佳，症状好转，舌脉无变化。药证相符，效不更方，守上方继服 20 剂。

三诊：1992 年 6 月 5 日。咳喘减轻，胃纳增加。去降气之枳壳，加香附、砂仁以疏理气机，继服 15 剂。

四诊：1992年6月21日。咳喘基本控制，饮食、二便转正常，舌质淡红，苔薄白，脉和缓，服药期间未再感冒。恐脾肺气虚日久难复，上方去沉香粉，继以补益脾肺之气。

方药：党参10g，白术10g，茯苓15g，橘红10g，半夏10g，川朴10g，香附10g，砂仁8g，干姜10g，鹅管石15g，甘草3g，生姜三片、大枣五枚为引。30剂，水煎服。

咳喘基本消失，饮食、二便转正常，服药期间未再感冒。3个月后追访；症状消失，未再复发。

按语 本案患者咳喘日久，久咳伤肺，肺主气，司呼吸，外合皮毛，肺虚则气失所主，卫外不固，易受风寒外邪侵袭，可见咳喘，气短不足以息，张口抬肩，畏风易感冒，每至冬季加重；劳则耗气，故劳累后尤甚。肺病日久，肺阴亏虚，不能下荫于肾，则肺虚及肾，肺肾气虚则失固摄，故咳时遗尿。根据子母关系，肺虚日久则脾虚，子盗母气而脾虚不运，则致纳少，腹胀，腹泻。脾为气血生化之源，主四肢肌肉，故脾虚则可见体瘦，面色无华。陈修园曰："土气日虚，不能生金，每至咳嗽，惟补其中土，则百病自愈。"脾为生痰之源，肺为贮痰之器，脾健则水湿得化，肺内停聚之痰再生无源，肺气宣降协调，诸证可解。故药用参、苓、术、草从容和缓，补中宫土气，达于上下四旁，补土以生金；并用橘红、半夏燥湿化痰；川朴、枳壳理气化痰；佐以干姜温中化饮，沉香粉降气平喘；鹅管石《本草品汇精要》载其"主咳嗽，痰喘及小儿诸嗽。"全方健脾以治本，化痰以治标，标本兼治，共奏健脾补肺，益气固表之功。

四、哮 证

案1 哮证（支气管哮喘）

张某，男，18岁，于1980年6月17日初诊。

主诉：喘促气短，喉中痰鸣已2年。

病史：经常发热，夜间汗多，喘促气短，喉中痰鸣，吐黄黏痰。每至夜半则开始发喘，重则坐起不能平卧，食欲不振，口干渴不欲饮。舌质淡红，苔稍黄，脉象沉弦。听诊双肺哮鸣音，心率增快。

胸透：支气管炎。

中医诊断：哮喘（痰热壅肺，肺失清肃）。

西医诊断：喘息性支气管炎。

治法：清宣肺热，化痰利气，降逆平喘。

方药：麻杏石甘汤加减。

炙麻黄10g，杏仁6g，生石膏30g，炙远志9g，陈皮9g，赤苓12g，炙款冬花12g，苏子9g，桔梗9g，生桑白皮12g，辽沙参15g，地骨皮15g。7剂水煎服。

医嘱：避风寒，慎起居，忌油腻生冷之品。

二诊：1980年6月24日。服药后咳喘停止，夜间已不喘，也不出汗，口不干。听诊：喘鸣音消失，心率快，苔稍腻微黄，脉沉细数。热喘减轻，故麻黄，生石膏减量，热邪伤阴，辽沙参加量。

处方：麻杏石甘汤加味。

炙麻黄9g，杏仁6g，生石膏24g，炙远志9g，陈皮9g，赤苓12g，炙款冬花12g，苏子9g，桔梗9g，生桑白皮12g，辽沙参21g。2剂水煎服。

三诊：1980年6月30日。现白天稍有咳嗽，有时出虚汗，哮鸣音消失。咳喘渐轻，继服5剂。

诸症消失。

按语 本案属痰热壅肺，肺失清肃通畅，气机上逆，以致咳喘气促，咳嗽，吐黄黏痰，舌质红，苔厚黄腻等症。麻杏石甘汤具有清宣肺热，降逆平喘的作用。方中麻黄宣肺平喘；生石膏清泄肺热；杏仁助麻黄以宣肺止嗽平喘；陈皮、赤苓健脾化痰；苏子、桔梗宣肺降逆化痰；辽沙参、桑皮、地骨皮，养阴清肺。痰热消除，肺气肃降，则喘咳自平。因患者夜间汗多，口干渴而不欲饮，而改用炙麻黄使其发汗力弱。李老治疗咳喘喜用炙远志，《本草备要》谓其"苦泄热，温壮气，辛散邪，能交心肾，得茯苓、龙骨良"，肺主呼气，肾主纳气，方中炙远志，赤苓配伍，补肾且畅气机，是针对"肺失清肃宣畅，气机上逆"的病机而用。

案2　哮证（支气管哮喘）

李某某，女，55岁，农民。初诊日期：2005年09月13日。

主诉：胸闷、哮喘12年，加重2天。

病史：12年前患者无明显诱因出现胸闷、气喘，一年四季均可发作，以冬春季节变化时症状明显加重，遇油烟、油漆等刺激性气味时诱发，发作时则胸闷、气喘、痰鸣、无咳嗽。于当地医院就诊服药，症状缓解则停药（具体用药量名不详）。两天前天气渐凉时复出现诸症，特来求治。现症见：胸闷、痰鸣、气喘，吐白痰，汗出，于受凉、劳累时易发作，乏力、纳可、二便尚调、入睡困难。形体消瘦，面色无泽，舌质淡红，舌体胖，苔薄白，脉细。皮肤扪之潮湿。胸片：双侧肺纹理增多。

中医诊断：哮证（肺脾两虚）。

西医诊断：支气管哮喘。

治法：补肺健脾，祛痰平喘。

方药（李老自拟方）：益气平喘汤。

黄芪20g，党参15g，白术10g，茯苓12g，陈皮10g，木香6g，砂仁6g，干姜10g，枳壳10g，旱半夏20g，炙麻黄8g，苏子10g，桔梗10g，杏仁10g，厚朴20g，浙贝10g，款冬花12g，辽沙参15g，炙百合15g，甘草3g。21剂，水煎服。

医嘱：防寒保暖，避免刺激性气味，调畅情志，早睡晚起，锻炼身体。

二诊：2005年10月5日。哮喘发作次数明显减少，每次发作均很轻微，出汗吐痰也明显减少，胸闷程度减轻，纳食渐增，睡眠改善，便可。舌质淡红，舌体稍胖，苔薄白，脉细。经予以补肺健脾，祛痰平喘，诸症缓解，故效不更方，继服21剂。3个月随访病情稳定，无再发作。

按语 哮证是内科常见疑难病证之一，《丹溪心法·喘》"肺以清阳上升之气，居五脏之上，通荣卫，合阴阳，升降往来，无过不及，六淫七情之所感伤……，呼吸之息，不得宣畅而为喘急"。本例患者冬春季节感受寒凉及劳累时易发作，伴乏力、汗出、脉细等症，乃为久病肺弱，耗伤肺气病之虚证，久病肺气虚衰，子盗母气，故脾气亦虚。治疗予以补益肺脾的黄芪、白术、辽沙参、炙百合等，配合降气平喘之苏子、炙麻黄、桔梗，酌加半夏、浙贝、冬花等除湿化痰以绝后患，标本兼治，共凑良效。"又因痰气皆能令人发喘，治疗之法当究其源"。本案临证时李老据症详辨，辨病位、察虚实，治疗补肺降气，祛痰平喘，守法守方，终使肺气得补，宣降复常，气机调顺，哮喘渐愈。

五、悬 饮

案 悬饮（结核性胸膜炎）

孙某，男，46岁，1978年10月9日初诊。

主诉：发热、咳嗽、胸痛、盗汗3月余。

病史：原患左肺结核，于7月份发现胸膜炎左侧积水，经用链霉素、利福平、雷米封、维生素B6有所减轻，但仍胸闷气短，左侧胸痛，不能右侧卧位，下午低烧38℃左右，夜间盗汗，咳嗽，食欲不振、吞酸。舌质淡，苔薄白，脉象细数。

实验室检查：X摄片：胸腔积液。

中医诊断：悬饮（肺气郁滞，水停胸胁）。

西医诊断：结核性胸膜炎（胸腔积液）。

治法：宣肺通阳，健脾利水。

方药（李老经验方）：宣肺攻饮汤加味。

前胡9g，干姜9g，细辛5g，葶苈子24g，薤白12g，生桑白皮24g，茯苓30g，枳壳9g，杏仁9g，半夏9g，厚朴9g，苏子9g，甘草3g。大枣10枚。7剂水煎服。

二诊：1979年2月22日。上方共服22付，西药除雷米封外，其余均停用，低烧消失，盗汗减轻，可侧身卧位，左侧胸痛胸闷气短消失。元月份因去省城开会38天，停服中药后左侧肋有不适感，出现轻微的胸闷，午后低热，夜间盗汗。苔薄白，舌边红，脉象沉细。摄片肺结核仍存，左侧胸水基本消失。

治法：健脾温肺，通阳利水。

处方：宣肺攻饮汤合苓桂术甘汤加味。

白术9g，茯苓15g，干姜9g，细辛5g，葶苈子21g，薤白12g，全瓜蒌15g，生桑白皮24g，枳壳9g，厚朴9g，广木香6g，苏子9g，杏仁9g，桂枝5g，百部9g，青皮9g，丹参24g，甘草3g，大枣10枚。15剂水煎服。

按语 本证系素体正虚，胸阳不足，肺卫不固，外邪侵袭，闭阻胸胁，阴阳气机升降失常，继而肺气失宣，通调水液功能失司，水饮留于胸胁而成本病。主要病理机制为阳虚阴盛，本虚标实，水饮停积胸胁。故症见胸闷气短，左肋疼痛，不能侧卧，夜间盗汗，咳嗽等症。治当以温化为主，此即《金匮要略》所说："病痰饮者，当以温药和之。"同时根据邪正关系区分标本缓急，方中干姜、细辛、杏仁、百部、桂枝温化水饮，宣肺止嗽；干姜、桂枝配薤白、葶苈子、生桑白皮、茯苓辛温通阳、攻逐胸水；枳壳、青皮、全瓜蒌、广木香行气宽胸，祛痰通痹，丹参活络止痛，甘草调合诸药。本方为急则治标，以攻逐胸水为主，集中多种药药走于胸胁，温化通阳，宣肺理气，通调水道，共奏攻逐胸胁寒水之力，水饮消、胸阳复、肺气宣、通调利，则水液自不聚积胸胁。

六、肺　积

案　肺积（肺癌）

陈某，女，78 岁。初诊：2010 年 8 月 10 日。

主诉：间断性咳嗽、咯痰 4 月余。

病史：患者于 2010 年 4 月无明显原因出现咳嗽、咯痰，经附近诊所给予解痉、止咳、化痰治疗后，症状无明显改善，后至郑州市中心医院查胸部 CT 示：右上肺占位性病变，右侧胸腔积液。癌胚抗原 426.10μg/L。因患者年事已高，体质较差，患者及其家属拒绝进行手术及放化疗治疗。后经人介绍来我门诊寻求中医治疗。现症见：患者形体消瘦，面色萎黄，时有咳嗽，咯吐大量白色黏稠痰，时有胸闷气短，稍动则甚，纳眠差，大便干，2～3 日一行，体温 37.5℃。舌质淡，舌体胖大，苔白腻，脉沉细。

中医诊断：肺积（痰湿蕴肺）。

西医诊断：肺癌。

治法：燥湿化痰，理气止咳。

方药：二陈汤和香砂六君子汤加减。

西洋参 10g，白术 10g，半夏 10g，茯苓 15g，陈皮 10g，木香 6g，砂仁 10g，厚朴 10g，枳壳 10g，柴胡 6g，郁金 10g，乌药 10g，焦三仙各 12g，杏仁 10g，火麻仁 15g，炒枣仁 15g，西茴 10g，甘草 3g，生姜 10g。7 剂水煎服。

嘱：饮食以易消化富有营养的食物为主，忌食生冷食物。

二诊：2010 年 8 月 17 日。服药后咳嗽较前稍减轻，按上方将半夏、柴胡改为 8g，加萝卜种 15g、生薏苡仁 30g、黄芪 15g。7 剂水煎服。

三诊：2010 年 8 月 24 日。饮食较前增加，偶有腹胀，心悸，大便 3～5 日一行，量少。按上方去郁金、枳壳，加檀香 10g。7 剂水煎服。

四诊：2010 年 8 月 31 日。咳嗽、咯痰症状较前明显减轻，时有心悸、胸闷气短，按上方去萝卜种，加莪术 8g、丹参 15g。15 剂水煎服。

五诊：2010 年 9 月 14 日。咳嗽、咯痰及胸闷症状已不明显，基本正常，大便 1～2 日一行，舌体胖大，苔薄白有裂纹。治宜补气健脾，疏肝解郁以善后。

黄芪 15g，白术 10g，茯苓 15g，陈皮 10g，炒山药 20g，木香 6g，砂仁 10g，厚朴 10g，枳壳 10g，柴胡 6g，乌药 10g，焦三仙各 12g，杏仁 10g，火麻仁 15g，丹参 15g，炒枣仁 15g，生薏苡仁 30g，西茴 10g，石斛 10g，甘草 3g。10 剂水煎服。

六诊：2010 年 9 月 27 日。患者服药后精神可，咳嗽及咯痰症状均已消失，舌质淡红，苔薄白，体温近日未再升高。按上方去枳壳，加檀香 10g。10 剂水煎服。

按语　本案肺癌以咳嗽为主证，故按咳嗽治疗。李老认为，咳嗽总归为邪客于肺所致。肺为华盖娇脏，主一身之表，外邪侵袭人体，常首先犯肺。患者年老体衰，正气不足，易于感邪，邪客于肺，使肺之宣降失常，水液输布障碍，痰饮内生，蕴藏于肺，出现咳嗽咯痰之症。脾为肺之母，久咳不愈，子病及母，脾运失职，水湿停滞而生痰，上贮于肺，肺气宣发不利，则咯吐大量白色黏稠痰；肺主一身之气，肺脾气虚，则见胸闷气短，动则尤甚；久病消耗气血，机体失于荣养，故形瘦面黄；肺气上逆，胃失和降，则纳差便干；咳甚则难以入寐。综合舌脉，该案正气虚损是病本，痰湿蕴肺是其标，宜标本兼治。以二陈汤合香砂六君子汤燥湿化痰，补气健脾，以绝生痰之源；因肺喜润恶燥，久咳肺阴易伤，故以西洋参代人参气阴双补；"善治痰者，不治痰而治气"，故以厚朴、枳壳、柴胡、郁金、乌药疏肝解郁理气，一方面气行湿化则痰消，一方面防气郁化火，"木火刑金"；焦三仙健脾和胃，培土生金；西茴、生姜温中化饮；杏仁、火麻仁降气润肠，助肺之宣发，酸枣仁养心安神以助安眠。治咳时李老常提到《素问·咳论》中"五脏六腑皆令人咳，非独肺也"，咳嗽咯痰虽为肺系疾病，然常涉及多脏，特别是久咳病人。因而治疗时要注意脏腑之间的生克表里关系，掌握正确的扶正祛邪时机，不可见咳止咳。该案中李老针对肺中"痰湿"，灵活配伍运用化痰、益气、健脾、理气、温中等法，不但使原有痰湿得化，亦杜绝痰湿再生，标本兼顾，故获良效。

七、心　悸

案1　心悸（心律失常）

王某，男，40岁，初诊：2010年4月24日。

主诉：阵发性心前区闷痛10余天。

现病史：患者于2010年4月7日无明显诱因出现心前区闷痛，心慌，遂至河南省人民医院住院治疗，经心电图检查提示为心律失常、持续性室性心动过速，经治病情时轻时重。现症见：阵发性心前区闷痛，时有心慌，胸闷气短，稍动则甚，偶有头晕，纳差，眠差，二便无明显异常。舌质红，舌体胖大，苔白稍腻，右脉弦滑，左脉沉弦。

中医诊断：心悸（脾虚肝旺）。

西医诊断：心律失常。

治则：健脾疏肝，养心安神。

方药：香砂六君子汤加减。

白术10g，茯苓15g，陈皮10g，半夏10g，香附10g，豆蔻10g，厚朴10g，檀香10g，郁金10g，九节菖蒲10g，丹参15g，远志10g，酸枣仁10g，莲子心5g，龙齿15g，甘草3g，生姜10g，十付，水煎服。

医嘱：忌食生冷、辛辣、油腻食物，保持心情舒畅。

二诊：2010年5月11日。服药后心慌、胸闷症状稍减轻，舌质稍红，舌体胖大，边有齿痕，苔白稍腻。按上方去莲子心、龙齿，加青皮10g、柴胡6g、天麻10g。七剂，水煎服。

三诊：2010年5月19日。胸闷近日未发作，时有心慌，头晕，乏力。按上方去青皮，加白芷10g、细辛3g。七剂，水煎服。

四诊：2010年6月8日。心慌近日未发作，头晕发作次数减少，乏力，舌质红，舌体胖大，苔白厚稍腻。按上方去九节菖蒲、远志，加佛手10g、生薏苡仁30g。七剂，水煎服。

按语　《素问·平人气象论》说："脉绝不至曰死，乍疏乍数曰死。"最早认识到心悸时严重脉律失常与疾病预后的关系。汉代张仲景在《伤寒论》及《金匮要略》中以惊悸、心动悸、心下悸等为病证名，认为其主要病因有惊扰、水饮、虚损及汗后受邪等，记载了心悸时表现的结、代、促脉及其区别，提出了基本治则及炙甘草汤等治疗心悸的常用方剂。宋代《济生方·惊悸》率先提出怔忡病名，对惊悸的病因病机、变证、治法作了较为详细的记述。《丹溪心法·惊悸》中提出心悸当"责之虚与痰"的理论。本证辨以脾虚肝旺型心悸，治宜健脾疏肝，养心安神。方中白术、茯苓、皆为健脾利湿之剂，白术燥湿，健脾之阳，茯苓渗湿，陈皮、半夏、厚朴燥湿化痰，理气降逆，香附、郁金疏肝理气，节菖蒲化湿透窍，安神定惊；丹参温通血脉，养血安神。全方共奏健脾疏肝，养心安神之功。总之，本病病机不同，应观其脉证，随证治之。

案2　心悸（病毒性心肌炎）

李某，女，28岁。初诊日期：1988年4月16日。

主诉：因感冒发烧致心悸、胸中闷痛已月余。

病史：患者1月前因感冒发烧继发心慌、胸中闷痛，经郑州大学一附院确诊为病毒性心肌炎，治疗效果不佳。查体温、抗"O"正常，心率86次/分，早搏12次/分。心电图提示：频发性早搏，呈二联律，下壁心肌缺血。现心慌不能自抑，胸中憋闷窒塞，时有胸痛，头晕，面色萎黄，神疲乏力，食欲不振，恶心欲吐。舌质淡，舌体胖大，苔厚腻，脉沉细结代。

中医诊断：心悸（痰浊内盛，血脉遏阳）。

西医诊断：病毒性心肌炎。

治法：健脾益气，化痰通络。

方药：香砂六君子汤加味。

党参12g，白术10g，茯苓15g，橘红10g，旱半夏10g，薏苡仁15g，木香6g，枳壳10g，桂枝6g，节菖蒲10g，丹参15g，炙甘草10g。10剂，水煎服。

二诊：1988年4月27日。心慌、胸闷、乏力、恶心减轻，食欲转佳，早搏减少为1~2次/分。舌质淡，舌体胖大，苔薄腻，脉沉细结。效不更方，上方继服10剂。

治疗结果：半年后随访，停药后早搏消失，心电图复查正常。现工作加班熬夜后偶有早搏，休息后即消失。

按语　本案患者平素脾胃虚弱，因感冒服用寒凉药物，导致脾虚更甚，健运失常，水湿停滞，痰浊内生，阻塞脉络，心脉瘀滞。心主血，脾统血，脾气足则气血生化有源而心血充盈，若脾气亏虚，运化失司，气血化源不足则使血不养心；脾虚水湿失运，聚湿成痰，痰湿阻络，心脉不畅，心神失养而心悸不能自抑；气虚推动血液运行无力，致心脉痹阻而胸中憋闷窒塞，时有胸痛；气血不足，形神失养则头晕，神疲乏力；血虚不能上荣于面则面色萎黄；痰湿上扰则食欲不振，恶心欲吐。结合舌脉，总属脾气虚弱，痰湿阻滞，心脉瘀滞之证。李老认为：治疗心悸，不能单单着眼于心经，应推本溯源，重视心脾同治，补通并用，使心有所养，行无所滞。治疗上以健脾益气补其本，化痰通络治其标。药用四君子与薏苡仁，健脾益气、淡渗利湿。二陈汤与厚朴、木香、枳壳燥湿化痰、理气降逆、通调中焦，丹参通行血脉，桂枝温阳通脉，节菖蒲化湿透窍，全方使生化有源，痰湿得化，血脉通畅，心血得养，诸症得愈。

案3　心悸（频发性室性早搏）

慕某某，男，45岁。初诊日期：1992年6月5日。

主诉：心悸，胸闷1年余。

病史：患者平时业务繁忙，饥饱失常，又常饮酒，因过度劳累，于1991年3月份出现心悸，胸闷。当地县医院检查心电图提示：频发性室性早搏，经口服肌苷片、异搏停、慢心律等，心悸时轻时重，遇劳容易复发及加重。现症见：心悸胸闷，气短喘促，体倦乏力，双下肢浮肿有沉重感，脘腹胀满，大便稀溏，面色不华，形体肥胖。舌质淡黯，苔白腻，舌体胖大，边有齿痕，脉滑兼结代。

中医诊断：心悸（脾虚失运，痰湿阻滞）。

西医诊断：频发性室性早搏。

治法：健脾益气，豁痰宁心。

方药（李老经验方）：豁痰宁心汤。

党参10g，白术10g，茯苓15g，橘红10g，旱半夏10g，砂仁8g，厚朴10g，郁金10g，枳壳10g，节菖蒲10g，炒枣仁12g，远志10g，桂枝6g，薏苡仁30g，甘草3g。10剂，水煎服。

医嘱：忌生冷油腻辛辣之品，避免劳累。

二诊：1992年6月16日。心悸减轻，诸症均有好转。心电图示：偶发性室性早搏。上方加黄芪30g，生山药30g，广木香6g增强益气健脾，疏理气机之力。15剂，水煎服。

三诊：1992年6月30日。诸症消失。心电图示：窦性心律。

方药：香砂六君子汤加减。

黄芪150g，党参50g，白术50g，茯苓75g，半夏50g，木香30g，砂仁40g，厚朴50g，枣仁60g，远志50g，郁金50g，节菖蒲50g，甘草15g。

上药共研细粉，蜜丸，每丸6g重，每服2丸，每日3次。

3个月后随访，心悸未再发作。

按语 心悸病位虽在心，然其病理演变，与脾胃关系密切，其因有二：其一，脾胃为气血生化之源，心主血，脾生血，脾气足则心血充盈，脾气亏虚，运化失司则化源不足，致心血不足，心失濡养，发为心悸；其二，脾虚失运，聚湿生痰，上干心胸，心阳被遏，而致心悸。其症在心，根源在脾，此"心脾同治"之理也。此例平素饮食不节，更兼嗜酒过劳，损伤脾胃，心失所养，加之脾虚聚湿生痰，阻滞心络而发病，故心脾两虚为本，痰湿阻滞为标，治疗当益气健脾复脉，方中以党参、白术、茯苓、薏苡仁健脾益气燥湿；配伍橘红、旱半夏、砂仁、厚朴、枳壳、利湿化痰，开胸理气，补而不滞；郁金行气活血，节菖蒲化浊开窍、宁心安神，炒枣仁、远志养心安神，桂枝温通心阳，通脉定悸，另可助膀胱气化，以利水湿，甘草调和诸药，诸药相伍，脾健湿去，痰化脉复，而病可痊愈。

八、胸 痹

案1 胸痹（冠心病）

孙某，男，47岁。于2005年7月9日来诊。

主诉：间断性胸闷、气短1年余。

病史：一年前，患者间断性出现胸前憋闷、气短等症状，后因心前区憋闷疼痛难忍，住入郑州大学一附院，诊断为冠心病。因心前区疼痛持续时间及程度反复加重，即行心脏支架手术（PCI）。同年又因心绞痛复发，住院行第二次（PCI）手术，术后心绞痛等症状好转，血压可控制在 120/80mmHg 左右。近半年来，又出现胸闷、气短，且有加重趋势。现症见：胸闷，气短，活动后加重，咳痰，色白量多，口干不欲多饮，饮食、二便正常。精神一般，形体肥胖，面色萎黄，舌体稍胖大，边有齿痕，舌质淡，苔薄白，脉弦滑。

中医诊断：胸痹（脾气亏虚，痰湿阻滞）。

西医诊断：冠心病。

治法：健脾化湿，通阳宣痹。

方药：香砂温中汤合瓜蒌桂枝薤白汤加减。

白术 10g，茯苓 12g，泽泻 18g，白蔻仁 10g，瓜蒌 18g，薤白 10g，檀香 10g，桂枝 5g，荷叶 20g，节菖蒲 10g，丹参 18g，半夏 10g，香附 10g，砂仁 10g，陈皮 10g，西茴 10g，木香 6g，枳壳 10g，厚朴 10g，乌药 10g，白芍 10g，郁金 10g，甘草 3g。21 剂水煎服。

医嘱：戒烟酒，清淡饮食，忌生冷、辛辣、油腻之物，食勿过饱；保持心情舒畅，避免劳累；保持大便通畅。

二诊：2005 年 8 月 6 日。气短明显减轻，未出现胸前区疼痛。仍觉胸闷、乏力。现气短、乏力，活动量稍增加症状便加重。咳痰，色白量多，咽喉部不适，大便稍干。舌体稍胖大，舌质稍淡，苔稍白腻。左脉沉细，右脉弦滑。上药加川芎 10g 以助丹参活血之力，草决明 10g 润肠通便。30 剂水煎服。

三诊：2005 年 9 月 24 日。服上方后效佳，胸部不适消失。劳累后稍有气短，饮食可，夜尿多，眠可。舌体稍胖大，舌质稍淡，苔稍白腻，脉稍弦。去荷叶、薤白、草决明，加红参 10g、佛手 10g、丝瓜络 12g 以增强益气、行气、通络之效。继服 21 剂以巩固疗效。

患者胸闷、气短、咳嗽等症消失，停药半年后追访，病未再发。

按语 本例素体肥胖，加之长期嗜好烟酒，伤及脾胃，脾失健运，聚湿生痰。痰湿阻滞，闭阻心脉，则致气短，心前区憋闷。痰湿阻滞，体内水液运行不畅，津液不能上承，故口干不欲多饮。舌体胖大，有齿痕，苔白腻，脉弦滑，亦为痰湿之象。病久心气受伤，脏腑功能失调，病证常于活动后加重。脉证合参，病属胸痹，为痰湿阻滞之证。药用瓜蒌、薤白、檀香、桂枝通阳散结，行气止痛；白术、茯苓、泽泻、甘草健脾益气；陈皮、香附、西茴、乌药、木香、厚朴、枳壳行气疏肝；白蔻仁、半夏、荷叶、砂仁、节菖蒲化湿醒脾；郁金配白芍可疏肝、柔肝、行气缓急而止痛；久病多瘀，故配丹参以活血止痛。全方共收健脾化痰祛湿，行气疏肝通阳，活瘀散结止痛之功，起到标本兼治的目的。本证的整个治疗过程，以"健脾化湿，通阳宣痹"为核心治则遣药组方，而收良效。

案 2 胸痹（冠心病）

张某某，女，62 岁，退休干部。2009 年 3 月 3 日初诊。

主诉：心前区憋闷疼痛 3 月余。

现病史：心前区憋闷疼痛，胸闷气短，乏力，遇寒或劳累则症状加重，平时易感冒，口干咽燥，舌质暗有瘀斑，舌苔白，脉沉细。心电图提示：心肌缺血。

中医诊断：胸痹（心气亏虚，脉络瘀阻）。

西医诊断：冠心病。

治法：益气养心，化瘀通脉。

方药：生脉饮加味。

黄芪20g，白干参10g，寸冬15g，生地15g，五味子10g，丹参15g，桂枝4g，茯神10g，酸枣仁15g，远志10g，节菖蒲10g，龙齿15g，檀香10g，知母10g，炙甘草3g。每日一剂，水煎分两次服。

2009年3月28日二诊：服上药14剂，心痛、胸闷气短、乏力均较前明显改善，睡眠不佳，前方去白干参，加西洋参10g，合欢皮15g，元胡10g，继服14剂。

2009年4月14日三诊：心前区疼痛未再发作，胸闷气短乏力亦不明显，守上方继服14剂以巩固疗效。

按语 近年来中医学对冠心病心绞痛基本病机的认识已趋一致，即本虚标实。本虚以气阴两虚为主，兼心阳不振、心血亏损等；标实以血瘀为主，兼痰浊、气滞、寒凝等。临床中以气阴两虚挟心血瘀阻证为多见。《素问·阴阳应象大论》云："年四十而阴气自半也，起居衰矣"。人到40岁以后，脏腑阴气渐退，在本病表现为心、脾、肾虚。心气虚则气血推动无力，心肾阴虚则血运涩而不畅，致心血瘀阻，且阴损日久，必及心阳，心阳不振，气虚运化失职，水湿内停，聚而成痰浊。总之气阴两虚是本病根本原因，故益气养阴法应贯穿整个治疗过程的始终。本例患者为气阴两虚，脉络瘀阻，而以气虚偏重，故方中重用黄芪、白干参以益气养心；寸冬、生地、五味子养阴；丹参、桂枝、茯苓、节菖蒲、檀香行气活血，化痰通脉，全方共奏益气养心，化瘀通脉之功，则诸症皆瘥。

案3 胸痹（右束支传导阻滞）

苗某某，女，33岁。初诊日期：1991年5月30日。

主诉：阵发性心前区隐痛1年余。

病史：患者于1990年3月份因工作劳累，加之心情不畅，出现心悸，胸闷，气短，继之心前区隐痛，晨起后明显，并时发头晕。经服西药（药名不详）治疗，病情时轻时重。1991年5月初，因工作劳累致病情加重。心电图检查示：右束支传导阻滞。现症见：阵发性心前区隐痛，牵及左胁，胸闷气短，头晕心烦，性急易怒，失眠多梦，口干口苦，善太息，身倦乏力，面色萎黄。舌边尖红，苔薄白，体胖大，脉弦细。

中医诊断：胸痹（肝郁气滞，兼有郁热）。

西医诊断：右束支传导阻滞。

治法：疏肝解郁，理气通络，佐以清热。

方药：逍遥散加减。

当归10g，白芍15g，白术10g，茯苓15g，柴胡6g，香附10g，枳壳10g，郁金10g，檀香10g，节菖蒲10g，全瓜蒌15g，菊花12g，天麻10g，生地10g，甘草3g。10剂，水煎服。

医嘱：调情志，适劳逸；忌辛辣刺激性食物。

二诊：1991年6月10日。胸痛、胸闷、气短、头晕等症状大减，仍觉睡眠差，身倦乏力。舌边尖红，苔薄白，体胖大，脉弦细。郁热之象已缓，去全瓜蒌、生地，加丹参15g，夜交藤30g，活血通络，养心安神。12剂，水煎服。

三诊：1991年6月24日。胸痛、胸闷、气短、善太息、心急烦躁、口干口苦等症消失，精神、饮食均好，身体有力，睡眠较前好转，偶有头晕。舌质稍红，苔薄白，脉弦细。上方去檀香，防其助热，加枸杞子15g滋养肝阴。12剂，水煎服。

四诊：1991年7月8日。无明显不适感，嘱其自服逍遥丸以巩固疗效。

2个月后电话随访，知服逍遥丸至今诸症未作。

按语 胸痹是由于正气亏虚，痰浊、瘀血、气滞、寒凝而引起的心脉痹阻，其病位在心。此例为肝气郁滞不畅，脾胃运化失常，以致心脉阻痹，且郁久化热，故选逍遥散治之。《杂病源流犀烛·心病源流》曰："总之七情之由作心痛，七情失调可致气血耗逆，心脉失畅，痹阻不通而发心痛。"，说明情志失调是胸痹的主要病因之一，与工作劳累，精神压力大密切相关。忧思伤脾，脾虚气结，运化失司，聚湿生痰，阻于心胸，脉络不利，气血不畅，不通则痛，故胸痛，胸闷，气短；郁怒伤肝，肝失条达，肝郁气滞，郁而化火；火扰心神则烦躁、失眠；肝阳上亢则见头晕；木郁克土，脾运失职，肢体失于荣养，则身倦乏力，面色萎黄。治当疏肝解郁，健脾化痰，清解郁热，理气通络。方以逍遥散为基础，当归为血中之气药，养血和血；白芍柔肝敛阴；柴胡、檀香、香附、枳壳、郁金行气止痛，疏肝解郁；全瓜蒌、生地清热散结；菊花、天麻平抑肝阳，清利头目；配伍白术、茯苓健脾化湿，土旺亦可抑木，且使气血生化有源，血和则肝和，血充则肝柔。上方诸药合用，肝郁得疏，郁热得清，脾运得健，肝脾兼顾，血脉通调，则症消失。

案4 胸痹（冠心病）

党某，女，70岁，洛阳市人，工人。初诊：2012年11月21日。

主诉：胸闷气短，心绞痛时有发作，近期加重。

病史：2009年，心电图提示，心肌缺血，素有胸闷气短乏力等症状。遇劳累或生气症状加重，近日因生气加重，心前区憋闷疼痛。舌质黯红，苔白，脉沉细无力，略数。

中医诊断：胸痹（气阴双虚）。

西医诊断：冠心病。

治法：益气养阴，开胸理气，通阳散结。

方药：生脉饮合桂枝瓜蒌薤白汤加减。

黄芪15g，白干参10g，麦冬15g，五味子10g，杞子15g，山茱萸15g，桂枝5g，茯神15g，远志10g，炒枣仁15g，节菖蒲10g，龙齿15g，薤白10g，檀香10g，全瓜蒌15g，旱半夏10g，元胡10g，炙甘草5g。15剂，水煎服。

二诊：2012年12月12日。心绞痛未发作，胸闷气短较前明显改善，食欲不佳，上方去黄芪，元胡加川朴10g，砂仁10g，继服15剂，随访半年内诸症全无，未再发作。

按语 患者年老体弱，阳气不足则鼓动无力，血行迟缓，心脉不畅，胸阳痹阻，故心痛胸闷时作。阴血不足，则血脉失充，气血不能荣运全身，则身倦乏力，气短。治当益气养阴，开胸理气，使痹散脉通，血活瘀化。方用黄芪，白干参益气养心；麦冬，五味子，杞子，山茱萸养血滋阴；桂枝，薤白，全瓜蒌，旱半夏，檀香温阳通脉，开胸散结，使阴阳平和，心脉通畅，阴中求阳，阳中求阴，阴阳互根互生，执和致平；远志，茯神，枣仁，龙齿宁心安神；节菖蒲，元胡开心通窍止痛；在临证之时，当根据正气的强弱，阴阳气血的盛衰，气滞，血瘀，寒凝，痰浊的不同而辨证论治。

九、中 风

案1 中风（脑血栓形成）

刘某某，女，41岁，纺织工人。初诊日期：1991年10月6日。

主诉：右侧肢体软瘫5天。

病史：患者有慢性胃炎病史4年余，加之工作劳累，平素体质虚弱，形体消瘦。1991年10月1日午睡起床时，感右侧肢体瘫软，手不能举，足不能抬，急送省某医院就诊。经脑CT检查提示：脑血栓形成。因该医院住院部暂无床位而前来求治。现症见：右侧肢体瘫软，语言清晰但无力，腹胀纳差，时作嗳气，面色萎黄，舌质淡暗，舌体歪向患侧，苔薄白，脉沉弱。

中医诊断：中风（气虚血瘀）。

西医诊断：脑血栓形成。

治法：益气活血，通窍活络。

方药：补阳还五汤加减。

黄芪30g，当归12g，川芎10g，赤芍15g，桃仁10g，红花10g，地龙15g，川牛膝12g，桂枝6g，丹参20g，节菖蒲10g，陈皮10g，砂仁8g，枳壳10g，甘草3g。6剂，水煎服。

二诊：1991年10月12日。腹胀、纳差、嗳气大减，右侧肢体较前有力，已能抬起，但较为困难。上方加桑枝30g，蜈蚣3条，加强祛风通络之力。12剂，水煎服。

三诊：1991年10月25日。已能下床扶杖少许行走，精神、饮食好转，胃胀无，语言较前有力，舌质淡，苔薄白，脉沉细。上方去枳壳，加党参20g以益气健脾。24剂，水煎服。

四诊：1991年11月20日。诸症消失，右侧肢体已能随意运动，但活动时间稍长，即感疲倦乏力，守方继服。

半年后随访，上方药又服2个月，患者体重增加，面色红润，无明显不适感，病获痊愈。

按语 本案患者素有胃疾，元气亏损，加之工作劳累，耗伤气血，气虚血无以行，脉络瘀阻，而致半身不遂等症。王清任《医林改错》云："中风半身不遂，偏身麻木，是由气虚血瘀而成。"补阳还五汤为治疗气虚血瘀之中风的验方，沿用至今，疗效颇佳。李老选用此方临证加减，效如桴鼓。方中用川牛膝活血通经，强腰膝，善行下肢，桂枝温通经络，治肩臂不利，善行上肢，一上一下，通利肢节；加陈皮、砂仁、枳壳以行气和胃消胀，斡旋中焦气机升降，助脾胃恢复健运，配合大剂量黄芪使气旺而血行。

根据病位深浅、病情轻重的不同，中风有中经络、中脏腑之别。中经络为轻，中脏腑为重，且得到救治后也易于遗留半身不遂、口眼㖞斜、言语謇涩等后遗症。因此对于本病，贵在早治，同时重视预防及后期的功能锻炼和护理，以防复中。

案2 中风（脑梗死）

张某某，男，50 岁，农民。初诊日期：2007 年 10 月 16 日。

主诉：头昏、头晕半年，突发神智迟钝、言语不利 2 个月。

现病史：患者近半年不时头昏、头晕，收缩压波动在 130～140mmHg 之间，舒张压常在 90～100mmHg。今年 8 月下旬，劳累后突然出现神智模糊，于本县人民医院查脑部 CT 示：左府节区脑梗死，左顶叶腔梗。现神识呆钝，舌强语塞，记忆力极差，头昏乏力，表情呆滞，二目无神，大便秘结，3 日一行，四肢活动正常。舌边尖红，苔薄白，脉弦细稍数。

中医诊断：中风（肝肾阴虚，阳亢生风，气血逆乱，蒙蔽清窍）。

西医诊断：脑梗死。

治法：养阴疏肝，活血理气，透窍通络。

方药（李老经验方）：滋阴通络汤。

蒸首乌 18g，丹皮 10g，白芍 12g，赤芍 15g，郁金 10g，节菖蒲 10g，橘红 10g，旱半夏 10g，丹参 15g，川芎 10g，豨莶草 20g，穿山甲 10g，天麻 10g，草决明 20g，木香 6g，香附 10g，乌梢蛇 12g，甘草 3g。21 剂，水煎服。

二诊：2007 年 11 月 17 日。神智清晰，言语和记忆力明显好转，头已不昏，二便正常，精神好转，可适当劳动。舒张压 80～90mmHg。舌稍红，苔薄白，脉弦细。

方药：滋阴通络汤加减。

蒸首乌 18g，黄芪 15g，太子参 15g，丹皮 10g，白芍 12g，赤芍 15g，郁金 10g，节菖蒲 10g，橘红 10g，旱半夏 10g，丹参 15g，川芎 10g，穿山甲 10g，天麻 10g，草决明 20g，木香 6g，乌梢蛇 12g，甘草 3g。14 剂，水煎服。

3 个月后随访，患者记忆力恢复正常，言语流利，无明显不适。

按语 李老认为中风虽然有风、火、痰、瘀、虚等多种病因，但其基本病机可概括为阴阳失调，气血逆乱。中风之病多为本虚标实之证，治疗应注意标本兼顾，权衡病情之缓急，以决定扶正与祛邪的侧重。

头者，精明之府，受五脏六腑之精濡养。肝藏血，肾藏精，肝肾阴虚，脑髓失养，阳亢风生，挟气血痰浊上扰，蒙蔽清窍，导致中风。李老经验方滋阴通络汤治疗本案患者，养阴益肾、熄风柔肝以平调阴阳；活血通络以祛邪；配伍理气化痰之品使气行化痰以利血行，以助开窍，又防滋腻寒凉阻遏气机；待病情恢复，又投以益气养阴之黄芪、太子参，取补阳还五汤之意，使气旺则血有所摄，滋阴而无留邪之弊。

中医治疗中风恢复期有明显优势，积极正确治疗可防止和减轻后遗症，然病程较长，病机复杂多变，临证当谨查慎审，随证以变之。

案3 中风（陈旧性多发性脑梗死）

张某，男，80 岁。于 2005 年 6 月 25 日来诊。

主诉：双下肢行走不便 1 月余。

病史：患者于一月前无明显诱因，突然感觉行走不便，双腿抬起困难，需在家人搀扶下行走。右手不能灵活写字，记忆力减退，语言不流利，头晕、不痛，无耳鸣，口不苦，痰不多，大便干结，3～4 日一行，皮肤瘙痒。在当地诊所进行治疗（具体诊断及用药不详），效果不显。现双下肢行走不便，右手活动欠灵活，头晕，身倦乏力，夜眠差，小便量多，大便干结，面色萎黄。舌体稍胖大，舌质暗红，苔黄，脉弦。

CT 提示：陈旧性多发性脑梗死。

中医诊断：中风（后遗症）。

西医诊断：陈旧性多发性脑梗死。

治法：益气活血，舒筋通络。

处方：补阳还五汤加减。

黄芪 30g，党参 15g，白术 10g，茯苓 12g，当归 12g，白芍 15g，川芎 10g，生地 15g，香附 10g，丹参 15g，鸡血藤 25g，川牛膝 15g，木瓜 15g，肉苁蓉 15g，火麻仁 15g，乌梢蛇 12g，甘草 3g。20 剂水煎服。

医嘱：注意休息，调理情志；清淡饮食，忌辛辣油腻之物；适当运动，加强功能锻炼。

二诊：2005 年 7 月 16 日。双下肢体活动较前有力，右手灵活程度无明显变化。大便可，小便量次较多，以夜间为甚，稍有涩痛。舌体稍胖大，舌质稍红，苔白厚腻，脉弦滑。

处方：补阳还五汤加减。

黄芪 30g，党参 15g，白术 10g，茯苓 12g，当归 12g，川芎 10g，丹参 15g，鸡血藤 25g，乌梢蛇 12g，山甲 8g，川牛膝 15g，木瓜 15g，海金沙 15g，金钱草 15g，肉苁蓉 15g，甘草 3g。20 剂水煎服。

三诊：2005 年 8 月 10 日。双下肢力度较前增强，行走明显好转，右手灵活程度较前提高。语言不利，流口水。偶觉自己身体旋转，仍为气血亏虚型眩晕所致。二便可，睡眠可。舌体稍胖大，舌质稍暗红，苔白厚腻，脉弦。

处方：补阳还五汤加减。

黄芪 30g，党参 15g，白术 12g，茯苓 12g，桂枝 6g，当归 12g，白芍 12g，丹参 15g，鸡血藤 30g，乌梢蛇 12g，山甲 8g，川牛膝 15g，木瓜 18g，土元 10g，泽漆 10g，生薏苡仁 15g，甘草 3g。30 剂水煎服。

四诊：2005 年 9 月 15 日。双下肢活动灵活情况及力量度明显提高，右手灵活性又有改善。觉周身乏力，大便 2 ~ 3 日一行，便干难解，小便调。舌体稍胖大，舌质稍淡，苔稍白腻，脉弦细。

处方：补阳还五汤加减。

黄芪 30g，党参 15g，白术 10g，茯苓 12g，当归 12g，白芍 15g，川芎 10g，生地 15g，香附 10g，丹参 15g，鸡血藤 25g，川牛膝 15g，川木瓜 15g，肉苁蓉 15g，火麻仁 15g，乌梢蛇 12g，草决明 15g，蜈蚣 3 条，甘草 3g。20 剂水煎服。

双下肢可独自行走，右手灵活性基本恢复正常。周身乏力症状减轻，二便正常，生活可自理。

按语 中风一病，其病机概而论之有虚（阴虚、气虚）、火（肝火、心火）、风（肝风、外风）、痰（风痰、湿痰）、气（气逆）、血（血瘀）六端，其病位在脑，与心、肾、肝、脾密切相关。本例老年体弱，气血亏损，元气耗伤，脑脉失养。气虚则运血无力，血行不畅，而致脑脉瘀滞不通。气血瘀滞，脉络痹阻，而致肢体废不能用。诸症皆为气虚血滞，脉络瘀阻所致。药用黄芪、党参、白术、茯苓、白芍、生地以补气健脾，养血柔肝；当归、川芎、香附、丹参、鸡血藤、川牛膝行气活血，化瘀通络；乌梢蛇甘、咸、温归肝经，具有较强的祛风通络的作用，与木瓜配伍可达舒筋通络的作用；肉苁蓉、火麻仁润肠通便，甘草调和诸药。二诊以益气活血，舒筋通络为治法组方，使患者双下肢体活动较前有力。但小便次数较多，且稍有涩痛，故在原方的基础上，加海金沙、金钱草以利尿通淋。三诊患者小便可，故去海金沙、金钱草，加泽漆、薏苡仁以健脾化湿。并加土元以逐瘀通络。四诊加蜈蚣以熄风通络，加草决明以润肠通便，而使病愈。

十、眩 晕

案1 眩晕（梅尼埃病）

李某某，男，42岁。初诊：1991年6月7日。

主诉：眩晕半年余。

病史：患者于1990年11月间突然出现眩晕，以后每3~4天发作一次，发作时头晕目眩，视物旋转，不能站立，不能睁目，伴有恶心呕吐，约3~4小时后逐渐好转。于当地县医院诊为：梅尼埃病。经服西药镇静剂效果不显，且发作日渐频繁，至今年5月，每日发作1~3次，每次约1小时左右。现症见：眩晕欲仆，耳鸣如蝉，心烦易怒，少寐多梦，腰膝酸软，口苦。舌质红，苔薄，脉弦细。

中医诊断：眩晕（肝肾阴虚，阳亢风动）。

西医诊断：梅尼埃病。

治法：育阴潜阳，平肝熄风。

方药（李老经验方）：养阴熄风汤。

蒸首乌20g，牛膝15g，白芍15g，枸杞子12g，泽泻12g，茯苓15g，龙胆草10g，蝉蜕9g，节菖蒲10g，天麻12g，细辛5g，菊花12g，灵磁石30g，钩藤15g，甘草3g。9剂，水煎服。

医嘱：注意休息。

二诊：1991年6月16日。眩晕已平，耳鸣减轻，口苦得除，夜能安寐，但时觉心烦。舌苔薄黄，脉象缓和。患者服药9剂，疗效显著，肝阳得平，眩晕则止，诸证好转。耳鸣、心烦等症尚存，说明余邪犹在，当守方继用，以求痊愈。因其口苦已无，故上方去龙胆草，心烦未解，加炒栀子9g清热除烦，以巩固疗效。并忌服辛辣肥甘之品。

方药：蒸首乌20g，牛膝15g，白芍15g，枸杞子12g，泽泻12g，茯苓15g，蝉蜕9g，节菖蒲10g，天麻12g，细辛5g，菊花12g，灵磁石30g，钩藤15g，炒栀子9g，甘草3g。26剂，水煎服。

三诊：1991年7月20日。精神、饮食、睡眠均好，心烦消失，无特殊不适，临床病获痊愈，然肝肾久虚不可骤撤其药，当继服杞菊地黄丸1个月以巩固疗效，防止复发。

按语 "诸风掉眩，皆属于肝"，《内经》中讲"无风不作眩"，张景岳提出"无虚不作眩"，朱丹溪认为"无痰不作眩"，另有"血瘀致眩"之说，基本概括了眩晕一证的主要病机。临床治疗，当抓住主症，明辨病机。本案患者肝肾阴虚，阴不制阳，肝阳偏亢，阳亢则风动，上扰清窍，发为眩晕。肝藏血，肾藏精，乙癸同源，相互影响，常常

"虚则同虚"。本例患者久病体虚,阴虚无以制阳,肝阳上亢,终致虚风内动,诸症杂起,此为本虚标实之证。在治法上,当滋补肝肾,平肝潜阳,注重虚虚实实之理。方中蒸首乌、枸杞滋养肝肾,益精填髓;牛膝其性"走而能补,性善下行",能补益肝肾,引火下行;天麻平肝熄风,"为治风之神药";菊花、磁石平肝降逆,聪耳明目;白芍养阴柔肝;龙胆草清肝火;节菖蒲通窍安神;蝉蜕入肝经,善于疏散肝经风热;细辛辛香走窜,引经通窍;钩藤清热解毒,助滋阴平肝之力;另外需注意的是,方中茯苓、泽泻的应用,健脾渗湿,为实脾以防亢逆之肝气相乘之意,足见李老遣方用药面面俱到,丝丝入扣,标本兼顾,方能疗效显著。

案 2 眩晕 (梅尼埃病)

刘某某,男,41 岁。初诊:1992 年 4 月 9 日。

主诉:间断性头晕、头痛 1 年余。

病史:患者于 1990 年 6 月因农活繁重,出现头晕,头痛,耳鸣,伴恶心呕吐。于当地乡医院按胃肠病治疗 (用药不详) 1 周,症状无明显改善。后至县医院诊为血管神经性头痛,服颅痛定、维生素 B_6 等西药治疗,症状有所缓解。1991 年 3 月病情复发,至省人民医院经查脑血流图、脑电图、脑 CT 等,均未发现异常。又查颈椎正侧位片提示:颈椎轻度骨质增生。嘱服盐酸氟桂利嗪片治疗,病情时轻时重。后又服活血通络、平肝熄风类中药治疗二月余,效果仍不理想。近 1 年来,常服中西药治疗,症状始终未能控制。经他人介绍前来就诊。现症见:眩晕耳鸣,头痛头重,腹胀纳差,恶心呕吐,嗳气时作,身倦乏力,失眠梦多,面色无华,声低懒言。舌边尖红,体胖大,苔白腻,脉弦滑。

中医诊断:眩晕 (痰湿阻滞)。

西医诊断:梅尼埃病。

治法:健脾祛湿,化痰清热。

方药:半夏白术天麻汤加减。

白术 10g,茯苓 20g,橘红 10g,半夏 10g,泽泻 15g,郁金 10g,节菖蒲 10g,枳壳 10g,竹茹 10g,天麻 10g,细辛 5g,菊花 10g,蝉蜕 10g,川芎 10g,丹参 15g,甘草 3g。7 剂,水煎服。

医嘱:忌食生冷、油腻、辛辣之品,注意休息。

二诊:1992 年 4 月 17 日。眩晕耳鸣、头痛头重症状减轻,睡眠较前好转,仍腹胀纳差,嗳气恶心,舌质淡红,苔白腻,体胖大,脉弦滑。患者症状好转,湿浊渐化,痰火渐消,故守方去清热化痰之竹茹、疏风散热之蝉蜕,加佛手、砂仁以增宽中理气,运脾除湿之力。

方药:半夏白术天麻汤加减。

白术 10g,茯苓 20g,橘红 10g,半夏 10g,泽泻 15g,郁金 10g,节菖蒲 10g,枳壳 10g,天麻 10g,细辛 5g,菊花 10g,川芎 10g,丹参 15g,佛手 12g,砂仁 8g,甘草 3g。12 剂,水煎服。

三诊:1992 年 4 月 29 日。眩晕、头痛、头重、耳鸣症状消失,饮食、睡眠好,胃脘无不适感,身体较前有力。舌质淡红,苔薄白,脉弦细。患者服药后疗效显著,诸证基本消失,此为药证相合,病方速已。为巩固疗效,守方继用。现痰湿不著,去渗湿之泽泻、活血通络之丹参,加党参以补气健脾、香附以疏理气机。

方药：半夏白术天麻汤加减。

党参10g，白术10g，茯苓20g，橘红10g，半夏10g，郁金10g，节菖蒲10g，枳壳10g，香附10g，天麻10g，细辛5g，菊花10g，川芎10g，佛手12g，砂仁8g，甘草3g。15剂，水煎服。

半年后随诊，病未复发。

按语 患者由于劳倦过度，耗伤脾气，致使脾失健运，水湿内停，聚湿生痰，痰浊中阻，中焦气机升降失常，则腹胀纳差，嗳气，恶心呕吐；脾虚肝旺，痰湿随肝气上逆，蒙蔽清窍，阻遏清阳，清阳不展，故眩晕，头痛头重；脾虚精微不充，清阳不达四末，则身倦乏力；痰浊久郁化火，痰火上扰则耳鸣，痰火扰心则失眠多梦。舌边尖红，体胖大，苔白腻，脉弦滑，均为痰湿阻滞之象。脾为生痰之源，此类眩晕，根于脾虚生痰，故当以健脾祛湿，化痰熄风为治疗大法。《医学心悟》曰："有湿痰壅遏者，头旋眼花，非天麻、半夏不除是也，半夏白术天麻汤主之"。本方在半夏白术天麻汤的基础上加减用药，随证而转，补泻兼施，温凉共济，标本兼顾，使脾虚渐复，湿浊运化，痰火消散，肝气条达，则眩晕自除，诸证消失。

案3 眩晕（高血压病）

徐某，女，57岁。于2005年10月8日来诊。

主诉：头晕间断发作10年余。

病史：患者平素性情急躁，十余年前因生气出现头晕，当时测血压150/100mmHg，后被确诊为高血压，间断口服维压静治疗，然症状时有时无，近几年头晕发作频繁，时感心前区憋痛，伴后背疼痛。现症见：头晕且胀，耳鸣，遇劳、恼怒加重，时感心前区憋痛，伴肩背疼痛，眠差，食后时有腹胀，纳可，二便正常。舌质红，舌苔黄，脉弦。

心电图：ST段压低。测血压160/100mmHg。

中医诊断：眩晕（肝阳上亢型）。

西医诊断：高血压病。

治法：清热平肝，解郁安神。

处方（李老经验方）：脏躁方加减。

土炒白术10g，茯苓12g，橘红10g，旱半夏10g，香附10g，郁金10g，炒栀子7g，节菖蒲10g，莲子心6g，夜交藤25g，丹参15g，砂仁6g，檀香10g，西茴10g，枳壳10g，龙齿10g，天麻10g，厚朴10g，甘草3g，琥珀3g（冲），朱砂2g（冲）。30剂水煎服。

医嘱：畅情志，戒燥怒，忌肥甘辛辣。

二诊：2005年10月7日。心前区憋闷、腹胀、睡眠均改善，然头晕未见减轻。舌质红，苔薄黄，脉弦。上方加钩藤12g，龙齿加量至25g。30剂水煎服。

三诊：2005年11月2日。头晕明显减轻，胸闷情况基本消失，睡眠明显改善。舌质稍红，舌苔薄黄，脉弦。上方去琥珀，朱砂。30剂水煎服。

头晕基本消失，胸闷、耳鸣皆无，心电图大致正常。血压140／85mmHg。

一年后随访，病情稳定，未有反复。

按语 患者平素性情急燥，肝木失于疏泄，气郁化火，暗耗肝阴，使风阳升动，上扰清窍，发为眩晕；肝气通于心气，肝郁气滞，其一使血行不畅，其二郁久化火，灼津成痰，气滞痰浊瘀血痹阻心脉，致心前区憋闷疼痛，甚则痛引肩背；肝郁不舒，横逆犯脾、肝脾不和，故食后腹胀；肝火扰心，则失眠多梦，据其舌、脉均为肝阳上亢之象。李老以脏躁方加减。药以天麻平肝潜阳，香附、郁金、丹参疏肝解郁，凉血清心；栀子、莲子心清心除烦；檀香、砂仁、厚朴、枳壳、西茴以行气除胀；二陈汤（橘红、茯苓、半夏、甘草）、白术健脾化痰；菖蒲化湿和胃、宁心安神；朱砂、琥珀、龙齿镇心安神；夜交藤养心安神。诸药合用，共奏清热、平肝、解郁、化痰、安神等功效。服上方30剂后诸症皆减，然头晕依旧，在原方基础上加钩藤、知母加强清热平肝之力。本案李老详察病情，辨证治疗，切中病机，清泄肝阳之有余，条达肝气之郁滞，使阳亢得平，肝郁得疏，痼疾渐愈。

案4 眩晕（眩晕待查）

张某：男，32岁，洛宁县人，工人。初诊：2013年3月18日。

主诉： 近两月来，日晕倒数次，晕倒时，不能说话，四肢不能运动，但意识清楚。

病史： 两年前，因工作劳累，压力大，自感头晕心情烦躁，易怒，睡眠质量差，多梦。近两月来，无明显原因，每日晕倒2~3次，每次晕倒约十分钟左右，当时神志清醒，但不能说话，四肢不能活动。西医诊断为眩晕，但一直查不出病因，服用西药无效。现失眠、心烦易怒、头晕、口干，舌质淡，边尖红，舌体胖大，苔薄腻，脉弦滑，精神不振。

中医诊断： 眩晕（脾虚肝郁，痰湿蒙迷清窍）。

西医诊断： 眩晕待查。

治法： 健脾疏肝，清心化痰透窍。

方药： 自拟清心豁痰汤化裁。

土炒白术10g、茯苓15g、橘红10g、旱半夏10g、香附10g、郁金10g、乌药10g、西茴10g、节菖蒲10g、合欢皮18g、炒栀子10g、龙齿15g、夜交藤30g、黄连6g、知母12g、琥珀3g、朱砂1.5g，分二次冲服。20剂。

嘱： 保持心情舒畅，忌过度劳累。

二诊： 2013年4月2日。头晕明显减轻，烦躁除。服药期间只晕倒一次，但很快恢复。能安睡，仅时感肚胀。说明痰火扰心，基本已除，然而脾虚肝郁未复，故去朱砂、黄连以减清心除烦之力，加川朴、砂仁增强化湿行气和胃之效。

三诊： 2013年5月2日。诸症消失，原方继服15剂，巩固疗效，半年后随访未复发。

按语 本案眩晕经西医治疗无效，各种检查均正常。李老认为属精神情志方面的病证，其发病与五脏有关系，尤与肝脾的关系最为密切。本案患者舌质淡、边尖红，苔薄腻，脉弦滑，精神不振，主要责之于脾虚肝郁，气滞痰阻，火扰心神所致，其发病多因素体脾虚，又有情志因素所伤而起。该患者日晕倒2~3次，四肢不能活动，与痰迷清窍有关。该病以健脾豁痰理气以治本，清心安神以治标。李老认为切不可妄施阴柔滋补，以免助湿滞气助邪。参考治脏躁体会，选自拟经验方清心豁痰汤加减。方中白术、茯苓健脾以绝生痰之源；香附、郁金、乌药、西茴疏肝理气解郁，使气畅湿行，郁解热散；郁金、节菖蒲透窍和中；炒栀子、莲子心、黄连清心泻火，除烦躁湿；龙齿、合欢皮、夜交藤、琥珀、朱砂安神宁志；橘红、旱半夏豁痰降逆；后以川朴、砂仁理气宽中导滞；甘草调和诸药。诸药相伍，使脾运得健，肝气条达，痰火散祛，则心神自安，以不治眩晕则眩晕自除而病痊愈。

十一、头 痛

案1 头痛（血管性头痛，高血压病）

邓某，男，37岁，工人。初诊：1991年7月10日。

主诉：间断头痛半年。

病史：患者半年前由于情绪不畅，继而出现发烧，体温高达40℃，时头痛如裂。遂往河南省人民医院住院，按上感给予治疗（具体用药不详），发烧很快得到控制，但头痛时有发生。颅部CT未见异常，后按高血压头痛予以降压、镇静药物治疗，始出现饮食逐渐减少，腹胀不能食，后又出现呃逆不止，西药治疗数天未能控制。现症见患者呃逆连声，声短而频，不能自抑，时觉头痛，舌质淡红，舌苔薄白，脉沉细无力。李老诊断为呃逆，其病机为中焦虚寒、胃气不降，治法温中和胃、降逆止呃。方药以香砂养胃汤加减如下：白术10g，茯苓15g，橘红10g，半夏10g，香附10g，砂仁8g，川厚朴10g，西茴10g，乌药10g，吴茱萸5g，丁香5g，柿蒂15g，焦三仙（各）15g，藿香10g，甘草3g，1剂。嘱其明日呃止再治头痛。次日患者如期而至，喜不自禁，言药后呃止，且食欲增加，要求转治头痛。时见头痛头昏，耳鸣，咽干，心烦，渴不多饮，腰酸腿软，四肢倦怠无力，脘腹满闷，食欲不佳，夜寐多梦，两颧发红，口唇干燥，舌边尖红，舌苔偏少，脉弦细。

中医诊断：头痛（阴虚头痛）。

西医诊断：血管性头痛，高血压病。

治法：滋阴清热，平肝潜阳。

方药（李老经验方）：滋阴平肝汤加减。

蒸首乌20g，白芍15g，枸杞子15g，山茱萸15g，丹皮10g，知母12g，生石膏18g，白芷10g，细辛5g，天麻10g，川芎10g，丹参15g，菊花12g，甘草3g，桃仁10g。8剂，水煎服。

二诊：1991年7月20日。精神好转，症状减轻。头痛时间较前短，次数较前减少，疼痛程度减轻，饮食增加。舌质淡，边尖红，苔薄白，脉弦细。

方药：滋阴平肝汤加减。

蒸首乌20g，白芍15g，丹皮10g，杞果枸杞子15g，山茱萸15g，葛根15g，知母12g，生石膏18g，白芷10g，川芎10g，丹参15g，菊花12g，细辛5g，天麻10g，郁金10g，栀子10g。8剂，水煎服。

三诊：1991年7月29日。头痛症状明显减轻，偶有加重，头昏沉如前，眠差。2天前医院检查，血压偏高（具体数值不详）。舌质淡红，苔薄白，脉弦细。

方药：滋阴平肝汤加减。

蒸首乌20g，山茱萸15g，白芍15g，枸杞子15g，知母12g，丹皮10g，生石膏18g，灵磁石30g，菊花12g，天麻10g，白芷10g，细辛5g，夏枯草15g，川芎10g，丹参15g，甘草3g。20剂，水煎服。

四诊：1991年8月29日。精神较前明显好转，头痛头昏已基本消失，睡眠亦有好转，仍腰腿酸困乏力。舌质淡红，苔薄白，脉弦细。

方药：滋阴平肝汤加减。

蒸首乌20g，白芍15g，枸杞子15g，山萸萸15g，知母12g，丹皮10g，生石膏18g，灵磁石30g，丹参15g，菊花12g，钩藤15g，生地15g，怀牛膝15g，杜仲15g，天麻15g，甘草3g。20剂，水煎服。

治疗结果：共服中药56剂，头痛诸症消失。

追访结果：1992年3月28日电话联系，头痛未复发。

按语 本患者为情志不遂，复因外感邪气侵袭，治疗失宜而致此病。朱丹溪云"五志烦劳，皆属于火"，加之外邪郁滞，从阳化火，久之导致肝肾阴虚、肝阳上亢而出现上述诸症。治以滋阴清热，平肝潜阳为主。治用李老经验方滋阴平肝汤加减，药用蒸首乌、白芍、枸杞子、山萸萸滋补肝肾之阴；天麻甘平，与菊花配伍可用于肝阳上亢所致头痛等证；丹皮配伍知母，以退其虚热；川芎为治头痛之要药，与丹参、桃仁配伍活血化瘀、通络止痛；生石膏与白芷、细辛配伍有良好的止痛效果。诸药相配共奏滋阴清热、育阴潜阳之功。二诊加葛根清热生津，栀子、郁金凉血清心、行气解郁。三诊因患者血压偏高，遂加入灵磁石重镇以平肝，夏枯草苦寒以清肝。四诊有合天麻钩藤饮之意，仍以补肝肾，清肝热，平肝阳为基本治法，终获全功。

案2 头痛（血管神经性头痛）

张某，女，58岁，退休。初诊：2012年9月14日。

主诉：头痛10余年，加重1月。

病史：长期从事脑力工作，10年前因单位工作忙加班时间久后出现头痛，并与精神紧张、情志不畅有关，无受凉史，无发热、流涕等症。间断服感冒通胶囊、安乃近片及水杨酸类药物后可缓解，但效果不佳，易反复。基本不影响正常工作，故一直未进行系统治疗。近一个月因精神紧张，头痛加重，以前额、头顶及后颈部为主，甚则欲撞墙，有紧缩感，遂至附近医院查脑CT显示：椎基底动脉供血不足，余无器质性病变，考虑神经性头痛，建议中药治疗。经朋友介绍来我门诊求治。现症见：头部隐隐作痛，以前额、头顶及后颈部为主，两侧颞部有搏动样痛，有"紧箍"感，发作剧烈时痛欲撞墙，伴头昏，气短，眠差，大便稀溏日行2~3次，舌质红，苔薄白，脉弦细，寸脉浮。

中医诊断：头痛（脾虚肝郁，肝阳上亢）。

西医诊断：血管神经性头痛。

治法：健脾疏肝，平肝熄风，行气止痛。

方药：香砂六君子汤加减。

白术10g，茯苓15g，陈皮10g，半夏10g，香附10g，砂仁10g，厚朴10g，枳壳10g，郁金10g，九节菖蒲10g，白芷10g，细辛3g，菊花12g，天麻10g，川芎10g，炒黄芩10g，生薏苡仁30g，甘草3g，生姜3片为引。七剂，水煎服，日一剂。

医嘱：合理安排作息时间，放松心情，勿紧张。

二诊：2012年9月21日。服上药后，头痛减轻，大便日行一次，基本成形，但睡眠无明显好转，守上方去薏苡仁，加合欢皮15g，夜交藤30g，淡竹叶10g以助清心安神。继服二十剂，水煎服，日一剂。

医嘱：同上。

三诊：2012年10月13日。服上药后，睡眠好转，偶感头痛，但较前缓解，未再述气短，自觉头晕头昏不适，守上方加藁本6g，蔓荆子12g，川牛膝12g，以引药入经，同时引热下行。继服三十剂，水煎服，日一剂。

医嘱：同上。

四诊：2012年11月12日。服上药后，头痛基本未作，纳眠可，大便正常日1～2次，偶食多后腹胀，舌质淡红，苔薄白，稍腻，右脉弦滑，左脉弦。守上方去藁本、淡竹叶、炒黄芩，加厚朴10g。继服二十剂，水煎服，日一剂。

医嘱：同上。

治疗结果：三个月后，上述症状均已消失，未再发作，无不适，头痛痊愈。

按语 头痛分为外感和内伤两大类。外感有风寒、风热、外伤等；内伤分为肝火、胃热、痰湿、阴虚等。李老认为，针对头痛，当分外感、内伤，辨证求因。特别是对内伤，李老有其独特理论，如早晨不痛，中午痛甚是有胃热；看书用脑痛是肝肾虚；头顶痛归肝经；见风痛肺气虚；固定痛有瘀血和外伤；头痛如裹有湿；头胀痛而沉有痰湿……。本案症见头痛，以前额、头顶及后颈部为主，两侧颞部有搏动感，伴头昏、气短、眠差、大便溏、舌质红、苔薄白、脉弦细、寸脉浮显为脾虚肝郁，肝阳上亢。治以香砂六君子汤加减，旨在健脾疏肝、平肝熄风，行气止痛。李老对脾虚有湿头痛善用香砂六君子汤加减，一诊时加天麻平肝熄风止痛；加郁金、石菖蒲、细辛、白芷通窍活血、理气止痛；加菊花、炒黄芩清热祛风。李老指出：治疗头痛要更加重视症状和引经药的运用，其症见痛在两侧有搏动感是因肝火上扰、肝阳上亢，寸脉浮为风邪上扰，一诊方中体现了对症状的重视。三诊时用藁本、蔓荆子直达巅顶而止痛，同时川牛膝又引药下行，因此诸药合用上下气机畅达，升降有常，头痛得解，更加体现了引经药的重要性。

案3 产后头痛（神经性头痛）

战某，女，32岁。初诊：2013年2月25日。

主诉：持续性头痛1周余。

病史：患者于1周前（产后3天）无明显诱因出现头胀痛，乏力，纳眠差，二便无明显异常。舌质淡，舌边尖红，舌体胖大，苔白腻，脉弦细，寸上鱼际。

中医诊断：产后头痛（脾虚肝郁）。

西医诊断：神经性头痛。

治法：益气健脾，疏肝解郁。

方药：黄芪15g，当归12g，白术10g，茯苓15g，陈皮10g，半夏10g，木香6g，砂仁10g，生薏苡仁30g，郁金10g，节菖蒲10g，柴胡6g，天麻10g，菊花12g，川芎10g，蔓荆子12g，甘草3g，生姜10g。七剂，水煎服。

二诊：2013年3月6日。服药后头痛减轻，按上方去菊花，加鸡内金12g，乌药10g，厚朴10g。七剂，水煎服。

随访结果：患者服药半月余，头痛症状消失，纳眠可，二便无明显异常。

按语 产后多亡血伤津、元气受损、瘀血内阻形成"产后多虚，产后多瘀"的特点。《景岳全书·妇人规》云："产后气血俱去，诚多虚证，然有虚者，有不虚者，有全实者，凡此三者，但当随证随人，辨其虚实。"李老认为产后病不能一味补虚，当以细心体察，病证结合，"勿拘于产后，勿忘于产后"辨证思路。根据患者病情分析，产后无明显诱因出现头痛不适，乏力，纳眠差，二便无明显异常，舌质淡，舌体胖大，苔白腻，脉弦细，再依据为"内伤"所致，从肝脾论治，又由舌边尖红，寸上鱼际，可初步辨为"脾气虚弱，肝气郁结加火"之症，肝为女子"后天之本"，乏力、纳眠差、舌体胖大质淡、苔白腻皆是脾虚之症，故疏肝健脾兼除湿、降火论治，以木香、砂仁、半夏、白术、当归、石菖蒲、茯苓、生薏苡仁健脾化湿和胃，柴胡、郁金、陈皮疏理肝气，菊花、川芎、蔓荆子、天麻等祛风止痛、散肝经风热，药证相符，故能收到良效。

十二、肝 风 证

案 肝风证（儿童多动症）

刘某，男，7 岁。初诊：2012 年 5 月 31 日。

代主诉：不自主眨眼、摇头近 1 年。

现病史：患者奶奶诉患者近 1 年来无明显原因出现频繁的眨眼睛、摇头等不自主症状，紧张时尤甚，经多次言语纠正后，患儿上述症状无明显改善。患儿的奶奶抱着试试看的心态陪其来诊。患儿平素纳差。查舌质淡，舌体胖大，苔白稍腻，脉弦滑。

中医诊断：肝风证（脾胃虚弱，肝气亢旺）。

西医诊断：儿童多动症。

治法：益气健脾，消食化滞，平肝熄风。

方药：香砂六君子汤加减。

白术 7g，茯苓 10g，炒山药 10g，陈皮 7g，木香 4g，砂仁 7g，厚朴 7g，枳壳 7g，焦三仙各 8g，菊花 8g，丹皮 6g，天麻 7g，蝉蜕 7g，僵蚕 6g，桔梗 7g，甘草 2g，生姜 2 片。7 剂水煎服。

嘱：勿食雪糕、冷饮等寒凉食物。

二诊：2012 年 6 月 7 日。家长诉患儿眨眼、摇头等症状较前明显减轻，余无明显变化。按上方去炒山药，加半夏 7g，鸡内金 7g。10 剂水煎服。

追访结果：1 月后，患儿奶奶来诊时诉患儿的那些不自主症状已不明显，嘱患儿继服香砂养胃丸以巩固疗效。

按语 儿童多动症是一种常见的儿童行为异常问题，又称脑功能轻微失调或轻微脑功能障碍综合征或注意缺陷障碍。临床表现多样，除活动增多外，常有动作不协调，注意力不集中或集中时间很短，情绪易冲动而缺乏控制能力，上课不守纪律和学习困难等。该患儿表现为不自主眨眼和摇头，《素问·痿论》曰："脾主身之肌肉"，眼睑为肉轮，眼睑不自主闭合当责之脾。《素问·至真要大论》言："诸风掉眩，皆属于肝"，患儿不自主摇头不能自制，属肝阳亢旺，肝风内动之象。患儿平素纳差，乃素体脾虚，运化失职，食滞于内，致胃纳失常。舌体胖大，舌质淡，苔白腻为脾虚湿滞之征，脉弦滑乃肝旺脾湿之象。李老指出，小儿"脾常不足"、"肝常有余"，肝脾又为木土克侮关系，土虚则木贼，木旺则戕土。本例患儿脾胃素弱，运化不及，气血生化乏源，血海空虚，肝失柔润之性，致肝阳亢旺，风气内动而出现头摇目眴之症，脾虚为本，肝旺为标。"治病必求其本"，故以香砂六君子汤为基础化裁，白术、茯苓、山药益气健脾，培土助运；脾主运化，以行为顺，故以陈皮、砂仁、木香行气健脾；厚朴、枳壳消积行气，焦三仙消食化积。土虚木旺，肝阳躁动，故加菊花、蝉蜕、天麻、僵蚕平抑肝阳、息风止痉。"治风先治血，血行风自灭"，肝为藏血之脏，阳亢则阴亏，血中蕴热，故以丹皮入血分凉血清热、活血祛瘀，以柔肝通络；桔梗"为诸药之舟楫"，引诸药上行以达病位；姜枣调和中焦。李老强调，本例治疗关键在于健脾治本以抑木，脾健则肝木柔顺条达，不治风动而达息风止瞤之效。切不可一见风即过用潜镇疏散之品，反更伤脾胃和阴血，加重病情，犯虚虚之戒。

十三、脑 内 伤

案 脑内伤（脑外伤后遗症）

于某，男，57岁，初诊：2013年9月11日。

主诉：脑外伤后2月余。

病史：2个月前因天黑走路不慎摔倒，见口鼻及两耳出血，色鲜红，量约20ml，立即至当地医院住院，治疗20多天后，病情稳定，未再出血。出院后给予营养神经及针灸等继续治疗一月余。但目前仍两侧眼球转动不灵、复视，耳鸣，面部肌肉松弛，表情僵硬，上下嘴唇不能合拢，下唇下垂约2横指，纳可，二便调，余无不适。昨日于郑大三附院行MRI检查显示：①双侧侧脑室前角旁及双侧半卵圆中心多发脑白质脱髓鞘改变；②双侧下鼻甲肥大，鼻中隔左偏；③双层床中耳乳突积液。舌质稍暗红，苔薄白，脉弦稍细滑。为求进一步治疗，遂来我门诊中药治疗。

中医诊断：脑内伤。

西医诊断：脑外伤后遗症。

治法：益气养血，活血通络，清肝平肝。

方药：黄芪15g，当归12g，赤芍15g，桃仁10g，红花10g，川芎10g，丹参15g，香附10g，郁金10g，节菖蒲10g，白芷10g，细辛3g，菊花12g，天麻10g，陈皮10g，砂仁10g，枸杞子15g，黄精15g，麝香0.1g^(另)，甘草3g。二十剂，水煎服，日一剂。

二诊：2013年10月8日。自觉面部肌肉较前自如，两眼复试消失，眼球转动灵活，下垂的嘴唇逐渐恢复，大便稍溏，日2~3次。守上方黄芪改为20g，菊花改为10g，黄精改为12g，加柴胡6g，升麻5g，炒薏苡仁30g，全方有补中益气汤之义。二十剂，水煎服，日一剂。

三诊：2013年11月8日。患者基本恢复如前，耳鸣止，面部如常人，下垂的嘴唇基本能合拢，二便正常，舌质淡红，舌根部苔稍腻，脉弦稍细。守上方去菊花，加蔓荆子10g以引药上行。继服二十剂，巩固治疗。

治疗结果：二个月后，患者之子打电话述其父亲基本恢复正常，已停药一个多月，无不适。

按语 脑内伤多由直接暴力引起，如头部受外物打击或碰撞在坚硬物体上所致，少数由间接暴力引起。《正骨心法要旨》指出头部损伤"轻则头晕目眩，耳鸣有声，甚则昏迷目闭，少时或明，重则昏沉，不省人事……"。李老认为本案症见两眼转动不灵，复视，耳鸣，面部肌肉松弛，表情僵硬，上下嘴唇不能合拢，舌质暗红，苔薄白，脉弦细滑，为头部外伤后，脑部气血瘀阻，脑髓失养之证。治疗方面，李老根据数十年临床经验，在通窍活血汤基础上加减，旨在益气养血，活血通络，清肝平肝。药物中除当归、赤芍、桃仁、红花、川芎、丹参活血化瘀、行血通络外，又重点加入了黄芪补气，香附、郁金、陈皮、砂仁，健脾理气，以使"气行血行"，"气血生化有源"；白芷、细辛、天麻、菊花配石菖蒲、麝香以平肝透窍；枸杞子、黄精滋补肝肾，生精益髓。待诸证好转，加柴胡、升麻取补中益气汤之意，以气血生化充足，上行于脑。三诊时方中又重点加入引经药蔓荆子也是李老的用药经验。全方共用，脑髓得养，经络得通，诸症得除。

十四、胃 痛

案1 胃痛（慢性浅表性胃炎）

李某，男，66岁，农民。初诊：2012年8月14日。

主诉：胃痛伴胸骨后疼痛2年余，加重半年。

病史：平素嗜食辛辣刺激性食物，2年前始感胃脘隐痛、胸骨后疼痛不适，在当地诊所服药后稍缓解。2010年3月23日于郑大一附院查胃镜示慢性浅表性胃炎，查心电图正常，未重视治疗。但近半年来，长期外地打工，饮食不规律，胃痛和胸骨后疼痛加重，伴烧灼样不适，嗳气，时胃胀，情志不畅后明显，间断服质子泵抑制剂（PPI）、促胃动力等药物，时轻时重。现症见：形体消瘦，胸骨后疼痛，稍灼热，嗳气，胃脘隐痛不适，伴胃胀，口涩，吞咽不利，睡眠差，饮食尚可，大便正常。舌质淡，舌体胖大，苔薄白稍腻，脉弦细稍滑。

中医诊断：胃痛（脾虚肝郁，胃失和降）。

西医诊断：慢性浅表性胃炎。

治法：健脾疏肝，降逆和胃。

方药：香砂六君子汤加减。

白术10g，茯苓15g，青皮10g，陈皮10g，半夏10g，木香6g，砂仁10g，厚朴10g，枳壳10g，柴胡6g，郁金10g，乌药10g，西茴10g，焦三仙各12g，柿蒂15g，桔梗10g，知母12g，甘草3g，生姜3片为引。20剂水煎服，日1剂。

医嘱：规律饮食，忌食辛辣刺激性食物，畅情志。

二诊：2012年9月7日。服上药后，胃痛与胸骨后疼痛明显减轻，嗳气消失，口涩及吞咽不利等症基本消失，仍感胃脘隐痛不适。守上方去柿蒂，加刘寄奴15g。继服，20剂水煎服，日1剂。

医嘱：同上。

三诊：2012年9月26日。服上药后，上症均明显好转，基本无不适，纳食可，稍感乏力。可见脾之运化、胃之和降、肝之疏泄功能恢复，仍有气虚的表现。守上方加黄芪15g，去青皮、柴胡、桔梗。继服，30剂水煎服，日1剂，巩固治疗。

医嘱：同上。

三个月后随访：基本无不适，纳食睡眠可，二便调畅。

按语 本例胃痛患者，除胃脘隐痛外，尚突出表现在胸骨后疼痛，当与心病鉴别。心病患者当伴有胸闷、气短、心胸刺痛等表现，然此例病人无上述心病症象，而伴有胃胀，嗳气，烧灼不适等症，可见病在胃而不在心。观其脉证，胃脘隐痛，胃胀，嗳气，胸骨后疼痛，伴有灼热，情志不畅后明显，舌淡胖，苔白腻，脉弦滑。可知为肝胃失和、肝郁脾虚之证，乃由嗜食辛辣，饮食伤胃，情志伤肝，肝胃不和，日久脾虚所致。李老治以健脾疏肝，降逆和胃之法，用香砂六君子汤加减。方中白术、茯苓、陈皮、半夏、甘草健脾祛湿；柴胡、郁金、青皮、枳壳、乌药、西茴疏肝理气；木香、砂仁、厚朴、焦三仙、柿蒂、生姜和胃降逆；佐以桔梗宽胸，知母清热。复诊胃脘隐痛减轻，胸骨后疼痛由减轻至消失，其他无不适，稍感乏力，有气虚之象，守上方加黄芪益气补中而巩固疗效，并嘱其忌食辛辣，饮食规律，调畅情志，收到良好效果。此案例体现了李老治疗胃病"脾宜健、肝宜疏、胃宜和"九字治疗法则的具体运用。

案2　胃痛（慢性萎缩性胃炎）

刘某，男，44岁。初诊：2012年11月22日。

主诉：间断性胃痛，伴反酸5年余，加重半月。

病史：5年前因饮酒后出现胃痛，服奥美拉唑后缓解。之后每饮酒、饮食不慎或情志不畅后即胃痛、胃胀，时轻时重，一直未系统治疗。2009年其父亲因胃癌去世后才引起重视，至省武警医院胃镜病理提示：慢性浅表性胃炎伴肠上皮化生，给予奥美拉唑、雷尼替丁等药物治疗近7个月，上症改善不明显。后至省中医学院一附院配合中药治疗1年，胃痛胃胀好转，但反酸不减。2012年11月2日于武警医院复查胃镜提示：Barrett食管；食管撕裂伤；萎缩性胃炎。病理：胃黏膜慢性炎症，伴有肠上皮化生，符合慢性萎缩性胃炎。遂至我门诊求治。就诊时症见：间断性胃痛，针刺样，食多后胃胀，胸骨处有紧缩感，烧心，反酸，嗳气，口干，食欲不振，眠可。舌质稍暗红，苔稍腻，舌体胖大，脉弦滑。

中医诊断：胃痛（脾虚肝郁，气滞血瘀）。

西医诊断：Barrett食管；食管撕裂伤；慢性萎缩性胃炎。

治法：健脾疏肝，理气止痛。

方药：香砂温中汤加减。

白术10g，茯苓15g，陈皮10g，半夏10g，木香6g，砂仁10g，厚朴10g，枳壳10g，郁金10g，乌药10g，鸡内金15g，西茴10g，柿蒂15g，刘寄奴15g，桂枝5g，炒白芍10g，天花粉12g，甘草3g。15付水煎服，日1付。

医嘱：忌食生冷、辛辣之品，畅情志。

二诊：2012年12月10日。服上药后，口干消失，胃痛胃胀较前明显减轻，食欲增加，反酸及胸骨处不适不减，舌质稍红，苔中部白稍腻，体稍胖大，脉弦稍滑。可见有肝胃郁热之象。守上方去鸡内金、桂枝、炒白芍、天花粉，加黄连8g，吴茱萸4g，姜竹茹10g，萝卜种15g。15付水煎服，日1付。

医嘱：忌食生冷、辛辣之品，畅情志。

三诊：2013年2月20日。服上药后，仍感烧心、反酸，余症基本消失，舌质暗红，苔薄白，体稍胖大，脉弦稍细。根据患者目前症状、舌脉，辨证属脾虚血瘀，肝胃郁热，胃气上逆。故调方如下：

白术10g，茯苓15g，青陈皮各10g，半夏10g，木香6g，砂仁10g，厚朴10g，枳壳10g，柴胡6g，乌药10g，黄连6g，吴茱萸4g，煅瓦楞子15g，柿蒂15g，姜竹茹10g，刘寄奴15g，刀豆子15g，石斛15g，甘草3g。15付水煎服，日1付。

医嘱：忌食生冷、辛辣刺激性食物，放松心情，配合治疗。建议复查胃镜。

四诊：2013年3月9日。服上药后烧心、反酸、嗳气等症改善不明显，复查胃镜提示：Barrett食管；反流性食管炎；未提示萎缩性胃炎。可见目前患者反流症状为主，守上方加旋覆花10g（另），代赭石15g，继服15付，水煎服，日1付。

五诊：2013年7月16日。患者按上述治疗方案治疗近3个月后，期间查HP阳性，杀菌治疗2周。现仍觉胸骨后紧缩不适，烧心，反酸，时嗳气，伴胸闷，舌质偏暗，苔薄白，脉弦细。考虑久病入络，久病多瘀，故调方如下：

当归12g，赤芍15g，桃仁10g，红花10g，川芎10g，香附10g，郁金10g，牡丹皮10g，桔梗10g，炒黄芩10g，刘寄奴12g，全瓜蒌15g，檀香10g，黄连6g，吴茱萸4g，姜竹茹10g，知母12g，柿蒂15g，甘草3g。3付，水煎服，日1付。

医嘱：合理饮食，畅情志，3天后按时复诊。

治疗结果：患者服五诊的3付药后，反酸烧心、嗳气等不适减轻，自觉与前明显不同，故按五诊的治法方药加减治疗1个月。目前，上症未再复发，偶饮酒后稍不适，可自行转好。

按语 本例慢性胃炎患者，胃痛、胃胀，反复发作，伴有烧心、反酸，胸骨处有紧缩不适感5年余，经胃镜多次检查病理提示，由慢性浅表性胃炎转为慢性萎缩性胃炎，伴有肠上皮化生；食管撕裂伤、反流性食管炎。李老治以健脾疏肝，理气止痛，降逆和胃之法，药用香砂温中汤加减治疗数诊，药如白术、茯苓、陈皮、半夏、木香、砂仁、厚朴、枳壳、郁金、乌药、西茴、桂枝、白芍、刘寄奴、柿蒂、黄连、吴茱萸、煅瓦楞子、姜竹茹、刀豆子、旋覆花、代赭石、柴胡、甘草等药，胃痛、胃胀好转，烧心、反酸不减，仍感觉胸骨处有紧缩不适，伴胸闷，舌质暗，脉弦细。考虑久病入络，久病多瘀，结合脉症，调方用活血化瘀、理气宽胸、清热和胃法治疗，药用当归、赤芍、桃仁、红花、川芎、刘寄奴活血化瘀；香附、郁金、桔梗、全瓜蒌、檀香理气宽胸；黄芩、丹皮、黄连、吴茱萸、姜竹茹、知母、柿蒂、甘草清热和胃。服药收到明显疗效后，加减治疗1个月，而收到症状消失未再复发，偶饮酒后稍不适，可自行转好的效果。体现了李老治疗慢性胃病，根据病情，参考胃镜显示病理改变，望舌诊脉，辨证用药，有常有变的治疗风范。

案3 胃痛（慢性萎缩性胃炎）

张某，女，45岁。初诊：2011年12月14日。

主诉：间断性胃脘部疼痛2月余。

病史：患者于2011年10月因饮食不当出现胃脘部疼痛不止，遂至南京军区福州总医院胃镜检查提示：胆汁反流性胃炎，萎缩糜烂性胃炎伴肠化。病理诊断：浅层胃窦型轻度慢性炎伴肠化，浅层胃体型黏膜慢性炎。HP（-）。经给予药物（具体用药不详）治疗后，症状稍有减轻。现症见：胃脘部胀痛，进食后尤甚，乏力，身体消瘦，纳差，睡眠稍差，二便无明显异常。舌质淡，舌边尖红，舌体胖大，苔白稍厚，脉弦滑。

中医诊断：胃痛（脾虚肝郁）。

西医诊断：慢性萎缩性胃炎。

治法：益气健脾，疏肝解郁。

方药：香砂六君子汤加减。

黄芪15g，白术10g，茯苓15g，陈皮10g，半夏10g，木香6g，砂仁10g，厚朴10g，枳壳10g，郁金10g，乌药10g，焦三仙各12g，刘寄奴15g，桂枝6g，西茴10g，甘草3g。水煎服，每日一付。

医嘱：忌食生冷、辛辣等刺激性食物，保持心情舒畅。

二诊：2011年12月20日，服药后胃胀减轻，但仍时有胃痛。说明患者脾虚肝郁有所好转，故上方去黄芪，加太子参10g，黄芪补气作用强，首诊以黄芪补益中气，以图快速缓解乏力、纳差等气虚症状，但若久用峻补可致中焦壅塞，固以太子参代之；加行气理气之品青皮10g，以行气疏肝，使全方补运结合；加炒白芍10g，白芍苦酸，可收敛散漫之脾气，抑制横逆之肝气，柔肝缓急止痛；改桂枝为5g，取其温运中焦脾阳之意。二十付，水煎服。

三诊：2012年1月13日，胃痛次数发作减少，饮食较前稍增加，乏力。患者诸症减轻，仍觉乏力，乃脾虚象也，以党参10g代替太子参加强补气健脾之力，另加高良姜5g，温中散寒止痛，助桂枝温运脾阳。三十付，水煎服。

四诊：2012年3月21日，服药后胃痛已不明显，时有腹胀，饮食及睡眠基本正常。按上方去青皮、桂枝、高良姜、炒白芍，加柴胡 g，知母12g，风药柴胡味虽薄，然其既可升发脾胃阳气，又可疏解肝郁；知母味苦，性甘、寒，既可清热，又能润燥生津，古语云其"清肺胃气分之热，则津液不耗而阴自潜滋暗长矣"，李老常强调"阴津无以滋养"是萎缩性胃炎重要的病机特点之一，因此，患者在健脾疏肝的同时，伍用知母以滋养胃阴。三十付，水煎服。

五诊：2012年4月23日。患者既往有慢性咽炎病史，现咽部异物感，时有头晕。血压125/70mmHg。患者未诉胃脘不适，有咽部异物感，吐之不出，咽之不下，中医称为"梅核气"，李老认为该病"脾虚肝郁为之本，痰凝气滞为其标"，治疗以健脾疏肝、理气豁痰为主，另可加入桔梗、山豆根、牛蒡子等以清咽利喉、解毒消肿；患者头晕，血压略有升高，葛根入阳明经，可治疗颈项及头枕部等部位不适，天麻平肝熄风，对于高血压所致的头晕头痛疗效显著。

方药：白术10g，茯苓15g，青陈皮各10g，半夏10g，香附10g，砂仁10g，厚朴10g，枳壳10g，柴胡6g，郁金10g，乌药10g，焦三仙各12g，西茴10g，刘寄奴15g，桔梗10g，山豆根10g，葛根12g，天麻10g，甘草3g，三十付，水煎服。

追访结果：继续坚持服药3月余，胃脘部已不明显不适，饮食及睡眠正常。2012年7月20日在河南中医学院第一附属医院胃镜检查结果回示：胆汁反流性胃炎。HP（-）。肠化及萎缩已痊愈。

按语 患者胃镜提示萎缩糜烂性胃炎伴肠化生，萎缩性胃炎是以胃黏膜上皮和腺体萎缩、黏膜变薄为特征的慢性疾病，常伴有肠腺化生，现代医学认为其属于一种癌前病变。李老对该病进行过深入研究，认为"脾胃气虚"是该病的基本病机，然该病病久又常兼气滞、血瘀等，治疗当以健运中焦为主，强调"健"、"运"二字，辅以行气活血、化瘀通络、养阴生津等。针对该患者，其因饮食不节，损伤脾胃，李果《脾胃论·脾胃盛衰论》云："夫饮食不节则胃病，胃病则气短精神少……胃既病，则脾无所禀受……，亦从而病焉……，脾病则怠惰嗜卧，四肢不收，大便溏"。患者上述诸症基本均已出现，其胃脘部胀痛，进食后尤甚亦是肝郁脾虚失于运化之明证，而观其舌脉除舌质淡，体胖大等脾虚之象外，舌边尖红，脉弦滑，此为脾虚气机运化失司，肝失疏泄，气郁稍有化火之势，综合患者病症特点辨为脾虚肝郁证胃滞证。治以香砂六君子汤加减，方中白术、茯苓健脾益气；陈皮、半夏理气和中、燥湿化痰；香附、厚朴、乌药、木香、枳壳疏肝理气；刘寄奴苦泄行散，活血通络，芳香醒脾开胃；桂枝温运脾阳；西茴理气和胃、温中祛寒。治疗过程中，辅以温运中阳、滋养胃阴等治疗，患者坚持治疗半年余，萎缩糜烂性胃炎伴肠化痊愈。

案4 胃痛（慢性萎缩性胃炎）

李某，女，74岁。初诊：2011年3月12日。

主诉：间断性胃脘部疼痛10余年，加重1周。

病史：患者于10余年前因饮食不当出现胃脘部疼痛，未做相关检查，经中西药物治疗后，病情时轻时重。约1周前，患者因情志不畅附加饮食不当出现胃痛再次发作，遂至河南中医学院第一附属医院胃镜检查示：慢性食管炎，慢性萎缩性胃炎。病理诊断：（胃窦）慢性萎缩性胃炎伴肠上皮化生。患者既往有高血压病史12年余，冠心病病史12年余，慢性结肠炎病史60余年，2009年4月在河南省人民医院行心脏支架植入术。现症见：胃脘部胀痛，稍进食则甚，嗳气，双下肢浮肿（活动后尤甚），乏力，口唇干裂，纳眠差，便溏，日行2次。舌质淡红，舌体胖大，苔薄白，脉弦滑。

中医诊断：胃痛（脾虚肝旺）。

西医诊断：慢性萎缩性胃炎。

治法：健脾疏肝，养心安神。

方药：香砂六君子汤合酸枣仁汤加减。

白术10g，茯苓15g，陈皮10g，旱半夏10g，香附10g，砂仁10g，厚朴10g，檀香10g，郁金10g，乌药10g，焦三仙各12g，丹参15g，炒枣仁15g，远志10g，节菖蒲10g，炒薏苡仁30g，诃子10g，甘草3g。十五付，水煎服。

医嘱：忌食生冷食物，保持心情舒畅。

二诊：2011年4月1日，服药后胃痛已不明显，便溏好转说明用药后患者脾气渐充，中焦得健，然仍见乏力，双下肢酸困，故加党参12g，增加补气健脾之力，便溏好转故去诃子。十付，水煎服。

三诊：服药后患者睡眠较前稍好转，去宁心安神之远志，双下肢酸困症状减轻，仍以健脾益气治疗为主，增加党参用量为15g，补气同时应注意防止中焦气机壅塞，加用木香5克。十付，水煎服。

四诊：2011年4月25日，服药期间因进食蒸野菜后胃痛发作1次，时有嗳气，偶有眠差。治疗仍以健脾疏肝，养心安神为主，加柿蒂以降胃中逆气，合欢皮解郁安神，改善夜眠。

方药：党参15g，白术10g，茯苓15g，陈皮10g，半夏10g，木香6g，砂仁10g，厚朴10g，枳壳10g，郁金10g，乌药10g，焦三仙各12g，柿蒂15g，丹参15g，炒枣仁15g，节菖蒲10g，炒薏苡仁30g，合欢皮15g，刘寄奴12g，甘草3g。十付，水煎服。

五诊：2011年5月11日，服药期间胃痛症状未再发作，大便稀溏，日行2~3次。按上方加诃子10，芡实12g以涩肠止泻。十付，水煎服。

六诊：胃脘部无明显不适，大便已正常，日行1次，睡眠稍差。按上方去柿蒂、芡实，加宁心安神之远志 10g，另取天麻 10g 以镇静安神。十付，水煎服。

追访结果：其后坚持服药半年余，2011 年 11 月 30 日在河南省人民医院胃镜检查提示：慢性红斑性全胃炎，陈旧出血性胃窦炎，十二指肠多发息肉。萎缩已痊愈。嘱患者继续服用香砂养胃丸，以巩固治疗。

按语 饮食不节、情志不遂是引起胃脘疼痛的主要原因，该患者胃病 10 余年，中焦脾胃气虚阳虚，今又复因情志不畅、饮食不当，以致脾虚肝郁，症见胃脘部胀痛，稍食则甚，嗳气，双下肢浮肿（活动后尤甚），乏力，便溏等。舌质红，口唇干裂是气郁化火之象，故该患者辨为脾虚肝旺证，治宜健脾，疏肝。胃镜示：慢性萎缩性胃炎伴肠上皮化生，提示治疗应分为两方面：一则改善临床症状，缓解患者病痛；一则行气、活血、化瘀通络，治疗萎缩性胃炎。李老常常强调在治疗脾胃的同时应注意调理肝脏，肝脾同治，"脾宜健、胃宜和、肝宜疏"是李老脾胃病学术思想的高度总结。该患者首诊以香砂六君子汤合酸枣仁汤加减治之，香砂六君子汤健脾益气、和胃调中；酸枣仁汤养血安神、清热除烦；辅以厚朴、檀香、郁金、乌药行气疏肝；丹参活血化瘀；诃子收敛涩肠；远志交通心肾，安神定志；菖蒲开窍豁痰，醒神益智。

患者坚持该法治疗半年，诸症大减，慢性萎缩性胃炎转为红斑性胃炎。李老针对萎缩性胃炎提出的"脾易虚、胃易滞、肝易郁"的发病观点及针对该病病程中虚虚实实的复杂病理特点提出的"把握主证，详辨兼证，随证治之"的观点在本例患者诊治过程中得到了充分的体现。

案5 胃痛（慢性萎缩性胃炎）

王某，女，31 岁。初诊：2011 年 5 月 17 日。

主诉：间断性胃脘部胀痛 1 年余，加重 1 周。

病史：患者于 6 年前因饮食不当出现胃脘部胀闷不适，伴疼痛，经当地医院诊治后病情时有反复。约 1 周前，患者因过食生冷食物导致胃脘部胀痛再次发作，遂至河南中医学院第一附属医院胃镜检查提示：慢性萎缩性胃炎。病理诊断：（胃窦）慢性萎缩性胃炎伴局灶腺体肠上皮化生。现症见：胃脘部胀痛，夜间尤甚，嗳气，时有泛酸，双下肢浮肿疼痛，纳眠差，二便无明显异常。查舌质淡暗，舌体胖大，苔白稍腻。

中医诊断：胃痛（脾胃气虚）。

西医诊断：慢性萎缩性胃炎。

治法：益气健脾，活血通络。

方药：香砂六君子汤加减。

白术 10g，茯苓 15g，陈皮 10g，半夏 10g，香附 10g，砂仁 10g，厚朴 10g，枳壳 10g，郁金 10g，乌药 10g，焦三仙各 12g，刘寄奴 15g，川断 15g，川木瓜 18g，鸡血藤 30g，甘草 3g。十五付，水煎服。

医嘱：忌食生冷食物。

二诊：2011 年 5 月 31 日，服药后胃痛已不明显，双下肢浮肿减轻，唯下肢疼痛，此属脾虚水湿不运，治疗着眼于培补中焦、行气利水，然首方以益气健脾为主，利水祛湿之力稍显不足，故二诊中去砂仁、川木瓜、鸡血藤，加入佩兰 10g、生薏苡仁 30g 以利水渗湿。"治水者，当兼理气"气行则水湿得运也，故以西茴 10g、白豆蔻 10g 行气以助湿化。十五付，水煎服。

三诊：2011 年 6 月 18 日，服药后双下肢浮肿疼痛已不明显，说明患者脾胃运化功能逐渐恢复，胃脘部偶有胀闷不适，香附性微温，味辛，对气虚者不宜久用，以少量木香 6g 代之。患者腰部时有酸困，加桑寄生 15g 补肝肾强筋骨。三十付，水煎服。

四诊：2011 年 7 月 9 日，腰部酸困症状较前明显减轻，胃脘部时有隐痛，咽部异物感，便溏，日行一次。咽部异物感以桔梗 10g、杏仁 10g、莪术 10g，宣肺利咽、散结祛瘀；便溏去佩兰，以炒薏苡仁易生薏苡仁，三十付，水煎服。

五诊：2011 年 9 月 9 日，胃脘部已无明显不适，双眼时有昏蒙，近日因阴雨天气，双膝关节及小腿活动不利，伴隐痛。患者服药 4 月余，胃脘不适基本痊愈，中气得健，然内湿流连，难以速去，加之长夏湿气较重，湿气内外杂合，蒙蔽清窍，流注四肢关节，故见昏蒙、关节隐痛、屈伸不利。治疗改以行气祛湿为主，辅以健脾益气，另以密蒙花清肝明目。

方药：白术 10g，茯苓 15g，青陈皮各 10g，半夏 10g，木香 6g，白豆蔻 10g，厚朴 10g，枳壳 10g，郁金 10g，乌药 10g，焦三仙各 12g，刘寄奴 15g，西茴 10g，生薏苡仁 30g，密蒙花 10g，佩兰 10g，鸡血藤 30g，甘草 3g，二十付，水煎服。

六诊：2011 年 9 月 30 日，未再诉胃脘部不适，时有失眠，以炒枣仁 15g 安神，偶感腰酸不适，乃湿邪困阻所致，仍守上法，加川断 15g。三十付，水煎服。

追访结果：其后坚持服药 5 月余，2011 年 2 月 11 日在河南中医学院第一附属医院胃镜检查示：慢性浅表性胃炎。病理诊断：（胃窦）黏膜慢性炎。

按语 慢性萎缩性胃炎（CAG）是由胃黏膜上皮反复损害所致，病理上以黏膜固有腺体萎缩，数量减少甚至消失为主要特征，可伴肠上皮化生、炎性反应及增生等。患者临床常见上腹部痞满、饱胀（食后加重）、局部隐痛、嗳气、纳差等症状。其中胃黏膜的中重度异型增生、不完全大肠化生被认为属于胃癌的癌前病变。该患者胃脘部不适疼痛 6 年余，病情时有反复，对黏膜反复的不良刺激是导致黏膜萎缩，局部腺体肠上皮化生的主要原因。据患者症状、舌脉等四诊信息将其辨为脾胃气虚证，气虚运化无力故见胃脘部胀痛、纳差、嗳气、泛酸。李老常言"脾虚是气虚，甚则阳虚"，夜间阳气渐微，而患者气虚较甚，气损及阳，故见胃脘部胀痛入夜尤甚；气虚无力推动水液运动，故见下肢肿痛；再观其舌脉，舌质淡暗为患病日久，由气及血，气虚致血瘀，舌体胖大为脾气虚，苔白腻为气虚甚，气损及阳，复感寒邪（过食生冷），阳虚有寒。故治疗以健脾、益气为主，辅以活血、通络、温阳。香砂六君子汤益气健脾、行气和中，遵"阳明胃腑，通补为宜"之法，方药组合强调补运结合，方中以四君子汤补中益气健脾，不用参、芪是因患者本以气虚无力推动，大队补益之剂恐壅塞中焦，加重胀痛症状；陈皮、半夏行胃中之滞，砂仁、厚朴助中焦之运；郁金、乌药乃是遵李老"治脾胃病需紧密联系肝"，疏肝理气以助脾胃气机升降；刘寄奴、川断、鸡血藤均可活血、化瘀、通络，川木瓜舒筋活络、和胃化湿。治疗期间嘱患者忌口，强调营养而进服易于消化食物对该病恢复的作用与药物治疗同等重要。

患者坚持服药半年，复查胃镜显示慢性浅表性胃炎，病理检查未见黏膜萎缩及局灶腺体肠上皮化生。慢性萎缩性胃炎多由胃黏膜长期慢性炎症发展而来，中医治疗调理疗程较长，一般半年左右，在治疗过程中应始终紧扣主要病机，及时处理其他兼症。

案6 胃痛（慢性红斑性胃窦炎）

闫某，男，32岁。初诊：2009年12月26日。

主诉：间断性胃脘部隐痛1年余。

病史：患者于2008年12月在郑州务工期间因饮食不当出现胃痛，遂至河南省人民医院胃镜检查提示：慢性红斑性胃窦炎，经给予耐信、胃康灵、吗丁啉等治疗后症状有所缓解，此后胃痛症状时有发生，后经人介绍来我门诊寻求中医治疗。现症见：胃脘部隐痛，进食或遇寒后尤甚，频发嗳气，纳差，无饥饿感，口干，口苦，睡眠差，便溏，日行2次，舌质淡，舌体胖大，边有齿痕，苔薄白，脉细稍弦。

中医诊断：胃痛（脾胃气虚）。

西医诊断：慢性红斑性胃窦炎。

治法：益气健脾和胃。

方药：香砂六君子汤加减。

白术10g，茯苓15g，陈皮10g，炒山药20g，木香6g，砂仁10g，厚朴10g，枳壳10g，郁金10g，乌药10g，焦三仙各12g，西茴10g，知母12g，柿蒂15g，甘草3g，生姜10g。七付，水煎服。

医嘱：忌食瓜果及生冷食物。

二诊：2013年1月11日，胃痛较前明显减轻，饮食较前增加，时有嗳气，说明服药后患者中气渐复，脾胃气虚较前改善，故仍受前法加炒薏苡仁30g健脾祛湿，伍用桂枝5g辅助阳气升发。患者口干口苦症状已不明显，故去知母，且知母味苦性寒对脾虚者不宜久用。十付，水煎服。

三诊：胃痛已不明显，偶有嗳气，大便已成形，日行1~2次。效不更方，继服十付，以巩固疗效。

按语 中医认为脾胃居于中焦，主司运化，若饥饱无度，饮食不节，食滞中焦，胃失和降；或寒邪客胃，水湿停滞，阻滞气机；或恼怒抑郁，肝失疏泄，横逆犯胃；或劳倦内伤，久病虚弱；或禀赋不足，中阳亏虚，胃失温养；或气郁日久，瘀血内结，气滞血瘀均可导致胃痛的发生。胃痛的病机可分为虚实两方面，所谓"不通则痛，不荣则痛"。该患者青年男性，平素饮食不规律，胃病出现后未系统治疗，以致病情反复，邪客脾胃，缠绵难愈，中焦运化失司，水湿停滞，气血化生之源，渐至脾胃气虚，气虚无力推动故见胃脘隐痛，食后尤甚，嗳气，纳差，无饥饿感、便溏；遇寒后胃痛是脾胃气虚较甚，有阳虚之象；中焦气机阻滞，气郁化火，故见口干、口苦、眠差等症；而其舌质淡，舌体胖大，边有齿痕，苔薄白，脉细皆提示脾胃气虚，脉稍弦为气郁之象。治疗宜健脾和胃益气，方选香砂六君子汤加减。方中白术、茯苓、焦三仙、陈皮、炒山药健脾益气，砂仁醒脾和胃，木香行气止痛，厚朴、枳壳、乌药、西茴理气和中；郁金行气解郁；柿蒂降逆；知母清热泻火、滋阴润燥；另以生姜开胃健脾。其后继续以该方加减巩固治疗，终获痊愈。

案7 胃痛（慢性浅表性胃炎）

肖某，男，60岁。初诊：2010年8月12日。

主诉：间断性胃脘部隐痛1年余。

病史：患者于 2009 年夏因过食寒凉食物出现胃痛，并伴有恶心呕吐，遂至当地医院胃镜检查示：食管炎，慢性浅表性胃炎，经给予药物（具体用药不详）治疗后症状缓解。此后，饮食稍有不慎则胃痛反复发作，曾自服奥美拉唑、埃迪等药物后胃痛缓解。后经人介绍来我门诊寻求中医治疗。现症见：胃脘部时有疼痛，约 2～3 日发作一次，伴恶心、呕吐，痛甚时不能站立，时有烧心、泛酸，晨起口干、口苦，纳差，眠可，大便干，3～4 日一行。舌质稍红，舌体胖大，苔黄稍腻，脉弦数。

中医诊断：胃痛（肝胃郁热）。

西医诊断：慢性浅表性胃炎。

治法：健脾疏肝和胃。

方药：香砂六君子汤加减。

白术 10g，茯苓 15g，陈皮 10g，半夏 10g，木香 6g，砂仁 10g，厚朴 10g，枳实 10g，柴胡 6g，郁金 10g，乌药 10g，黄连 6g，吴茱萸 4g，柿蒂 15g，草决明 15g，刘寄奴 15g，桔梗 10g，甘草 3g，生姜 10g，十五付，水煎服。

医嘱：忌食瓜果及生冷、辛辣等食物。

二诊：2010 年 9 月 2 日，胃痛已减轻，服药期间发作 3 次，说明胃中郁热渐消，气机渐复，然仍有烧心、泛酸，故以煅瓦楞子 15g 制酸；知母性寒质润，用以清润胃阴。大便稍干，日行 1 次，故去草决明。十五付，水煎服。

三诊：2010 年 9 月 27 日，服药后胃痛症状近日未再发作，烧心、泛酸症状已不明显，饮食较前增加，口干、口苦症状减轻，大便基本正常，舌质淡红，苔薄白，脉弦稍数，说明经治患者脾胃之气得以恢复，肝胃郁热得以消散。下一步治疗以巩固疗效为主，故以枳壳代替枳实，取其性和而缓之意；以性寒味甘之姜竹茹代替黄连、配吴茱萸以清热止呕；另予焦三仙各 12g 健运脾胃。二十付，水煎服。

追访结果：半年后电话随访，胃痛未再发作。

按语 胃主受纳，腐熟水谷，其气以降为顺，若寒邪客胃，阻滞气机或饮食不节，食滞不化或抑郁恼怒，肝气郁结，横逆犯胃或胃阴不足，无以滋养等均可导致胃痛的发生。本案中患者老年男性，中气渐亏，又过食寒凉而致胃脘疼痛，加之未接受系统治疗，寒凝不散，中焦气机阻滞；肝主疏泄，脾胃气机不畅，肝失疏泄，且久病不愈，情绪低落，肝气不舒，横逆犯胃，正如《杂病源流犀烛·胃病源流》云："胃病，邪干胃脘病也。……惟肝气相乘为尤甚，以木性暴，且正克也"，患者中焦气滞与肝气郁结互为因果，以致病情反复，症见胃脘胀痛、恶心、呕吐；肝气郁结日久，化火生热，邪热犯胃，致肝胃郁热，见口干、口苦、时烧心、泛酸、大便干；舌质稍红，苔黄稍腻，脉弦数符合肝胃郁热征象，舌体胖大乃病人脾虚之象。故诊为胃痛，辨证属肝胃郁热，治宜疏肝和胃健脾，方以香砂六君子汤加减。方中白术、茯苓、陈皮健脾益气；木香、砂仁化湿醒脾；半夏消痞散结；厚朴、枳实行气破气；柴胡、郁金、乌药疏肝解郁；黄连、吴茱萸，寒热并用，辛开苦降，通畅气机，可清泻肝胃郁热；柿蒂降逆止呕；草决明清肝润肠；刘寄奴醒脾开胃而又破血通络，对胃病久治不愈者尤为适宜。诸药合用，标本兼治，切中病机。

案8 胃痛（糜烂出血性胃炎）

范某，男，45 岁。初诊：2010 年 8 月 16 日。

主诉：间断性胃脘部胀痛 1 年余，加重 10 余天。

病史：患者于 2009 年 6 月因饮食不当出现胃脘部胀闷不适，伴疼痛，遂至黄河中心医院胃镜检查提示：反流性食管炎，糜烂出血性胃炎，十二指肠球炎。经给予药物（具体用药不详）治疗后症状缓解。此后胃痛症状时有发生。约 10 天前，患者因过食寒凉食物导致胃痛再次发生。现症见：胃脘部胀痛，进食后尤甚，嗳气，纳差，无饥饿感，睡眠可，大便日行 2 ~ 3 次。舌质淡，舌边尖红，舌体胖大，边有齿痕，脉弦滑。

中医诊断：胃痛（脾虚肝郁）。

西医诊断：糜烂出血性胃炎。

治法：健脾疏肝和胃。

方药：香砂六君子汤加减。

白术 10g，茯苓 15g，陈皮 10g，半夏 10g，木香 6g，砂仁 10g，厚朴 10g，枳壳 10g，郁金 10g，乌药 10g，柴胡 6g，柿蒂 15g，西茴 10g，刘寄奴 15g，炒薏苡仁 30g，知母 12g，甘草 3g，生姜 10g。七付，水煎服。

医嘱：忌食生冷、辛辣等刺激性食物，勿饮酒。

二诊：2010 年 8 月 24 日，胃胀痛较前明显较前，食欲好转，便溏，日行 2 ~ 3 次，考虑其为脾虚湿盛所致，诃子 10g 以涩肠止泻，另予桔梗 10g，取其性升散以助脾气升提。七付，水煎服。

三诊：2010 年 9 月 2 日，胃胀痛症状已不明显，仍觉胃中隐隐不适，大便已成形，日行 1 ~ 2 次。治疗仍以健脾疏肝和胃为主，去辛散之柴胡、桔梗；知母性寒质润，脾虚者不宜久用，故以白芍代之，取其酸甘敛阴之性；另以桂枝 6g 温补脾阳、助脾运化，李老常言"脾虚是气虚，甚者阳虚"，因此，脾胃久病患者在益气健脾的同时，可酌情加用小量桂枝以温运脾阳。十付，水煎服。嘱患者汤药服完后，继续服用香砂养胃丸以巩固疗效。

按语 患者一年前由于饮食不节出现胃脘部不适，疼痛等症，虽经治疗症状缓解，但外邪已入中焦脾胃，由于未再继续治疗，其后胃痛时有发生。"正气存内，邪不可干，邪之所凑，其气必虚"，外邪侵袭，脾胃受损，加之久病缠绵不愈，渐至中气不足，气虚中焦气机升降失常，且胃痛时作，患者情志不畅，遂至肝气郁结。因此，患者辨为脾虚肝郁证，见食后胃脘胀痛，纳差，嗳气，便溏，其舌脉亦为脾虚肝郁之象，治以健脾疏肝和胃为主，方选香砂六君子汤加减。李老治疗脾胃疾病喜以该方加减，香砂六君子汤中白术、茯苓、陈皮、炒薏苡仁四味健脾益气、和胃渗湿；砂仁、木香、枳壳、厚朴调畅气机，醒脾和胃，补运相合；郁金、柴胡疏肝解郁以助脾运；此外方中李老尤其喜用乌药、西茴以加强理气解郁和胃之功，针对该患者胃黏膜糜烂出血以刘寄奴通络止血祛瘀，知母滋养胃阴，以防芳香理气太过。对于脾胃病李老认为"脾本虚证，无实证，胃多实证"；"治脾兼治胃，治胃亦必兼治脾，脾胃病不可单治一方"；"治脾胃必须紧密联系肝"。脾胃居于中焦是升降之枢，脾胃既病，则必然影响气机运转，故治疗脾胃病应重视对气机的调理，而肝主疏泄，因此，李老治疗脾胃病在健脾和胃的同时，重视疏肝理气，中焦脾胃全在"健"、"运"二字。

案 9　胃痛（慢性浅表性胃炎、胃溃疡）

杨某，女，48 岁。初诊：2012 年 12 月 18 日。

主诉：间断性胃脘部疼痛 2 月余。

病史：患者于 2012 年 10 月因饮食不当出现胃脘部疼痛，遂至当地医院胃镜检查示：慢性浅表性胃炎，胃多发溃疡伴灶状低级别上皮内病变，十二指肠球部溃疡。经给予西药治疗后，症状缓解。约 10 天前，患者因过食生冷食物导致胃痛再次发作。现症见：胃脘部疼痛，时有泛酸，咽部异物感，纳差，睡眠稍差，二便无明显异常，舌质淡，舌体胖大，边有齿痕，苔薄白，脉沉细。

中医诊断：胃痛（脾胃气虚）。

西医诊断：慢性浅表性胃炎、胃溃疡。

治法：益气健脾和胃。

方药：香砂六君子汤加减。

党参 15g，白术 10g，茯苓 15g，陈皮 10g，半夏 10g，木香 6g，砂仁 10g，厚朴 10g，枳壳 10g，郁金 10g，乌药 10g，刘寄奴 15g，白及 10g，乌贼骨 12g，西茴 10g，知母 12g，甘草 3g，生姜 10g，七付，水煎服。

医嘱：忌食辛辣、生冷等刺激性食物。

二诊：2012 年 12 月 26 日，胃痛减轻，舌质淡红，舌体胖大，边有齿痕，苔白稍厚。按上方加柴胡 6g，桔梗 10g。二十剂，水煎服。

三诊：2013 年 2 月 18 日，胃痛已不明显，时有胸闷，咽部仍有异物感，舌体胖大，边有齿痕，苔薄白。按上方去白及，加全瓜蒌 15g，山豆根 10g，苏梗 10g，十五付，水煎服。并嘱患者中药服用完后，继服香砂养胃丸以巩固疗效。

按语 胃痛的发生，主要由外邪犯胃、饮食伤胃、情志不畅和脾胃素虚等，导致胃气郁滞，胃失和降，不通则痛。病变部位在胃，但与肝脾的关系极为密切。治疗以理气和胃止痛为主，重视疏肝和健脾，根据不同病机而采取相应治法。李老认为本案患者依据发病诱因及症状、舌脉所见，病机为脾胃气虚之证，治以益气健脾和胃，方用香砂六君子汤加减治疗。药取党参、白术、茯苓、甘草即四君子汤补中益气汤，健脾和胃，立足补虚促运；辅以陈皮、半夏、枳壳、厚朴助胃之降，行胃之滞；木香、砂仁助脾之运，疏脾之郁；郁金、乌药、刘寄奴活血行气，通络止痛；白及、乌贼骨收敛止血；西茴、生姜温运脾胃、止痛。诸药合用，共奏健脾益气，和胃止痛之功。李老指出，本案的特点是患者因饮食不当，伤及脾胃，久之而致脾胃气虚。一则无以温煦荣养胃腑，以致疼痛；二则无以推动脾胃之纳运、升降，而致疼痛。复因过食生冷，损伤脾气，致脾失运化，胃气郁滞而再发胃痛。治以香砂六君子汤加味，突出了李老脾宜健、胃宜和的学术思想。同时应用郁金、乌药不忘疏肝之郁。二诊、三诊中根据病情随症加减，应用疏肝解郁、理气宽胸、清气利咽等法。

案 10 胃痛（糜烂性胃炎，复合性溃疡）

杨某，女，68 岁。初诊：2011 年 9 月 24 日。

主诉：间断性胃脘部疼痛 2 月余。

病史：患者于 2 月前无明显诱因出现胃脘部疼痛，时有干呕，遂至河南省人民医院胃镜检查提示：平坦糜烂性胃底炎，隆起糜烂性胃窦炎，复合性溃疡，经治症状缓解后出院，此后胃痛症状时有发生。现症见：胃脘部隐痛，时有干呕，后背胀痛，纳差，二便无明显异常。

中医诊断：胃痛（脾虚肝郁）。

西医诊断：糜烂性胃炎，复合性溃疡。

治法：健脾疏肝解郁。

方药：香砂六君子汤加减。

白术10g，茯苓15g，陈皮10g，半夏10g，木香6g，砂仁10g，厚朴10g，枳壳10g，西茴10g，柴胡6g，刘寄奴15g，元胡10g，知母12g，甘草3g，生姜10g。七剂，水煎服。

二诊：2011年9月30日，服药后胃痛减轻，时有腹胀。按上方加萝卜种15g。七剂，水煎服。

三诊：2011年10月8日，胃痛、胃胀减轻，时有泛酸。按上方去知母，加刀豆子12g。七剂，水煎服。

四诊：2011年10月15日，时有泛酸、烧心。按上方去木香，加香附10g、乌贼骨15g。十剂，水煎服。

五诊：2011年10月28日，胃痛已不明显，大便溏，日行2次。按上方去元胡，加薏苡仁30g，泽泻12g。十剂，水煎服。

随访结果：坚持服药半年余，2011年12月27日在河南省人民医院胃镜检查提示：慢性红斑性胃窦炎，陈旧出血性胃底炎。复合性溃疡已痊愈。

按语 《医学真传·心腹痛》云："夫通者不痛，理也。但通之之法，各有不同。调气以和血……虚者助之使通，寒者温之使通，无非通之之法也。"本例患者年龄较大，胃脘部隐痛，时有干呕，后背胀痛，纳差，二便无明显异常。初步可判断为脾虚夹气滞无异，脾虚运化失司，升降失调，故时有干呕、纳差、腹痛，肝气郁滞故后背胀痛，亦有"治胃病不理气非其治也"之义，脾虚肝郁之病机亦可彰显，故可以香砂六君子汤加减健脾疏肝理气为法则，白术、茯苓、陈皮、半夏、木香、砂仁、厚朴、枳壳健脾理气，刘寄奴醒脾开胃，香附、柴胡、西茴、元胡疏肝理气止痛，萝卜种理气消胀，泛酸、烧心加刀豆子、乌贼骨随证加减即可，健脾解郁、疏肝理气之药具备，故患者坚持服药而能收到比较好的效果，"见肝之病，知当传脾"亦可结合四诊扩展为"见脾之病，亦需时时顾护肝之条达"之义。

案11 胃痛（反流性食管炎，十二指肠球部溃疡）

郭某，男，52岁，北京市人，干部。初诊：2012年12月11日。

主诉：胃嘈杂，腹胀，泛酸6年余。

病史：2010年12月因饮酒，感觉嘈杂泛酸日益加重，在北京某大医院诊断为反流性食管炎，服用西药奥美拉唑等初始有所缓解。近日病情加重，服用中西药物无效，胃脘部疼痛，得食痛减，失眠头晕，面色萎黄，舌质淡暗，舌体胖大，舌苔薄白稍腻，脉弦细。

中医诊断：胃痛（脾虚肝郁，肝胃不和）。

西医诊断：反流性食管炎，十二指肠球部溃疡。

治法：健脾疏肝和胃。

方药：香砂温中汤合左金丸加减。

白术10g，茯苓15g，陈皮10g，旱半夏10g，香附10g，砂仁10g，乌药10g，木香

10g，厚朴 10g，吴萸子 3g，黄连 4g，煅瓦楞子 15g，夜交藤 30g，合欢皮 15g，刘寄奴 15g，天麻 10g，甘草 3g。20 剂，水煎服。

嘱：忌生冷寒凉，应饮食规律，戒饮酒郁怒。

2012 年 12 月 21 日电话称，诸证消失。李老嘱原方继服 20 剂，以资巩固。

按语 本例患者因长期饮酒，饮食不节，工作劳累，加之肝气不疏，横逆犯胃，肝气上逆，气血瘀滞导致溃疡，而致胃痛。据四诊合参，辨证为脾胃虚寒，肝胃不和。治疗当以温中散寒，健脾疏肝和胃。李老对此类胃病常用香砂温中方加减。药用白术，茯苓，健脾以促运化；陈皮，砂仁，木香，旱半夏，厚朴，香附疏肝理气，和胃降逆；黄连，吴茱萸，清泻肝火，开泄肝郁，辛开苦降；刘寄奴活血通络，散瘀止痛，气顺瘀散，胃络流畅，其痛可止；煅瓦楞子制酸止痛；合欢皮，夜交藤，天麻，宁心安神，以助睡眠。本案患者由于脾虚为本，肝郁气滞，血瘀为标。故治疗中立足于健脾，使脾气健运则肝气得行，瘀则化；同时疏肝，理气，行气，活血之药更有利于健脾。李老认为，脾胃病不可单治一方，应健脾疏肝和胃三者兼顾，并且各有侧重，在治疗中胃腑以通为贵，脾以健运为常，肝以疏泄为用，方药采用通补，运补，疏补的原则，使脾胃功能得以康复。

案12　胃痛（慢性浅表性胃炎，反流性食管炎）

王某，女，16 岁。初诊：2013 年 2 月 18 日。

主诉：胃痛，呃逆，泛酸，口干口苦半年，加重半月。

病史：2012 年 8 月开始呃逆，腹胀，吞酸嘈杂。胃镜检查显示：慢性浅表性胃炎。在某省级医院服西药，静脉点滴，效果差。出院后因春节饮食不节，致呃逆，泛酸加重。现患者胃痛，心烦急躁，呃逆连连，饮食减少，口干口苦，吞酸嘈杂，无法正常上学。舌质淡暗，舌体胖大，边尖红，苔薄白，脉弦细。

中医诊断：胃痛（脾胃虚弱，肝郁气滞化火）。

西医诊断：慢性浅表性胃炎、反流性食管炎。

治法：健脾疏肝、降逆和胃。

方药：温中方，丁香柿蒂散，左金丸化裁。

土炒白术 10g，茯苓 15g，陈皮 10g，半夏 10g，香附 10g，砂仁 10g，刀豆子 18g，柿蒂 15g，吴茱萸 5g，黄连 5g，煅瓦楞子 15g，知母 10g，花粉 15g，乌药 10g，元胡 10g，郁金 10g，木香 8g，甘草 3g。14 剂，水煎服。半年后随访痊愈未复发。

按语 根据该患者舌质淡暗，舌体胖大，腹胀，脉弦细辨证为脾胃病日久，脾胃虚弱，中阳运化无力。水湿内停，土壅木郁，致肝失疏泄，气机郁结。气有余便是火，气郁化热，火热灼胃，则胃脘灼痛，嘈杂，泛酸，口干口苦，舌边尖红。脾胃虚弱，运化无力，食滞中脘，出现脘腹胀满，厌食等症状。

方中白术、茯苓、砂仁、陈皮、旱半夏，健脾益气，燥湿化湿；香附、乌药、木香、元胡、郁金理气和胃，解郁止痛；刀豆子、柿蒂伍用出自《济生方》"柿蒂汤"，此案中用刀豆子代替丁香，因患者舌边尖红，肝郁化热，故和胃降逆，止呃逆；黄连、吴茱萸辛开苦降，知母、花粉清热生津；煅瓦楞子止酸。此案中，黄连和吴茱萸的用量，若热重于寒，黄连用量大于吴茱萸，寒重于热，吴茱萸用量大于黄连。本案寒热无大差别，黄连和吴茱萸的用量相等。用药之巧在于辨证，根据中医理论，四诊辨证得出用药心得。

在本案的治疗中体现了李老健脾化湿、疏肝理气、清热和胃的治疗原则。

案13 胃痛（慢性胃窦炎）

唐某某，男，50岁。初诊：2010年8月20日。

主诉：胃脘胀满疼痛、吐酸十余年。

病史：患者胃脘部不时疼痛胀满，发作时呕吐酸水，间断发作十余年。平时胃脘部有烧灼感，嗳气，每因饮食不节，过食生冷、油腻，或饮酒而发病。曾到广州、上海等地用西药治疗，虽可见一时之效，但易复发，十余年来病情逐渐加重，故慕名而来求诊。现在症，腹部胀满，慢性疼痛，痛连两胁，食欲不振，胃部自感有气体上冲，嗳气多，胃有烧灼感，甚则呕吐酸水、嘈杂，晨起口干口苦，大便时干时溏，胃镜多次检查提示：慢性胃窦炎。患者形体偏瘦，面色萎黄，除上述症状外，有时心烦急躁，伴有神疲乏力，记忆力减退，舌苔偏白而腻，舌边红，脉沉弦细。

中医诊断：胃痛（肝胃不和 肝火犯胃）。

西医诊断：慢性胃窦炎。

治法：疏肝和胃，理气降逆。

方药：自拟香砂和中汤与左金丸加减。

土炒白术10g，茯苓15g，陈皮10g，旱半夏10g，炒香附10g，砂仁10g，厚朴10g，乌药10g，知母10g，吴茱萸5g，黄连7g，煅瓦楞子15g，丁香6g，柿蒂15g，刘寄奴15g，元胡10g，炒小茴香10g，木香8g，甘草3g。20剂水煎服。日1剂二次服。

医嘱：勿食生冷油腻，勿饮酒，保持情志舒畅。

二诊：2010年9月15日。上方服药20剂后诸证大减，服药一周后胃部未再疼痛，也未吐酸、嘈杂、烦躁、嗳气消失。胃脘胀满基本消失，食欲增加，晨起未再见口干口苦，大便稍干，精神好，舌苔舌质正常，脉象沉弦。根据上述症状可见肝气已疏泄条达，脾胃升降已复，气机基本通畅，仍据上法加减治疗。

处方：太子参15g，土炒白术10g，茯苓12g，陈皮10g，旱半夏10g，炒香附10g，砂仁8g，厚朴10g，乌药10g，吴茱萸5g，黄连5g，煅瓦楞子12g，炒栀子8g，木香8g，青皮10g，甘草3g。30剂水煎服。服15剂后，两日1剂，以资巩固。

当年春节来电，30剂药服完后，数月来胃病未再复发，胃病痊愈。

按语 本案属中医之胃痛，西医为慢性胃窦炎，病虽在胃，但与肝密切相关。本病症见胃部有烧灼感，重则吐酸，时而疼痛连及两胁，心烦急躁，舌边偏红，脉弦。显系肝胃不和，肝郁化火，横逆犯胃，胃失和降，故嘈杂、吐酸、灼热、时而口干口苦。正如《素问·至真要大论》说："诸逆冲上，皆属于火；诸呕吐酸，暴注下迫，皆属于热。"火热当清，气逆当降，久病胃弱，故治宜健脾和胃，疏肝理气降逆之法。方用香砂和中汤和左金丸加减。方中白术、茯苓、陈皮、半夏、砂仁、厚朴健脾和胃降逆；吴茱萸、黄连降逆清热，一诊方黄连重于吴茱萸，偏于清肝胃之火；丁香、柿蒂降逆，香附、小茴香、乌药等疏肝理气，肝气疏泄条达，脾胃得健，气机通畅，气机不郁则肝胃之火自清，自不横逆犯胃；本病气郁日久，胃部疼痛，系气滞血瘀加刘寄奴、元胡以理气活血化瘀而痛自解。诸药合用，共收健脾疏肝，理气活血清热之功，不治酸而酸自止，尤其配以左金丸，辛开苦降，肝胃同治，泻火而不致凉过，降逆而不碍火郁，相反相成，肝气条达，肝胃火清，胃气得降，升降正常，故诸证自愈。二诊去丁香、柿蒂、小茴香、刘寄奴、元胡、煅瓦楞子等，以减轻疏肝理气之品，加太子参益气健脾，减黄连量而吴茱萸黄连等量，以辛开苦降，和胃降逆，以资巩固而防复发。

十五、胃 痞

案1 胃痞（慢性萎缩性胃炎）

薛某，男，57岁。初诊：2010年9月14日。

主诉：间断性胃脘部胀闷不适1年余，加重1周。

病史：患者于1年前因过食油腻食物出现胃脘部胀闷不适，未经系统诊治。此后，胃胀每逢饮食不当或情志不畅而发作。约1周前，患者因劳累过度复加饮食不当出现胃脘部胀痛，遂至河南中医学院第一附属医院胃镜检查提示：慢性萎缩性胃炎。病理诊断：（胃窦）慢性萎缩性胃炎，局灶腺体肠上皮化生。现症见：胃脘部胀痛，进食后尤甚，频发嗳气，纳差，便溏，大便排出不爽，日行一次，睡眠稍差舌质暗，舌体胖大，苔薄白，脉弦滑。

中医诊断：胃痞（脾虚肝郁）。

西医诊断：慢性萎缩性胃炎。

治法：疏肝健脾解郁。

方药：香砂六君子汤加减。

白术10g，茯苓15g，陈皮10g，半夏10g，木香6g，砂仁10g，厚朴10g，枳壳10g，郁金10g，乌药10g，焦三仙各12g，柿蒂15g，炒薏苡仁30g，刘寄奴15g，丹参15g，甘草3g，生姜10g，七付，水煎服。

医嘱：忌食生冷、辛辣食物，保持心情舒畅。

二诊：2010年9月21日。胃胀减轻，舌质淡红，舌体胖大，苔黄稍腻，脉弦滑。患者服药后胃气见充，脾胃运化功能渐渐恢复，故见胃胀减轻，而其舌质红，苔黄稍腻乃中焦气机不畅，郁而化火之象，以莪术10g行气破气，消食化积；夜眠仍差，以酸枣仁15g宁心安神，改善睡眠。二十付，水煎服。

三诊：2010年10月3日。饮食稍不当时胃痛时有发生，乏力，皮肤时有瘙痒，饮食及睡眠稍差。治疗仍遵前法，加黄芪15g以助中气培补；以地肤子12g燥湿止痒。

方药：黄芪15g，白术10g，茯苓15g，陈皮10g，半夏10g，香附10g，砂仁10g，厚朴10g，枳壳10g，乌药10g，焦三仙各12g，柿蒂15g，炒薏苡仁30g，刘寄奴15g，丹参15g，莪术10g，酸枣仁15g，地肤子12g，甘草3g，生姜10g。三十付，水煎服。

四诊：2010年11月29日。胃痛症状近日发作减少，时有腹胀，皮肤瘙痒已不明显，饮食及睡眠较前明显好转。按上方去砂仁、莪术、酸枣仁、地肤子，加白蔻10g、西茴10g、佛手10g以增强行气理气之力，四十付，水煎服。

五诊：2011年1月12日。胃胀痛症状近日未再发作，双眼干涩不适，大便干，2~3日一行。按上方去活血化瘀之丹参、刘寄奴，加草决明18g、青葙子10g、密蒙花10g清肝明目，且草决明兼有润肠通便之功。四十付，水煎服。

六诊：2011年3月29日。眼干涩症状减轻，时有头晕，大便稍干，皮肤时有瘙痒，按上方去黄芪、炒薏苡仁、西茴、柿蒂、青葙子，加天麻10g、菊花10g平肝熄风治疗头晕；复以地肤子12g燥湿止痒、生薏苡仁30g润肠通便。四十付，水煎服。

追访结果：此后又坚持服药7月余，2011年10月10日在河南省军区医院胃镜检查示：贲门炎、慢性浅表性胃炎、胃小息肉、糜烂性十二指肠球炎；病理诊断：（胃底穹隆）慢性浅表性胃炎伴间质内出血，（胃窦）慢性浅表性胃炎，萎缩性胃炎已痊愈。

按语　该患者中老年男性，正气渐虚，中焦脾胃运化功能减弱，加之一周前劳累过度饮食不节故见胃脘部胀痛，进食后尤甚，纳呆，便溏，舌体胖大；中焦气虚加之情绪不畅，故见睡眠差、舌质暗、脉弦。中医诊为胃痞，辨证属脾虚肝郁证。治宜健脾益气、疏肝解郁，方药选香砂六君子汤加减。李老认为萎缩性胃炎中医病机多属"脾虚、胃实、肝郁"，治疗当遵"脾宜健、胃宜和、肝宜疏"的原则。香砂六君子汤中白术、茯苓、炒薏苡仁健运中焦；陈皮、半夏燥湿化痰；木香、砂仁、厚朴、枳壳、乌药、郁金疏肝解郁；刘寄奴、丹参活血通络；柿蒂降逆消痞。诸药合用有健脾、疏肝、和胃之功，是李老治疗萎缩性胃炎常用方剂。

该患者饮食不节出现胃脘部不适，未予重视，未系统治疗，其后每因饮食不节或情志不舒即感胃部不适，胃镜示慢性萎缩性胃炎，肠上皮化生。慢性萎缩性胃炎多由长期不良刺激发展而来，长期饮食不节、情志刺激是最主要的病因之一。患者前后治疗1年余，诸症痊愈，复查胃镜未再提示萎缩性胃炎。李老治疗萎缩性胃炎临床经验丰富，治疗过程中紧紧抓住"脾虚肝郁"这一病机主线，以"健运中焦、疏肝理气"为主要治疗原则，随证加减，治疗过程中要求患者做好配合（包括饮食、情志等）。

案2　胃痞（慢性萎缩性胃炎）

周某，男，64岁。初诊：2012年9月28日。

主诉：间断性胃脘部胀闷不适40余年，加重1月。

病史：患者于40余年前因饮食不当出现胃脘部胀闷不适，经中西药物治疗后病情时轻时重。约1月前，患者因过食生冷食物导致胃脘部胀闷不适症状再次发生，并伴有隐痛，频发嗳气，纳眠差，大便干，2～3日一行，舌质红，舌体胖大，苔薄黄，脉弦滑。2011年2月10日在郑州大学第二附属医院胃镜检查提示：慢性浅表—萎缩性胃炎。HP（+）。病理诊断：（胃窦）慢性萎缩性胃炎伴肠上皮化生。

中医诊断：胃痞（气阴亏虚）。

西医诊断：慢性萎缩性胃炎。

治法：益气健脾养阴。

方药：香砂六君子汤加减。

太子参12g，白术10g，茯苓15g，陈皮10g，半夏10g，木香6g，砂仁10g，厚朴10g，枳壳10g，柴胡6g，郁金10g，乌药10g，西茴10g，刘寄奴15g，焦三仙各12g，佛手10g，桂枝5g，炒白芍10g，甘草3g。二十付，水煎服。

医嘱：饮食以清淡宜消化的食物为主，忌食生冷食物。

二诊：2012年11月8日。患者胃胀减轻，此乃中焦脾胃运化功能逐渐恢复之象，然仍时有嗳气，大便2～3日一行。按上方加柿蒂15g以降胃中逆气；加炒薏苡仁30g以健脾渗湿止泻。十五付，水煎服。

三诊：2012年11月30日。患者时有腹胀，治疗仍遵前法，加萝卜种15g以增强行气消胀之功，嗳气已不明显，故去柿蒂。十五付，水煎服。

四诊：2012 年 12 月 16 日。纳差，时有腹胀，进食后尤甚，舌体胖大，苔白腻。患者经治近三月，此次就诊，仍诉纳差，腹胀，查其舌体胖大，苔白腻，考虑其脾虚证基础上已有寒湿困脾之象，患者气虚水湿不运，湿困中焦，从寒而化，故复见纳差、腹胀等症。此为寒湿之象初现，尚未发展至怕冷、脘腹手足冰凉等症，故治疗仍以健运中焦、化湿驱邪为主，辅以温化寒湿，上方中加佩兰 10g 以芳香化湿；鸡内金 12g 以健脾消积；患者老年男性故以肉苁蓉 12g 温补肾阳，肾阳充足，脾阳得以温煦，则中焦寒湿得化。

追访结果：此后，坚持服药近半年，2013 年 5 月 17 日在河南中医学院第一附属医院胃镜检查示：慢性萎缩性胃炎，糜烂性胃炎，十二指肠球部溃疡。病理诊断：（胃窦）浅表性胃炎伴活动，萎缩性胃炎已痊愈。

按语　患者老年男性，间断性胃脘不适 40 余年，邪客中焦，久病不愈，而中焦脾胃为气血化生之源，饮食进入体内后，由脾胃化生为水谷精微，以充气血。脾胃受邪，中焦运化失司，气血化生之源，病久以致气阴亏虚，气虚可见胃脘部不适、嗳气、纳差、舌体胖大；阴虚见胃脘隐痛、大便干、舌质红等。患者舌苔薄黄，脉弦滑为运化失司、气机阻滞之象，治疗应标本兼治，健脾益气养阴以固其本；行气理气化湿以治其标。萎缩性胃炎多由胃部长期慢性炎症刺激发展而来，李老认为本病常以"脾虚、胃实、肝郁"为其病机特点，治疗喜用香砂六君子汤或香砂温中汤加减治疗。针对本例患者其虽有胃阴虚症见，但仍以脾虚、气郁为主证，故治疗李老仍以香砂六君子汤加减。方中白术、云苓、焦三仙健脾益气；陈皮、半夏燥湿化痰；厚朴、枳壳、木香、乌药、西茴理气和中；柴胡、郁金行气解郁疏肝；砂仁醒脾和胃；《本草汇》云刘寄奴有"通经佐破血之方，散郁辅辛香之剂"的功效，是李老常用治疗萎缩性胃炎的药物之一。太子参味甘，微温，补脾益气生津，且药性平和，尤其适用于虚人初用补剂，以防峻补壅塞。桂枝温运脾阳，合白芍，一散一收，调和阴阳。李老常言"治胃阴虚用药宜轻灵甘凉"，尤其对该患者更是如此，理气太过温燥则易伤阴，养阴太过滋腻则易助湿，而湿困脾胃则邪难速去。因此药味宜轻，药量宜少，故纵观全方，虽以香砂六君子为主药，然从炒白芍、佛手、太子参等药的使用及木香、砂仁等温燥药物的用量上皆体现了"轻灵甘凉"的思想。

案3　胃痞（十二指肠球部溃疡 H1 期，幽门不完全性梗阻）

胡某，女，47 岁，工人。初诊：2010 年 1 月 29 日。

主诉：胃胀 2 年余，加重伴呕吐半年。

病史：2 年前因长期饮食不节出现胃胀，饭后稍甚，自服莫沙必利、吗丁啉后缓解，未进行系统治疗。但后来逐渐胃痛，饥饿时明显，进食后好转，服上述药物及抑酸剂后无明显改善，遂至当地医院查胃镜提示：十二指肠球部溃疡，间断给予中、西药物（具体不详）治疗，上症时轻时重，反复发作。半年来，胃胀加重，并时出现呕吐，呕吐物为胃内容物，无发热，无腹泻，体重下降，影响正常工作，至市某医院查胃镜提示十二指肠球部溃疡 H1 期，幽门不完全性梗阻。为求进一步中药治疗，遂来我门诊求治。现症见：胃胀，稍食即胀，呕吐，频繁发作，嗳气，进食少量流食，食欲不振，疲乏无力，面色萎黄，形体消瘦，大便量少，2~3 日一行，舌质淡，体胖大，苔白腻，脉弦滑稍细。

中医诊断：胃痞（脾虚肝郁，胃失和降）。

西医诊断：十二指肠球部溃疡 H1 期，幽门不完全性梗阻。

治法：健脾疏肝，降逆和胃。

方药：香砂六君子汤加减。

白术 10g，茯苓 15g，陈皮 10g，半夏 10g，木香 10g，砂仁 10g，厚朴 10g，枳壳 10g，郁金 10g，乌药 10g，焦三仙各 12g，西茴 10g，柿蒂 15g，刘寄奴 15g，甘草 3g，生姜 3 片为引。七剂，水煎服，日一剂。

医嘱：忌服辛辣刺激性食物，规律饮食，畅情志。

二诊：2010 年 2 月 7 日复诊。服上药后，胃胀明显减轻，胃痛缓解，余无改善，舌脉同前。守上方加柴胡 6g，继服十五剂，水煎服，日一剂。

医嘱：同上。春节期间勿多食，务必控制饮食。

三诊：2010 年 2 月 24 日。春节过后复诊，服上药后，稍有胃胀，呕吐次数明显减少，食欲增加，能进食少量非流食，大便基本 1~2 日一次，偶嗳气，身感较前有力，但受凉后仍感胃痛，得温则减，舌质淡胖，苔薄白，脉弦细稍滑。可见胃之和降逐渐恢复，脾胃虚寒之象较明显，故守上方加黄芪 15g，桂枝 6g，有"黄芪建中汤"之意，以达温中健脾之力。继服十剂，水煎服，日一剂。

医嘱：同上。

四诊：2010 年 3 月 6 日复诊。患者基本恢复如前，胃胀胃痛基本消失，呕吐基本未再发作，精神明显改善，偶感烧心，余无不适。守上方去桂枝、刘寄奴，加煅瓦楞 15g，继服十剂，水煎服，日一剂，以巩固治疗。

经上述不足两个月的治疗，患者精神状态恢复如前，正常生活，上症未再复发。建议复查胃镜，但患者恐惧胃镜检查，目前尚未查胃镜。

按语 胃痞是指心下痞塞，胸膈满闷，触之无形，按之不痛、望无胀大，且常伴有胸膈满闷，得食则胀，嗳气则舒。多为慢性起病，时轻时重，反复发作，缠绵难愈。发病和加重常与饮食、情绪、起居、冷暖等诱因有关。乃中焦气机阻滞，升降失和而成，如《素问·六元正纪大论》云："太阴所至为积饮否隔。"又如《素问病机气宜保命集》云："脾小能行气于肺胃，结而不散则为痞"。李老认为胃痞与肝脾胃密切相关，脾主运化，胃主受纳，肝主疏泄，脾宜健，肝宜疏，胃宜降，三者升降相因，疏运相和，气机通畅，无痞塞之病。本例患者疲乏无力，面色萎黄，形体消瘦，舌质淡，体胖大，苔白腻为脾虚湿盛。因饮食伤脾，日久脾虚失运，胃失和降，土虚木壅，中焦气机阻滞，升降失和而成痞证，因此立法为健脾疏肝，降逆和胃，以健脾为主，以香砂六君子汤健脾理气，厚朴、枳壳、柿蒂和胃降逆止呕，刘寄奴、郁金、乌药、西茴疏肝行气止痛，焦三仙消食和胃，十二指肠球部溃疡伴幽门不完全性梗阻器质性病变，经治而愈。

案 4 胃痞（慢性萎缩性胃炎）

刘某，女，51 岁，干部。初诊：2010 年 4 月 12 日。

主诉：胃胀 10 余年，加重伴胃痛一周。

病史：10 年来，患者反复出现胃胀，情志不畅或饮食不慎后易发作，伴嗳气，时恶心呕吐，甚则不欲食，时轻时重，每次发作至社区医院或自服吗丁啉片、奥美拉唑胶囊、荆花胃康胶丸等增强胃肠功能的药物，刚开始效果明显，但疗效逐渐降低。近一周，因生气后心情郁闷，上述症状加重，并出现胃痛，泛酸，服上药后，胃胀胃痛不减，于2010 年 4 月 9 日至河南中医学院第一附属医院查胃镜回示：食管炎，慢性萎缩性胃炎，HP（–）；病理诊断：胃窦：慢性萎缩性胃炎，局灶腺体肠上皮化生。得知我科在做萎缩性胃炎课题，遂至我门诊求治。现症见：胃胀，稍进食后明显，伴胃脘隐痛，与饮食无关，嗳气，时泛酸，无烧心，乏力，偶头晕，纳差，食量较前减少 1/3，眠差，大便干2~3 日一行，舌质淡暗，边尖红，体稍胖大，苔薄白腻，脉弦细。

中医诊断：胃痞（脾虚肝郁）。

西医诊断：慢性萎缩性胃炎。

治法：健脾疏肝，理气和胃，消食导滞。

方药：香砂六君子汤加减。

白术 10g，茯苓 15g，陈皮 10g，半夏 10g，木香 10g，砂仁 10g，厚朴 10g，枳实 10g，柴胡 6g，郁金 10g，乌药 10g，西茴 10g，柿蒂 15g，鸡内金 12g，刘寄奴 15g，甘草 3g，生姜 3 片为引。七剂，水煎服，日一剂。

医嘱：规律饮食，保持心情舒畅。

二诊：2010 年 4 月 20 日复诊。服上药后，胃脘胀痛减轻，余无明显变化，大便干2~3 日一行，守上方加草决明 18g 以润肠通便，以达"六腑以通为用"，继服十剂，水煎服，日一剂。

医嘱：合理饮食，可适当食粗纤维食物，一定量的运动，保持心情舒畅。

三诊：2010 年 5 月 2 日复诊。服上药后，大便正常，日一次，胃脘胀痛基本消失，仍有轻微按压痛，时泛酸，身感乏力，舌质稍红，舌体胖大，苔薄白，脉弦细。依病情变化，调整方药如下：

白术 10g，茯苓 15g，陈皮 10g，半夏 10g，木香 10g，砂仁 10g，厚朴 10g，枳壳 10g，郁金 10g，乌药 10g，柿蒂 15g，西茴 10g，知母 12g，黄连 6g，吴茱萸 4g，甘草 3g，生姜3 片为引。十剂，水煎服，日一剂。

四诊：2010 年 5 月 15 日复诊。服上药后，诸症明显改善，泛酸消失，食欲及乏力感改善不明显，守上方去黄连、吴茱萸，加焦三仙各 12g，黄芪 15g，以增强改善食欲，益气之力。继服十五剂，水煎服，日一剂。

医嘱：合理饮食，心情舒畅，坚持服药，半年后复查胃镜。

治疗结果：随症加减治疗至 2012 年 12 月份，于 2013 年 5 月 10 日在河南中医学院第一附属医院复查胃镜提示：慢性浅表性胃炎；病理诊断：（胃窦）黏膜慢性炎伴局灶腺体肠上皮化生。

按语 慢性萎缩性胃炎属于中医痞证范畴，李老把萎缩性胃炎大致分为脾虚与胃阴不足两个类型，本案为饮食伤脾，情志不畅伤肝，脾失健运，肝失疏泄，气机不畅而成痞证。李老重视脾宜健、肝宜疏、胃宜降，而萎缩性胃炎均为慢性疾病，患者精神压力大，久病易虚，脾胃为后天之本，气血生化之源，因此健脾理气为治疗着眼点，同时辅以疏肝解郁，用香砂六君子汤健脾益气为主，厚朴、枳实、柴、郁金、乌药、西茴、刘寄奴疏肝理气，柿蒂、鸡内金消食和胃降逆，经一个疗程治疗，患者症状消失，病理示黏膜慢性炎。

十六、呕 吐

案1 呕吐（十二指肠瘀滞综合征）

刘某，女，15岁，学生。初诊：2012年9月17日。

主诉：恶心、呕吐近半年，加重十余天。

病史：半年来，患者无明显诱因出现恶心、呕吐，间断发作，仰卧位明显，自幼脾胃虚弱，形体消瘦，侧卧或服胃复安片可缓解。曾因恶心较剧烈，输泮托拉唑及服中药健脾和胃，降逆止呕之品（具体不详）后，呕吐可暂时止，但稍有不慎即呕吐，发作频繁，3~5天一次，呕吐物为胃内容物或胆汁样物。10天前外出旅游期间出现上述症状加重，并同年的8月21日在省人民医院住院查胃镜提示：十二指肠瘀滞综合征。给予胃肠减压、营养支持治疗后，呕吐基本止而出院。为求进一步中药治疗，遂来我门诊求治。现症见：恶心呕吐时作，食后明显，呕吐物为胃内容物或胆汁样物，与体位有关，伴腹胀，食欲不振，多因惧呕吐而不敢进食，大便干3~4日一行，排便无力，舌质淡，体胖大，苔白腻，脉弦稍数。

中医诊断：呕吐（脾胃气虚，兼湿热内停）。

西医诊断：十二指肠淤滞综合征。

治法：健脾益气，理气和胃，化湿止呕。

方药：香砂六君子汤加减。

白术10g，茯苓15g，陈皮10g，半夏10g，木香10g，白蔻仁10g，厚朴10g，枳壳10g，乌药10g，焦三仙各12g，藿香10g，佩兰10g，柿蒂15g，姜竹茹10g，甘草3g，生姜3片为引。五剂，水煎服，日一剂。

医嘱：规律饮食，保持心情舒畅，可适当俯卧，或做蹬自行车样运动。

二诊：2012年9月23日复诊。服上药后，恶心呕吐基本消失，腹胀无改善，尤其下午明显，舌质淡红，体稍胖大，脉弦稍数。守上方去姜竹茹，加桂枝5g，西茴10g以振奋脾阳，增强肠道的蠕动。继服七剂，水煎服，日一剂。

医嘱：同上。

三诊：2012年9月30日复诊。服上药后，大便明显改善，排便较前有力，1~2日一次，腹胀、恶心等症基本消失，发作频率降低，服药期间基本未出现呕吐。舌质淡红，苔薄白，脉弦。可见脾胃之运化，气之推动逐渐恢复，湿邪也去。故守上方去半夏、白蔻仁、藿香、佩兰一派芳香化湿之品，加太子参10g，山药15g，砂仁10g，郁金10g，知母12g，生薏苡仁30g以加强益气健脾之力。继服十剂，水煎服，日一剂。

医嘱：同上，服药三个月后可复查钡餐造影。

治疗结果：随症加减治疗三个月，停药一个月后上症未再发作。复查钡餐造影提示钡剂顺利通过，轻度胃下垂，与以前检查相比，明显改善。并且患者体重较前增加近5斤。

按语 十二指肠淤滞综合征为中医"呕吐、痞证"范畴，李老认为此类患者，大多素体脾虚偏瘦为主，脾主运化，胃主受纳，脾不能为胃行其津液，停滞于胃，胃气生逆，而呕吐。用香砂六君子汤健脾益气，白蔻仁、厚朴、枳壳、乌药、藿香、佩兰芳香化湿，焦三仙、柿蒂、姜竹茹和胃消食，降逆止呕，桂枝、西茴以振奋脾阳，增强肠道的蠕动，经过健脾益气，理气和胃，化湿止呕之法3个月治疗而愈。

案2　呕吐（慢性胃炎）

牛某，女，80岁，农民，初诊：2012年10月31日。

主诉：呕吐1月余。

病史：1月来，患者呕吐不止，进食后2小时左右即作，呕吐物为胃内容物或清水，嗳气频作，活动或揉按胃脘及腹部后无缓解。至附近诊所给予吗丁啉片、健胃消食片，服药后稍减轻，但上述症状反复发作，时轻时重，甚则腹胀，因恐惧呕吐而不敢进食，家人极为担心，考虑患者年事已高，一直未进行胃镜检查，遂至我门诊中药求治。就诊时症见：呕吐，约食后2小时即吐，呕吐物仍为胃内容物及清水，时嗳气，食欲不振，胃脘痞闷不适，腹胀，大便量少2～3日一次，质不干，胃怕凉，稍易上火，舌质淡稍暗，体胖大，苔白厚腻，脉弦滑。

中医诊断：呕吐（脾虚肝郁，湿滞脾胃）。

西医诊断：慢性胃炎。

治法：健脾疏肝，化湿和胃，降逆止呕。

方药：香砂六君子汤加减。

白术10g，茯苓15g，陈皮10g，半夏10g，木香6g，白蔻仁10g，厚朴10g，枳壳10g，郁金10g，乌药10g，柿蒂15g，西茴10g，焦三仙各12g，萝卜种15g，刘寄奴12g，甘草3g，生姜3片为引。七剂，水煎服，日一剂。

医嘱：可进食流食，中药少量频服。

二诊：2012年11月3日复诊。服上药第4剂时，呕吐减轻，纳食稍增加，腹胀、嗳气等缓解，舌苔明显去，可见脾胃功能逐渐恢复，湿邪渐去，胃气得以和降，故守上方继服，巩固治疗。十剂，水煎服，日一剂。

治疗结果：2013年3月11日患者家属来诊时，述患者呕吐、胃脘不适早已消失，目前恢复正常，纳眠可，二便调。

按语　李老认为本案呕吐属于"胃反"范畴，《金匮要略·呕吐哕下利病脉证治》："趺阳脉浮而涩，浮则为虚，涩则伤脾，脾伤则不磨，朝食暮吐，暮食朝吐，宿谷不化，名曰胃反。"，患者年事已高，反复呕吐，吐出为胃内容物或清水，胃怕凉、舌质淡稍暗、体胖大、苔白厚腻、脉弦滑均为脾虚痰湿阻滞之象。因此健脾益气，化湿和胃为主，同时不忘疏肝，因土虚木壅，方用香砂六君子汤健脾益气，木香、白蔻仁、厚朴、枳壳芳香化湿和胃，郁金、乌药、西茴疏肝理气，柿蒂、焦三仙、萝卜种、刘寄奴健胃消食降逆止呕，经过半月余治疗而愈。

十七、嘈　杂

案1　嘈杂（胃多发息肉，胆汁反流性胃炎）

白某，女，48岁。初诊：2011年1月11日。

主诉：胃中烧灼感2年余，加重3月。

病史：患者于2008年夏因饮食不当出现胃脘部烧灼感，遂至郑州市人民医院胃镜检查提示胃息肉，并行胃息肉摘除术，其后每隔半年复查胃镜又两次发现胃息肉，并两次次行胃息肉摘除术。2010年10月23日在河南中医学院第一附属医院胃镜检查发现胃息肉又复发，此次患者拒绝胃息肉摘除术，为寻求中医治疗，遂来我门诊诊治。现症见：患者面色萎黄，形体消瘦，胃中烧灼感，频发嗳气，眼干涩，纳差，大便干，2～3日一行，舌质淡，苔薄白，脉沉弦细。2010年10月23日在河南中医学院第一附属医院胃镜检查提示：胃多发息肉，胃息肉内镜切除术后，胆汁反流性胃炎。

中医诊断：嘈杂（脾虚肝郁，气血不和）。

西医诊断：胃多发息肉，胆汁反流性胃炎。

治法：疏肝健脾，调和气血。

方药：香砂六君子汤加减。

白术10g，茯苓15g，陈皮10g，半夏10g，香附10g，砂仁10g，厚朴10g，枳壳10g，柴胡6g，郁金10g，乌药10g，柿蒂15g，莪术10g，刀豆12g，草决明15g，甘草3g，生姜10g。十五付，水煎服。

医嘱：忌食甜食及红薯、韭菜等高淀粉、高纤维食物。

二诊：2011年1月25日。患者经疏肝健脾之剂治疗后，中焦气机升降逐渐恢复正常，故见胃中烧灼感已不明显，大便好转。时有胃痛，乃由胃内瘀血阻滞导致，故按上方去刀豆、草决明，加刘寄奴12g、丹参15g以增强活血化瘀之力，用桔梗10g取其向上之性，以助脾升。十五付，水煎服。

三诊：2011年2月22日。用药后症见时有泛酸，腹胀，食后尤甚，去辛散之半夏、升提之桔梗，取少量之黄连5g、吴茱萸2g以佐制肝火犯胃引起的泛酸症状，另以生薏米30g健脾利湿；西茴10g行气疏肝。三十付，水煎服。

四诊：2011年3月24日。泛酸及烧心症状明显较前减轻，按上方去黄连、吴茱萸，时有口干、口苦，方中加入走上焦之炒黄芩10g以清火；以天花粉12g润燥生津。三十付，水煎服。

五诊：2011年4月27日。患者口干、口苦症状明显减轻，故去炒黄芩、天花粉，诉时有腹胀，大便稍干，加青皮10g以增强行气消胀之力；草决明18g以润肠通便；知母12g以润燥生津。三十付，水煎服。

六诊：2011年5月31日。因饮食不当时偶有泛酸、烧心，大便基本正常。嘱患者继服香砂养胃丸，以巩固疗效。

按语 该患者为胃多发息肉，胆汁反流性胃炎，胃息肉是指胃黏膜表面长出的突起状或乳头状组织，临床症状少见，合并溃疡者可见出血。胆汁反流性胃炎主要是由于胆汁返流入胃，刺激胃黏膜引起的炎症反应，可见胃胀、胃痛、烧心、嗳气等症。患者08年因饮食不节出现胃脘部烧灼不适感，其后多次因胃息肉行摘除术，此次门诊复查再次发现息肉复发，遂来门诊寻求中医治疗。中医无胃息肉及胆汁反流性胃炎病名，但据患者病症、舌脉中医可诊断为嘈杂病，证属脾虚肝郁。《景岳全书》云："嘈杂一症，或作或止，其为病也，则腹中空空，若无一物，似饥非饥，似辣非辣，似痛非痛，而胸膈懊恼，莫可名状，或得食而暂止，或食已而复嘈，或兼恶心，而兼见胃脘作痛"。李老认为本病以肝郁为本，饮食为标，故患者饮食不节出现胃脘烧灼不适，未予系统治疗，邪气流连胃腑，其后又反复行息肉摘除术，更加损伤胃气，渐至脾胃气虚，气虚运化无力，无谷以荣，气血乏源，见面色萎黄、形体消瘦；脾胃亏虚，胃中经脉无力濡养，无以消化食物，加之气虚推动无力，气机郁结故胃中烧灼不适，嗳气，纳差；眼干涩是脾虚无力升举，津液不能上达濡润所致；脾胃气虚无力推动故见大便干，数日一行；其舌质淡，苔薄白，脉沉弦细亦为脾胃虚弱之象。治宜健脾疏肝，调和气血。李老以香砂六君子汤加减治疗，方中白术、茯苓健脾益气；陈皮、半夏化痰燥湿；砂仁、厚朴、枳壳行气理气，香附、柴胡、郁金、乌药疏肝解郁；柿蒂降逆止呕；莪术既可行气解郁，又能祛瘀活血；刀豆温中止痛；草决明润肠通便，诸药合用，共奏健脾疏肝，益气活血之功，治疗过程中根据患者病症辅以清热泻火、养阴生津等治法，随证加减，辨证治之，经治半年，患者未再诉胃脘部不适，嘱其继服香砂养胃丸巩固疗效。

案2 嘈杂（慢性萎缩性胃炎）

李某，女，54岁。初诊：2012年9月25日。

主诉：泛酸半年余。

病史：患者于2012年春因饮食不当出现胃脘部泛酸，胸骨后烧灼感，频发嗳气，纳差，稍进食则觉腹胀，失眠多梦，情绪时有急躁，经中西药物治疗后，病情时轻时重。2012年9月21日在郑州大学第二附属医院胃镜检查提示：慢性萎缩性胃窦炎伴糜烂，糜烂性十二指肠球炎，HP（+）。病理诊断：（胃窦）慢性萎缩性胃炎伴肠上皮化生。查舌质淡，舌体胖大，边有齿痕，苔白腻，脉弦滑。

中医诊断：嘈杂（痰湿中阻，肝脾失调）。

西医诊断：慢性萎缩性胃炎。

治法：健脾化湿，疏肝解郁。

方药：香砂六君子汤加减。

白术10g，茯苓15g，生薏苡仁30g，泽泻15g，陈皮10g，砂仁10g，木香6g，白蔻10g，厚朴10g，枳壳10g，郁金10g，乌药10g，藿香10g，佩兰10g，柿蒂15g，黄连6g，吴茱萸4g，刘寄奴15g，甘草3g，生姜10g。十付，水煎服。

医嘱：忌食甜食及红薯、韭菜等难消化的食物。

二诊：2012年10月8日。泛酸已不明显，偶有腹胀。舌质淡红，舌体胖大，边有齿痕，苔白稍腻，脉弦滑。患者脾胃症状减轻，舌体胖大，边有齿痕，苔白稍腻，说明胃气虚有所好转，但湿邪仍未祛除，治疗仍遵前法。诉时有皮肤瘙痒，起风疹，予地肤子12g清热利湿、祛风止痒。七付，水煎服。

三诊：2012年10月15日。胸骨后烧灼感明显较前，皮肤瘙痒减轻，情绪不稳，时有急躁易怒，嗳气，进食后腹胀。治疗原则不变，加卜子15g，以行气消胀，降气化痰。十付，水煎服。

四诊：2012年10月25日。胸骨后烧灼感已不明显，故去佩兰、黄连、吴茱萸，诉嗳气较频，偶有烧心、腹胀，纳差，无饥饿感，加煅瓦楞子15g以制酸止痛；鸡内金12g以健脾消积，二十付，水煎服。

五诊：2012年11月17日。泛酸近日未发生，情绪好转，皮肤瘙痒感已不明显，诉频发嗳气，腹胀，舌质暗，舌体胖大，边有齿痕，苔白稍腻，方中加黄连6g，吴茱萸4g以疏肝和胃，辅以丁香5g温中降逆，去煅瓦楞子、地肤子。二十付，水煎服。

追访结果：此后，坚持服药 3 月余，2013 年 3 月在河南中医学院第一附属医院胃镜检查示：慢性萎缩性胃炎伴糜烂，十二指肠溃疡。病理诊断：（胃窦）慢性萎缩性胃炎伴活动，萎缩（+）。肠化已消失。

按语 患者素体偏胖，脾胃气虚，痰湿中阻，复因饮食不节，内外合邪，其势弥增，阻碍气机升降，影响中焦脾胃运化，则见泛酸、烧心、纳差、嗳气、食后腹胀、舌质淡、舌体胖大、边有齿痕，苔白腻等，气机不畅，肝郁气滞见失眠多梦、急躁易怒、脉弦滑。脾胃属中焦，脾虚水谷运化失司，容易化生湿邪，湿邪产生后困于脾胃，更加影响脾胃运化，形成恶性循环，因此，李老强调治疗脾胃疾病要抓住主要矛盾，该患者以湿困脾胃为主，治疗应侧重于祛湿，"利湿即所以健脾"，因此患者中医诊为嘈杂病，辨证属痰湿中阻、肝脾失调证，治疗以健脾化湿、疏肝解郁为主，方选香砂六君子汤加减。方中以白术健脾益气；茯苓、生薏苡仁、泽泻利水渗湿；砂仁、白豆蔻、藿香、佩兰芳香化湿；陈皮、木香、厚朴、枳壳、郁金、乌药理气疏肝；刘寄奴通络祛瘀；患者烧心、泛酸症状明显，以左金丸（黄连、吴茱萸）疏肝和胃；辅以柿蒂降逆。甜食及红薯等中医认为其性甘，食后可助湿生热，而韭菜味辛，辛味能散能升，食后可加重嗳气、烧心、泛酸等症。经治半年余诸症减轻，复查胃镜显示慢性萎缩性胃炎伴糜烂，十二指肠溃疡，病理诊断：（胃窦）慢性萎缩性胃炎伴活动，未再提示肠上皮化生。嘱患者继续坚持治疗，巩固疗效。

案3 嘈杂（复合性溃疡）

郭某，男，58 岁。初诊：2012 年 11 月 9 日。

主诉：间断性烧心 1 月余。

病史：患者于 1 月前因饮食不当出现烧心、泛酸，夜间或饥饿时尤甚，甚者伴有胃脘部疼痛，稍进食则缓解，纳差，眠可，二便无明显异常。舌质红，舌体胖大，苔黄腻，脉弦细。2012 年 11 月 13 日在郑州大学第一附属医院胃镜检查示：慢性食管炎，胃多发溃疡二期，十二指肠多发溃疡（A1 期）。

中医诊断：嘈杂（肝胃郁热）。

西医诊断：复合性溃疡。

治则：疏肝健脾和胃。

方药：香砂六君子汤加减。

白术 10g，茯苓 15g，陈皮 10g，半夏 10g，木香 6g，砂仁 10g，厚朴 10g，枳壳 10g，郁金 10g，乌药 10g，刘寄奴 15g，鸡内金 12g，西茴 10g，知母 12g，甘草 3g，生姜 10g。七剂，水煎服。

医嘱：忌食甜食及难消化的食物，勿饮酒。

二诊：2012 年 11 月 26 日。服药后烧心症状稍有减轻，余无明显变化。按上方去知母，加黄连 6g，吴茱萸 4g。七剂，水煎服。

三诊：2012 年 12 月 3 日。服药后烧心症状夜间未再发作。舌质淡红，舌体胖大，苔白稍腻，按上方去黄连、吴茱萸，加知母 12g、姜竹茹 10g。十剂，水煎服。

四诊：2012 年 12 月 14 日。烧心症状发作减少，饮食稍不当时有胃痛，余无明显不适。按 11 月 19 日方加乌贼骨 15g，元胡 10g。十剂，水煎服。嘱患者汤药服完后继服香砂养胃丸以巩固疗效。

按语　嘈杂是指胃中空虚，似饥非饥，似痛非痛，莫可名状，时作时止的病症。可单独出现，又常与胃痛、泛酸兼见。李老指出本案患者症见烧心、泛酸，夜间或饥饿时尤甚，甚者伴有胃脘部疼痛，稍进食则缓解，纳差，眠可，二便无明显异常。舌质红，舌体胖大，苔黄腻，脉弦细，根据症舌脉等诊断为嘈杂，肝胃郁热证。《丹溪心法》说："嘈杂，是痰因火动，治痰为先。"故当治以健脾祛湿和胃，疏肝解郁清热等治法。方用香砂六君子汤健脾祛湿和胃；郁金、乌药、刘寄奴、西茴、吴茱萸疏肝理气；知母、黄连等清肝泄热；随症加减，给予乌贼骨制酸，元胡理气止痛等；经多次随诊病情明显好转，李老嘱其汤药服完后继服香砂养胃丸以巩固疗效，而使患者得以痊愈。

十八、纳　　差

案　纳差（右盆壁胚胎性横纹肌肉瘤术后）

宁某，男，7 岁，学生。初诊：2012 年 9 月 10 日。

主诉：右盆壁横纹肌肉瘤术后纳差 4 月余，加重 6 天。

病史：4 个月前患儿家属无意中发现患儿右腹区肿物，呈阵发性钝痛，大小约 7×8cm，推之可移，无发热，当地医院建议至省肿瘤医院明确诊断。2012 年 5 月 2 日于省肿瘤医院行腹部 CT 示：盆腔软组织影，考虑盆底恶性占位，神经母细胞瘤可能？双肾肾盂及输卵管积水。2012 年 5 月 7 日在全麻下于肿瘤普外科行"盆腔肿物+膀胱造瘘术"，病理显示：右盆壁胚胎性横纹肌肉瘤。术后以化疗方案治疗 5 个周期，期间出现Ⅱ～Ⅲ度骨髓抑制，伴纳差，经对症治疗后病情稳定而出院。同年 9 月 4 日于肿瘤医院行第 6 次化疗，化疗中出现纳差加重，不欲食。为求中药治疗，遂于化疗结束后来我门诊求治。现症见：纳差，不欲食，偶感胃胀，伴胃脘隐痛，乏力，神差，面黄，形体消瘦，舌质淡红，体稍胖大，舌根部苔白腻，脉弦滑。

中医诊断：纳差（脾虚肝郁，气滞血瘀）。

西医诊断：右盆壁胚胎性横纹肌肉瘤术后。

治法：益气健脾，疏肝理气，活血化瘀。

方药：香砂六君子汤加减。

黄芪 10g，白术 7g，茯苓 10g，陈皮 7g，半夏 6g，木香 4g，砂仁 7g，厚朴 7g，枳壳 7g，柴胡 4g，乌药 7g，焦三仙各 8g，西茴 7g，知母 7g，莪术 7g，当归 8g，甘草 2g，生姜 2 片为引。十剂，水煎服，日一剂。

医嘱：慎起居，注意营养的摄入，避免着凉。

二诊：2012 年 10 月 9 日。服上药后，食欲有所增加，余症变化不明显，但总体较前好转，舌苔稍腻。守上方加刘寄奴 8g，山慈菇 4g，生薏苡仁 20g，以增强活血抗癌之力。十剂，水煎服，日一剂。

医嘱：同上。

三诊：2012 年 11 月 2 日。服上药后，食欲佳，精神及面色明显好转，较前身感有力，近几日要求入校上课，但考虑体质差，建议休息，舌质淡红，苔薄白，脉弦稍滑。守上方去半夏，加山药 20g，鳖甲 8g。十五剂，水煎服，日一剂。

医嘱：按时服药，树立信心，保持心情舒畅，避免着凉，定期复查。

四诊：2012 年 11 月 30 日。服上药后，基本无不适，胃脘隐痛及胃胀基本消失，纳眠可，二便调，守上方去西茴。继服二十剂，水煎服，日一剂。

五诊：2012 年 12 月 22 日。家长代述，服上药后，无不适，精神、面色基本恢复如前，但顾及患儿大病术后，元气大伤，嘱继续服药，以巩固治疗，谨防病情发展或加重。方药如下：

黄芪 10g，白术 7g，茯苓 10g，陈皮 7g，山药 10g，木香 4g，砂仁 7g，柴胡 4g，乌药 7g，焦三仙各 8g，莪术 7g，刘寄奴 8g，当归 8g，山慈菇 4g，生薏苡仁 20g，鳖甲 8g，丹参 8g，西茴 7g，甘草 2g，生姜 2 片为引。二十剂，水煎服，日一剂。

治疗结果：随症加减，间断至我门诊服中药治疗至今，目前患儿病情稳定，正常学习生活。

按语 李老认为本案积证后期症见纳差、不欲食、胃脘隐痛、乏力、神差、面黄、形体消瘦，为脾胃虚弱、肝脾失调，气滞血瘀证。治疗方面，李老根据数十年临证经验，在香砂六君子基础上加减，药物除香砂六君子益气健脾和胃外，又加入了柴胡、乌药、当归、莪术、刘寄奴、山慈菇、鳖甲以增加活血抗癌之功。特别是在后期，患者基本恢复正常，顾及大病术后元气大伤，以加强扶正培元，保护正气之力，并兼顾祛邪，巩固疗效。李老指出：治疗积证要强调"攻补"适宜，注意法度。积证早期，病邪初起，正气尚强，应着重于攻，以理气活血，通络消积为治则，忌攻伐太过。积证中期，气结血瘀，正气渐复，活血化瘀同时要重视扶正健脾；积证末期，邪盛正衰，脾气虚损，不仅重视邪实，更要着眼于正虚。因此对本案李老认为：本证当以补虚扶正，而配以祛邪消积，取"强主可助逐寇"之意。

十九、口　干

案　口干（干燥综合征）

朱某，女，76 岁，2012 年 6 月 13 日。

主诉：口干 1 年余。

病史：患者近 1 年来无明显原因出现口干，不欲饮，经多方诊治后症状无明显改善。后经亲戚介绍来我门诊寻求中医治疗。现症见：口干，不欲饮，纳差，稍进食则觉腹胀，头昏蒙，乏力，双下肢酸困，大便黏滞，排出不爽，小便无明显异常。舌体胖大，苔白腻，脉弦滑。

中医诊断：口干（痰湿阻滞）。

西医诊断：干燥综合征。

治法：益气健脾，芳香化湿。

方药：香砂六君子汤加减。

白术 10g，茯苓 15g，生薏苡仁 30g，泽泻 12g，陈皮 10g，半夏 10g，木香 6g，豆蔻 10g，厚朴 10g，枳壳 10g，乌药 10g，天花粉 12g，黄连 6g，荷叶 10g，佩兰 10g，甘草 3g，十付，水煎服。

医嘱：忌食生冷、油腻食物。

二诊：2012 年 6 月 25 日。服药后口干症状明显减轻，舌苔白稍腻。按上方加桔梗

10g，十付，水煎服，以巩固治疗。

按语 干燥综合症的病因有外燥、内燥两种，本病以内燥为多。燥邪之致病最有季节性，秋分以后，燥金主事，人经夏月炎蒸，液为汗耗，脏腑枯涸，致使水竭津枯，易于感燥，或岁运正当燥金司天，亦易感邪，此为外燥；人身素体之阴液不足，或久病劳伤、术后、产后，均可导致津伤液燥，诸窍失却濡养，而生内燥，清窍失于濡润，病久瘀血阻络血脉不通，累及皮肤黏膜、肌肉关节，深至脏腑而成本病。本案患者年高阴亏气弱，土壅不运，积滞内停，郁而生热；阴亏则口干，便秘难下，食下咽梗；气不足则中虚难耐，则觉腹胀，头昏蒙，乏力，双下肢酸困。方中白术、茯苓、甘草健脾益气；木香、陈皮疏利气机，醒脾开胃；枳壳行气导滞，能通降脐气；厚朴、佩兰健脾；白芍、甘草缓急止痛。诸药配合，将导滞化湿置于健脾升阳之内，使清升浊降，湿化滞通，而口干自愈。

二十、腹　痛

案1　腹痛（左侧附件包块）

张某，女，26岁，职员。初诊：2013年7月25日。

主诉：间断性腹痛2月余。

病史：2个月前无明显诱因出现小腹痛，间断发作，尤其情志不畅后明显，平素带下多，未进行系统治疗。2013年7月17日于新安县人民医院查彩超提示：左侧附件区见一范围约41×42mm的混合性包块，边界清，子宫后方见深约10mm的液性暗区。给予抗菌内服配合外用药物治疗，腹痛较前稍轻，无发热，无腹泻。现症见：时腹痛，隐隐发作，偶感外阴瘙痒，时轻时重，带下色白，纳可，大便正常1～2日1次，胃怕凉，眠可。舌质淡红，苔薄白腻，脉弦滑。

中医诊断：腹痛（肝脾失调，气滞血瘀）。

西医诊断：左侧附件混合性包块性质待查；盆腔积液。

治法：健脾疏肝，理气止痛。

方药：逍遥散加减。

当归12g，赤芍15g，白术10g，茯苓15g，柴胡6g，郁金10g，香附10g，乌药10，枳壳10g，砂仁10g，青皮10g，陈皮10g，元胡10g，莪术10g，山慈菇8g，甘草3g，生姜3片为引。15剂水煎服，日1剂。

医嘱：注意休息，勿劳累，忌食辛辣刺激性食物，畅情志。

二诊：2013年8月10日。腹痛明显好转，发作的次数减少，仍述带下偏多，舌质淡红，体稍胖大，苔白稍腻，脉弦滑。可见有脾虚、湿热之象，守上方去青皮，加生薏苡仁30g，盐炒黄柏10g，泽泻12g。30剂水煎服，日1剂。

医嘱：同上。

三诊：2013年9月11日。服上药后，基本无不适，停药半个月，后因生气、工作压力大，经常坐姿，活动少，腹痛又作，但较前稍轻，带下好转，月经延后十天，排除怀孕，纳可，眠差。守上方去生薏苡仁、炒黄柏，加青皮10g，合欢皮15g，益母草15g，红花10g。7剂水煎服，日1剂。如月经至，量多时可暂停服药。

医嘱：同上。

四诊：2013 年 9 月 18 日。服药六天后月经至，目前基本无不适，舌质淡红，体胖大，苔薄白，脉弦滑。守初诊方加桂枝 5g，继服 15 剂，日 1 剂。后逍遥丸、桂枝茯苓丸配合服用，以巩固治疗。

医嘱：可择日复查彩超。

2013 年 10 月 28 日于郑州市瑞龙医院复查彩超提示子宫、附件未见明显异常，无不适。

按语 本例腹痛，位在小腹，间断发作，尤其情志不畅后疼痛明显，舌苔薄白，脉弦滑，显系肝脾失调，气血不畅所致。结合现代仪器彩超检查可见左侧腹部附件有一包块，边界清，此乃由肝脾失调，气滞血瘀而成。李老治用健脾疏肝，理气活血之法，用逍遥散调理肝脾，加青皮、枳壳、乌药、元胡、莪术以及山慈菇等理气活血，化瘀止痛。复诊腹痛好转，带下量多，舌淡胖，苔白腻，脉弦滑，为脾虚湿邪下注之象，李老随证用药，在上方调理肝脾的基础上加生薏苡仁、盐炒黄柏、泽泻除湿清热；后用逍遥丸配合桂枝茯苓丸服用，调理肝脾，化瘀消症以巩固治疗，收到良好效果。体现了李老善理肝脾、调气血之内伤杂病治法。

案 2 腹痛（胃肠痉挛）

孟某，男，68 岁。初诊日期：1992 年 3 月 24 日。

主诉：脘腹胀满疼痛 3 月。

病史：患者于三日前晚餐时进食过饱，当晚即感脘腹胀满不适。次日脘腹胀满，疼痛拒按，不思饮食，至晚赴某医院急诊科就诊，诊为"胃痉挛"，口服阿托品、654-2 治疗，效果不显。第三日脘腹胀痛更甚，胸闷，气短，厌食，呕恶，又至市第一人民医院就诊，经腹透、B 超及其他理化检查，未发现明显异常，遂用先锋霉素静滴治疗，仍无明显效果。现症见：脘腹胀满，疼痛拒按，胸闷，气短，厌食，呕恶，嗳气酸腐，时作太息，矢气则舒，大便三日未行，表情痛苦，语言无力。舌质淡红，体胖大，苔黄腻，脉弦滑。

中医诊断：腹痛（脾虚气滞食积）。

西医诊断：胃肠痉挛。

治法：健脾和胃，行气散结，消食导滞。

方药：香砂六君子汤合小承气汤加减。

白术 10g，茯苓 15g，陈皮 10g，半夏 10g，广木香 6g，白蔻仁 8g，元胡 10g，乌药 10g，山楂 12g，麦芽 15g，厚朴 10g，枳实 8g，大黄（后下）10g，竹茹 10g，甘草 3g。1 剂，水煎服。

医嘱：注意饮食调理，以稀粥为宜。

二诊：1992 年 3 月 25 日。泄下秽臭大便量多，脘腹胀痛大减，胸闷、气短消失，每餐能进食稀粥少许。舌质淡红，体胖大，苔厚腻稍黄，脉弦滑。食积已化，上方去大黄、枳实，加生山药 15g 以增健脾和胃之力。3 剂，水煎服。

三诊：1992 年 3 月 28 日。腹痛腹胀基本消失，食欲转佳，余无明显不适。舌体胖大，苔白稍腻，脉沉细。诸症基本消失，去元胡、厚朴，加党参 10g，再进 3 剂。

药后患者腹胀腹痛未再发作，精神、饮食俱佳，二便调，无明显不适，病获痊愈。

嘱其调节饮食，忌生冷、油腻、辛辣之品，以巩固疗效。

按语 腹痛一证，古人多以"不通则痛"立论。张景岳曾指出，老人虚人易于伤食，治宜权衡虚实，消补兼施。本患者年近古稀，脾胃功能已弱，加之不节口腹，恣食过量，脾运不及，宿食停滞而生腹痛。其疼痛拒按，证乃属实，然年老体虚，脾胃失健，不耐攻伐，当消补兼施，故首剂在调和脾胃的基础上配以小承气汤，使邪食外出，腹痛则除。虽腹痛已去，考虑其年事已高，且舌体胖大，苔白稍腻，为脾胃虚弱之象，故加党参以健脾益气，增强脾胃运化功能以善其后。

案3 腹痛（慢性阑尾炎）

王某，女，24岁。于1993年3月29日来诊。

主诉：持续性右下腹隐痛3天。

病史：患者平素有慢性胃炎，纳差，腹胀，夜眠多梦，不能吃油腻肉类食品。三天前上夜班时出现右下腹持续性隐痛，遂至本厂卫生所检查，诊为"慢性阑尾炎"，予以青霉素800万静滴及口服香连丸、元胡止痛片，疼痛不止，前来求诊。现右下腹持续疼痛，喜暖喜按，纳差，腹胀，夜眠梦多，面色不华，精神不振，双下肢沉重，手脚喜暖恶寒。舌淡胖，苔白腻，脉沉细。

中医诊断：腹痛（脾虚湿盛，气血瘀滞）。

西医诊断：慢性阑尾炎。

治法：健脾化湿，行气活瘀。

方药：香砂六君子汤加减。

药物：党参10g，白术10g，茯苓15g，陈皮12g，半夏10g，香附10g，砂仁8g，厚朴10g，郁金10g，西茴10g，乌药10g，元胡10g，焦三仙各12g，薏苡仁30g，甘草3g。5剂，水煎服。

嘱：忌生冷油腻之品，调理饮食。

二诊：1993年4月3日。上方服5剂，腹痛等症均减轻，唯夜眠仍多梦。舌淡胖，苔白腻，脉沉细。药中病机，脾阳得健，运化回复，水湿渐消，当维持原治法方药，另加夜交藤30g、酸枣仁15g，以养心安神。

三诊：1993年4月8日。腹痛等诸症消失，病获痊愈。舌淡，苔白，脉细。予以香砂六君子丸继服以巩固疗效。

按语 腹痛一证，龚廷贤曾云："治之皆当辨其寒热虚实，随其所得之症施治。若外邪者散之，内积者逐之，寒者温之，热者清之，虚者补之，实者泻之，泄则调之，闭则通之，血则消之，气则顺之，虫则追之，积则消之。加以健理脾胃，调养气血，斯治之要也。"故于临证，必须详审病机，明辨虚实，辨证施治，不可仅以"通"字一法。本案患者素有胃疾，脾气虚弱，健运失职，水湿内停，气血瘀滞而致诸证。治以香砂六君子汤加减。立足于益气健脾之法，脾运则湿化，中焦气机之枢纽通降恢复，气行血活而使病愈。本案患者虽然病获痊愈，李老认为其素有胃病，脾气受损，脾阳虚弱，现虽经治诸症消除，但还须巩固治疗，因此应以益气健脾的中成药香砂六君子丸善后。

二十一、噎　膈

案　噎膈（食管癌术后）

张某，女，61 岁，工人。初诊：2012 年 12 月 31 日。

主诉：纳差 9 月余，加重 2 周。

病史：9 个月前患者出现纳差，不欲食，进食困难，时感胸骨后隐痛不适，体重逐渐下降，至附近医院查胃镜高度怀疑食管癌。遂于同年 3 月 15 日至肿瘤医院查胃镜确诊为：食管癌早期，并未见转移，立即行食管癌术治疗及营养支持，病情稳定后出院。但近 2 周纳食一直未见好转，甚至进食或饮水后即出，易汗出，夜间明显。经病友介绍来我门诊考虑中药治疗。症见：纳差，无食欲，进食或饮水后即吐，胃脘胀，有堵塞不下感，偶感胸骨后疼痛，嗳气，乏力，盗汗，形体消瘦，大便偏稀日 1~2 次，但量少，小便尚可，舌质淡暗，体胖大，边有齿痕，苔白腻，脉沉细无力。

中医诊断：噎膈（脾胃气虚）。

西医诊断：食管癌术后。

治法：益气健脾，和胃降逆。

方药：四君子汤加减。

黄芪 20g，白术 10g，茯苓 15g，陈皮 10g，半夏 10g，木香 10g，砂仁 10g，厚朴 10g，枳壳 10g，煅龙骨 15g，煅牡蛎 15g，郁金 10g，香附 10g，鸡内金 12g，柿蒂 15g，西茴 10g，藿香 10g，麻黄根 8g，炒薏苡仁 30g，桂枝 5g，炒白芍 10g，甘草 3g，生姜 3 片为引。七剂，水煎服，日一剂。

二诊：2013 年 1 月 14 日。服上药后，胃脘堵塞感减轻，食欲有所增加，能进食流食，精神好转，但夜间汗多改善不明显，可见胃气及脾之运化功能渐复，但毕竟术后元气大伤，故守上方加地骨皮 12g，继服二十剂，水煎服，日一剂。

三诊：2013 年 2 月 5 日。服上药后，纳食明显好转，盗汗基本消失，大便不成形，舌质稍淡暗，体胖大，苔薄白，脉沉较前有力。根据目前病情，调整方药，以增强益气健脾，调和营卫之功。具体方药如下：

黄芪 20g，党参 12g，白术 10g，茯苓 15g，陈皮 10g，半夏 10g，木香 10g，砂仁 10g，厚朴 10g，乌药 10g，焦三仙各 12g，西茴 10g，藿香 10g，柿蒂 15g，桂枝 5g，炒白芍 10g，麻黄根 8g，芡实 15g，丹参 15g，甘草 3g，生姜 3 片为引。三十剂，水煎服，日一剂。

四诊：2013 年 3 月 12 日。目前患者病情稳定，纳食一般，汗出基本消失，时感上腹痛，大便不成形，守上方去麻黄根，加高良姜 5g，香附 10g，刘寄奴 12g，以增强理气活血之力。十五剂，水煎服，日一剂。

医嘱：合理饮食，树立信心，可择日复查胃镜。

治疗结果：2013 年 4 月 15 日于郑州大学第二附属医院复查胃镜提示：残胃炎；吻合口炎，未见复发。

按语　本案属祖国医学"噎膈"范畴，其病机为气、痰、瘀相互交结阻隔于食管、胃脘所致。病位在食管，属胃所住。朱丹溪在《脉因证治·噎膈》中指出："血液俱耗，胃脘亦槁"，充分说明了该病与脾胃之间的密切关系，张景岳在《景岳全书·噎膈》中提出："惟中衰耗伤者多有之"且注重从脾肾论治，患者气、痰、瘀相互交结阻隔于食管日久，食管和胃通降受阻，胃腑失其濡养，加之手术对机体元气的损伤，致使中焦气虚，脾胃运化升降失司，故可见纳差、饮食困难甚至格拒之症。气虚则卫外失司而津液外泄自汗，胃气上逆则食入即吐，中阳虚弱，运化无力，水湿内生，痰湿阻滞，且由舌质淡暗，体胖大，边有齿痕，苔白腻，脉沉细无力，可进一步推断患者呈脾胃气虚夹湿夹瘀之症，故以四君子汤加减处方，益气健脾，和胃降逆，方中黄芪、党参、白术、茯苓、甘草益气健脾，柿蒂、厚朴、乌药降逆和胃，更加桂枝、白芍以调和营卫，有"桂枝汤"治疗营卫虚弱之义，配以丹参、煅龙骨、煅牡蛎、麻黄根增强活血软坚散结、收敛止汗之力，藿香、薏苡仁化湿畅中，另有木香、砂仁之属调畅气机。李老认为噎膈后期阴津日益枯槁，胃腑失其濡养，脾胃失运则气血津液生化无源，日久可见气虚阳微之证，强调以重视脾胃运化功能为治疗"噎膈"后期的理论观点。

二十二、口 味 异 常

案 口味异常（胃肠功能紊乱）

黄某，男，39岁，初诊：2011年4月25日。

主诉：口中异味一月余。

病史：一个月来，患者口中异味，口苦、口涩，平素脾胃虚弱，长期胃脘胀满不适。服黄连上清片、龙胆泻肝丸等中成药半个多月，无明显改善，并胃病复发，大便稀溏日行2～3次，无黏液脓血便，无发热，无恶心呕吐。每遇上述情况，服清热泻火药则致胃痛、大便稀；服温中止泻、温胃止痛药则口中异味易诱发或加重。患者极为矛盾，为求进一步中药治疗，遂来我门诊求治。就诊时症见：口中异味，口苦，口涩，胃脘痞闷不适，嗳气，大便稀溏日2～3次，甚则4次，身倦乏力，食欲可，眠可，胃稍怕凉，易上火，舌质淡红，体稍胖大，苔白厚腻，脉弦稍滑。

中医诊断：口味异常。

西医诊断：胃肠功能紊乱。

治法：健脾和胃，化湿止泻。

方药：白术10g，茯苓15g，炒薏苡仁30g，泽泻15g，橘红10g，半夏10g，木香6g，白蔻仁10g，厚朴10g，枳壳10g，郁金10g，乌药10g，柿蒂15g，芡实12g，补骨脂10g，甘草3g，生姜3片为引。十剂，水煎服，日一剂。

医嘱：忌食生冷、辛辣油腻性食物，畅情志。

二诊：2011年5月7日。服上药后，口中异味明显改善，大便逐渐成形，但舌苔仍厚腻，伴腹胀，可见湿邪未去，故守上方加佛手10g，知母10g，西茴10g，以加强行气化湿，理气除胀之力。十剂，水煎服，日一剂。

医嘱：同上。

三诊：2011年5月16日。服上药5剂时，口中异味基本消失，大便已成形，日1～2次，腹胀不适感明显减轻，舌苔较前薄，可见湿邪渐化，脾之运化功能恢复。守上方去佛手、白蔻仁，加理气和胃，消食导滞之砂仁10g，焦三仙各12g以巩固治疗。二十剂，水煎服，日一剂。

医嘱：起居有常，合理饮食，调畅情志，劳逸适度。

追访结果：三个月后，患者家属就诊时述患者口中异味未再复发，纳眠可，二便调，精神较前明显转好。

按语 口中异味有寒热之分，本例患者用寒药和温药均无效，李老认为主要与湿有关，脾恶湿喜燥，患者临床表现症状为脾虚湿盛，因此健脾祛湿是关键，白术、茯苓、炒薏苡仁、橘红、半夏、柿蒂健脾和胃燥湿，木香、白蔻仁、厚朴、枳壳、郁金、乌药理气芳香化湿，芡实、补骨脂健脾止泻，脾气得运，湿邪得除，脾升胃降，气机通畅，口中异味消失。

二十三、泄　　泻

案1　泄泻（溃疡性结肠炎）

陈某，女，41岁，会计。初诊：2012年12月10日。

主诉：大便不成形10余年，加重3月余。

病史：10年前因饮食不洁、食辛辣食物后出现腹泻，大便不成形，排便不畅，伴腹痛，腹胀，调整饮食后缓解。此后稍饮食不慎病情即易反复，时轻时重，间断服中西药物（具体不详）。直到2012年9月份大便偏稀日3～4次，有黏液脓血便，伴里急后重，上症加重，于省人民医院查肠镜提示溃疡性结肠炎（直肠型），病理诊断为（直肠）黏膜慢性炎伴糜烂，浅表溃疡形成，上附白苔，淋巴组织反应性增生。给予艾迪莎、固肠止泻丸等治疗后，稍缓解。现症见：大便不成形，日2～3次，大便带血，有黏条，伴腹痛，时有里急后重感，无肛门下坠，气短乏力，偶头晕，平素畏寒，纳眠可。舌质稍淡，舌体胖大，边有齿痕，苔厚腻，脉沉细。

中医诊断：泄泻（脾虚湿盛）。

西医诊断：溃疡性结肠炎。

治法：健脾渗湿，收敛止血。

方药：香砂六君子汤加减。

白术10g，茯苓15g，薏苡仁30g，泽泻12g，陈皮10g，半夏10g，木香6g，砂仁10g，厚朴10g，枳壳10g，郁金10g，乌药10g，刘寄奴12g，地榆炭12g，海螵蛸12g，白及10g，浙贝母10g，甘草3g，生姜3片为引。7剂水煎服，日1剂。

医嘱：规律饮食，忌食辛辣刺激性食物，畅情志。

二诊：2012年12月18日。服上药后，舌苔较前薄，仍有脓血便，但较前好转。可见湿渐去，守上方去泽泻，加槐米10g以助清大肠之热。继服，15剂水煎服，日1剂。

医嘱：同上。

三诊：2013年1月4日。服上药后，上症均明显好转，大便基本成形，脓血减少，较前明显改善，腹痛腹胀消失，舌质淡红，苔薄，体稍胖大。可见仍有脾虚之象，守上方去槐米，加桂枝5g，炒白芍10g。继服，30剂水煎服，日1剂。

四诊：2013年2月5日。服上药后，基本无不适，大便日1～2次，稍微不成形，无黏液脓血等，纳眠可，咨询是否可停药。守上方去地榆炭、海螵蛸、白及、浙贝母。继服，20 剂水煎服，日 1 剂。10 天后改为隔日 1 剂，巩固治疗。

半年后随访，上症未再复发，纳眠可，二便调。

按语 本例泄泻，由饮食不洁、嗜食辛辣，损伤脾胃，日久而成。西医诊为溃疡性结肠炎，病理为直肠黏膜慢性炎伴糜烂，浅表溃疡形成。来诊时，大便不成形，日 2~3 次，带血，有黏条，伴有腹痛，时有里急后重，气短，乏力，畏寒，舌淡胖，有齿痕，苔厚腻，脉沉细。观其脉证，当属中医脾阳亏虚泄泻。乃由久病伤及于脾，脾虚湿盛，气血不畅所致。李老重用健脾祛湿，理气活血之法，用香砂六君子汤加减。方中白术、茯苓、薏苡仁、泽泻、陈皮、半夏、生姜、甘草健脾祛湿；木香、砂仁、厚朴、枳壳、乌药、刘寄奴、郁金理气活血；地榆炭、海螵蛸、白及、浙贝母收敛止血；后加桂枝、炒白芍健脾和中，守方治疗。半年后随访，症状消失，未再复发，收到佳效。地榆炭、海螵蛸、白及、浙贝母收敛止血，是李老用于治疗溃疡性结肠炎便血愈合肠道溃疡的常用药组。

案2 泄泻（溃疡性结肠炎）

李某，男，58 岁。初诊：2010 年 12 月 14 日。

主诉：间断性腹泻 2 年余，加重 4 月。

病史：患者于 2 年前因过食生冷食物及饮酒过度后出现腹泻、腹痛，遂至当地医院检查诊断为急性肠胃炎，经给予药物（具体用药不详）治疗后症状减轻。此后，饮食稍有不当则腹泻症状反复发作。4 月前患者因过食瓜果等导致腹泻症状再次发生，至郑州市人民医院肠镜检查示：溃疡性结肠炎，结肠息肉，经给予西药治疗后病情时轻时重。现症见：腹泻，腹胀，大便夹有鲜血及黏液，日行 5~6 次，乏力，四肢欠温。舌质淡，舌体胖大，边有齿痕，苔白稍腻，脉弦滑。

中医诊断：泄泻（脾虚肝郁）。

西医诊断：溃疡性结肠炎。

治法：健脾疏肝解郁。

方药：黄芪 15g，党参 10g，白术 10g，茯苓 15g，陈皮 10g，半夏 10g，木香 6g，砂仁 10g，厚朴 10g，枳壳 10g，郁金 10g，乌药 10g，刘寄奴 12g，黑地榆 15g，茜草炭 12g，补骨脂 10g，炒薏苡仁 30g，生姜 10g。十剂，水煎服。

医嘱：忌辛辣、生冷食物，保持心情舒畅。

二诊：2010 年 12 月 25 日。服药后腹胀消失，脓血便较前减轻，大便日行 2~3 次。按上方去砂仁，刘寄奴改为 15g，茜草炭改为 10g，黑地榆改为 12g，加白豆蔻 10g，诃子 10g，高良姜 8g，槐米 10g。十剂，水煎服。

三诊：2013 年 1 月 10 日。脓血便消失，大便已成形，日行 2 次，近日时有咳嗽、咯痰。舌质淡，舌体胖大，苔薄白，脉弦滑。按上方加川贝 10g。十剂，水煎服。

随访结果：坚持服药 1 年余，患者大便已成形，日行 1 次，余无不适。2012 年 6 月 29 日在当地医院肠镜检查示：慢性直肠炎，大肠多发息肉。溃疡性结肠炎已痊愈。

按语 急性泄泻因失治或者误治，可迁延日久，由实转虚，转为慢性泄泻，日久脾病及肾，患者心情沉重不解，多造成脾肾阳虚及肝郁之证。叶天士亦在《临证指南医案·泄泻》中提出久患泄泻，"阳明土已虚，厥阴肝风振动"，故以甘养胃，以酸制肝，创立了泄木安土之法，《症因脉治·内伤泄泻》："脾虚泻之因，脾气素虚，或大病后，过用寒冷，或饮食不节，劳伤脾胃，皆成脾虚泄泻之症。"本案患者起病于2年前食生冷及饮酒所致，当时治愈后腹泻症状反复发作，说明脾胃之气已虚，不耐攻伐，且舌质淡，舌体胖大，边有齿痕，苔白稍腻，脉弦滑，有腹胀、腹泻、乏力之症。脾为中土，喜燥恶湿，今观舌脉皆一片湿盛之象，运化失司自然水邪泛滥，脉弦及腹胀可见肝气亦有不舒。今以黄芪、党参、白术、茯苓、陈皮、半夏补气健脾，有六君子汤之义，并配合黑地榆、茜草炭凉血止血行瘀，厚朴、枳壳、郁金、乌药行气疏肝消胀，刘寄奴、薏苡仁、砂仁化湿以助健脾，药证相符，故本案重在健脾化湿、疏肝理气而取得较好的效果。

案3 泄泻（慢性肠炎，肠易激综合征）

李某，男，57岁。初诊：2011年7月20日。

主诉：间断性泄泻12年余。

病史：患者于12年前因饮食不当出现泄泻，大便日行7~8次，甚者10余次，伴有下坠感，病情每因饮食不当或情志不畅而加重，望之面色萎黄，形体消瘦，平素易乏力，腹胀，频发口腔溃疡，纳眠可。舌质淡，舌边尖红，舌体胖大，苔白腻，脉弦滑。2011年5月在河南省人民医院肠镜检查示慢性肠炎。

中医诊断：泄泻（脾虚肝旺）。

西医诊断：慢性肠炎，肠易激综合征。

治法：健脾疏肝，渗湿止泻。

方药：白术10g，茯苓15g，陈皮10g，半夏10g，木香6g，砂仁10g，厚朴10g，枳壳10g，郁金10g，乌药10g，炒薏苡仁30g，泽泻15g，焦三仙各12g，桔梗10g，炒黄芩10g，甘草3g，生姜10g。七剂，水煎服。

医嘱：忌食辛辣、生冷、刺激性食物。

二诊：2011年7月27日。服3付药后口腔溃疡已痊愈，大便基本成形，日行2次，无下坠感，口干，双下肢酸困。按上方加黄芪10g，泽泻改为12g。七剂，水煎服。

三诊：2011年8月5日。服药期间因进食水果、牛肉汤等导致大便不成形，日行2~3次，余无不适。按上方去炒黄芩，加芡实12g。七剂，水煎服。

随访结果：坚持服药3月余，大便已成形，日行1次。

按语 泻泄之证，每因饮食不当或情志不畅而加重，系由土虚木乘，肝脾不和，脾受肝制，运化失常所致。《医考方》说："泄责之脾，痛责之肝，肝责之实，脾责之虚，脾虚肝实，故令痛泻。"本案患者病程持久，重时有大便日行7~8次，甚者10余次，伴有下坠感，病情每因饮食不当或情志不畅而加重，且有舌边尖红，脉弦滑，此乃肝气不舒，横逆犯脾，脾失健运之证。泻泄迁延反复，由实转虚，脾阳虚衰，则见面色萎黄，形体消瘦，乏力，腹胀等症状。今李老以健脾疏肝，渗湿止泻为治疗法则。枳壳、乌药、郁金疏肝解郁，黄芪、白术、茯苓、半夏健脾化湿和胃，薏苡仁、泽泻、生姜化湿健脾止泻，再配合桔梗、炒黄芩除肝经之热、升提上焦之气。诸药相合，以达疏肝理气、补脾胜湿止泄。久泄不止，久病及肾，命门火衰，后期当以兼顾脾肾为主，故加芡实以补肾收敛止泻。

案4 泄泻（肠易激综合征）

李某，女，62岁。初诊：2013年4月12日。

主诉：间断性泄泻 10 余年。

病史：患者于 10 年前因饮食不当出现腹泻，大便日行 4~5 次，经多方诊治症状时轻时重，每因饮食不当或情志不畅时则腹泻加重。现症见：便溏，大便日行 5~6 次，甚者 10 余次，纳差，少进食则觉腹胀，睡眠差，乏力。舌质淡，舌边尖红，舌体胖大，边有齿痕，苔白腻，脉弦滑。

中医诊断：泄泻（脾胃虚弱）。

西医诊断：肠易激综合征。

治法：健脾和胃，渗湿止泻。

方药：参苓白术散加减。

党参 10g，黄芪 15g，白术 10g，茯神 15g，炒薏苡仁 30g，陈皮 10g，炒山药 20g，木香 6g，砂仁 10g，炒扁豆 12g，芡实 15g，莲子 15g，桔梗 10g，诃子 10g，甘草 3g。7 剂水煎服。

嘱：忌食生冷食物，保持心情舒畅。

二诊：2013 年 4 月 19 日。大便较前稍好转，时有腹胀，纳差，按上方加神曲 12g 消食和胃。7 剂水煎服。

三诊：2013 年 5 月 17 日。服药后大便日行 2~3 次，时有皮肤瘙痒，按上方加防风 5g 以祛风胜湿。10 剂水煎服。

追访结果：其后坚持服药两月余，患者大便已成形，日行 1 次。

按语 胃主受纳腐熟水谷，脾主运化水谷精微，脾健胃和则纳运正常。若饮食不节，损伤脾胃，则水反为湿，谷反为滞，清浊不分，精微与糟粕混杂而下，并走大肠，发为泄泻。若遇情志不畅，则肝气郁结，横逆乘脾，致运化失常，升降失司，"清气在下，则生飧泄"。患者年逾六旬，泄泻反复发作十余年之久，脾胃屡伤，脾阳不振，一遇饮食不当或情志不舒即腹泻加重。脾胃虚弱，胃不受纳则纳差厌食，脾不运化则食后腹胀，气血乏源则乏力眠差。舌脉乃一派脾虚湿滞之象。李老认为，本案患者年老体虚，又病程迁延，脾胃极度虚弱，宜以扶正为先。方以参苓白术散为基础，加黄芪益气，陈皮、木香理气和胃，芡实、诃子固肠止泻。全方补中有行，利中有敛，补不壅滞，行不耗散，敛不留邪，药性平和，温而不燥，共奏健脾补气，渗湿止泻之功。由于本病常因饮食和情志因素诱发，李老特别强调调护的重要性，嘱患者清淡饮食，忌生冷肥腻辛辣等刺激之品，保持情绪稳定，注意情志的自我调节，只有这样，才能有效地预防复发。

案 5 泄泻（慢性肠炎）

胡某，女，61 岁。初诊：2012 年 10 月 26 日。

主诉：间断性泄泻 1 年余，加重 2 月。

病史：患者于 2010 年冬因饮食不当加情志不畅出现泄泻，大便日行 3~4 次，经多方诊治后，症状时轻时重。约 2 月前，患者又因饮食不当导致泄泻再次发作，大便日行 4~5 次，乏力，纳差，稍进食则觉腹胀，睡眠差，小便无明显异常。舌体胖大，舌质淡，边有齿痕，苔白腻，脉弦滑。患者有食管癌切除及化疗病史 5 年余。

中医诊断：泄泻（脾虚湿盛肝旺）。

西医诊断：慢性肠炎。

治法：健脾疏肝，渗湿止泻。

方药：香砂六君子汤加减。

白术 10g，茯苓 15g，炒薏苡仁 30g，泽泻 15g，陈皮 10g，半夏 10g，木香 6g，豆蔻 10g，苍术 10g，厚朴 10g，枳壳 10g，郁金 10g，乌药 10g，焦三仙各 12g，诃子 10g，补骨脂 10g，肉豆蔻 10g，吴茱萸 4g，桂枝 6g，甘草 3g。15 剂水煎服。

嘱：忌食瓜果等生冷食物。

二诊：2012 年 11 月 16 日。大便已转为日行 3 次，饮食较前稍好转。按上方去枳壳、郁金，加黄芪 15g、高良姜 5g。20 剂水煎服。

三诊：2012 年 12 月 1 日。大便已成形，日行 1~2 次，余无明显不适。

黄芪 15g，白术 10g，茯苓 15g，炒薏苡仁 30g，泽泻 15g，陈皮 10g，半夏 10g，木香 6g，豆蔻 10g，厚朴 10g，乌药 10g，焦三仙各 12g，诃子 10g，补骨脂 10g，肉豆蔻 10g，吴茱萸 4g，桂枝 6g，佩兰 10g，佛手 10g，甘草 3g，生姜 10g。20 剂水煎服。

追访结果：患者 12 月 22 日来诊诉大便已恢复正常。

按语 慢性肠炎属中医学的"脾泄""肾泄"范畴，以大便次数增多，粪质稀薄，久泄不愈为主症，反复发作。李老认为，本病主要责之于脾虚湿盛，饮食和情志所伤常为诱因，久泄不但损伤脾阳，还可下劫肾阳。本案患者年逾六旬，原有食管癌手术及化疗史，又长期腹泻反复不愈，脾胃极度虚弱，复伤于饮食不当，致谷不腐熟而为滞，水失运化而为湿，中焦湿滞，清浊不分，升降失司，《素问·阴阳应象大论》篇说："清气在下，则生飧泄，浊气在上，则生䐜胀。""湿胜则濡泄"，故泄泻频繁，稍进食则觉腹胀，纳差，乏力；土虚则木贼，加之长期的疾病折磨，必使患者烦恼郁闷，肝气郁结而横犯脾土，故而呈现脾虚肝旺的状态。舌体胖大，舌质淡，边有齿痕，苔白腻，脉弦滑则为脾胃阳虚，肝气亢旺，湿邪内盛之征。可见，脾胃虚弱是其病本，湿盛气滞是其病机。脾喜燥而恶湿，故以香砂六君子汤健脾益气，加豆蔻、苍术、厚朴、薏苡仁、泽泻化上焦之湿，燥中焦之湿，利下焦之湿，以复其运化升清之职，且有"利小便即所以实大便"之意；枳壳、郁金、乌药行气解郁，抑木扶土；焦三仙消食健胃以助运；诃子、补骨脂、肉豆蔻、吴茱萸温肾暖脾，固肠止泻，所谓"益火补土"；更妙在桂枝一味，能上行下达，振奋脾阳，驱除阴湿，可谓引经之药，是李老画龙点睛之笔。

案 6 五更泻（慢性结肠炎）

何某，男，55 岁，干部，初诊：2013 年 2 月 18 日。

主诉：大便时溏时泻 20 余年。

病史：20 余年前因饮食不节，膏粱厚味致大便时溏时泻，虽长期服用多种抗生素（氟哌酸、黄连素等）治疗，病情时轻时重，反复发作，且每因饮食不调或劳累，情志不畅使病情加重。经某省级医院纤维结肠镜检查提示：肠黏膜充血水肿明显，有散在糜烂，诊断为"慢性结肠炎"。来诊时症见黎明前腹痛肠鸣，大便溏薄，甚或完谷不化，日 3~5次。现食少腹胀、肠鸣、畏寒肢冷、身倦乏力。望之面色萎黄，呈慢性病容。舌质淡，体胖大，苔薄白，脉沉细。

中医诊断：五更泻（脾肾阳虚）。

西医诊断：慢性结肠炎。

治法：健脾和胃，温补脾肾。

方药：香砂六君子合四神丸加减。

白术 10g，茯苓 15g，陈皮 10g，旱半夏 10g，香附 10g，砂仁 10g，木香 10g，川朴 10g，桂枝 6g，白芍 10g，干姜 10g，乌药 10g，焦三仙各 10g，吴茱萸 5g，煨肉蔻 10g，补骨脂 10g，甘草 3g。20 剂，水煎服。

嘱：忌生冷、油腻及不易消化食物，勿劳累。

二诊：2013 年 3 月 25 日。腹胀、肢冷减轻，是脾肾之阳渐复之象；大便次数减少，为中气渐充，脾胃运化吸收功能较前好转；大便仍不成形，早上起床时仍需排便，下腹凉，为久病不已，阴寒未复。上方加苍术 10g、泽泻 15g、猪苓 10g、诃子肉 12g、附子 8g、炒薏仁 30g、良姜 10g，去陈皮、旱半夏，甘草改成炙甘草，香砂六君子汤为胃苓汤化裁。15 剂，水煎服。

三诊：2013 年 4 月 11 日。大便时成形时溏，日行一次，乃脾肾阳气复苏，湿邪已去大半。腹胀减轻，表明脾胃纳运基本正常。二诊上方去诃子肉、补骨脂，良姜又改成干姜。15 剂，水煎服。

四诊：2013 年 8 月 12 日。大便已基本成形，日行一次，腹胀消失，下腹感觉舒服，无明显不适症状，体重增加 3 公斤。仅感觉嗓子痒。三诊方去猪苓，加桔梗 10g、白芍 12g、太子参 15g，20 剂。

五诊：2013 年 9 月 3 日。上方去桔梗、太子参，加白干参，继服 20 付，巩固疗效。

按语 本案患者舌质淡，舌体胖大，食少，腹胀，肢体及下腹凉。脉沉细无力，尤以尺脉沉而无力乃脾肾阳虚之象。中医认为，脾胃的阳气与肾阳有密切关系。"脾阳根于肾阳"，肾阳（即命门之火）能助脾胃腐熟运化水谷，又需脾阳运化水谷之精微以充养。二者互相促进，相辅相成。泄泻日久，脾胃阳虚，水谷精微输布失常，必波及肾阳，火不生土，则纳化力弱，谷气下流，以致完谷不化，泄泻反复发作。脾肾阳虚，命门火衰，阴寒则盛，故于每天晨起，黎明之际，阳气未复，阴气盛极之时，腹内肠鸣即泻。本案紧扣这一病机处方用药。方中太子参、白干参、白术、茯苓健脾益气；煨肉蔻、吴茱萸、补骨脂等取四神丸义以温肾暖脾，收涩止泻，后改胃苓汤。利湿有助于健脾，尤其本方桂枝醒脾助膀胱气化，使湿邪自小便出。香附、川朴、乌药、砂仁，疏肝理气和胃，使脾胃得健，运化功能正常。

由于该患者病程时间长，虽诸症已去，但不可骤然收功，为防止复发，继服胃苓汤、配四神汤加白干参益气以巩固疗效，并注意慎饮食防外感，而使 20 年泄泻得以痊愈。

二十四、痢　疾

案　痢疾（溃疡性结肠炎）

陶某：男，郑州市人，干部。初诊：2013 年 3 月 21 日。

病史：2002 年 3 月因饮食不节，食生冷水果和饮酒后发病，腹痛，痛则腹泻，腹泻黏液脓血便，多至 3～4 次/日，西医肠镜检查诊断为溃疡性结肠炎。11 年来服用中西药物，时轻时重，近日因饮酒逐渐加重。身体感到疲倦畏寒，四肢乏力，面色萎黄，舌体胖大，边有齿痕，苔薄白，脉沉细。

中医诊断：痢疾（脾虚湿滞，脾肾阳虚）。

西医诊断：溃疡性结肠炎。

治法：健脾利湿，温补脾肾。

方药：李老自拟经验方加减。

白术 10g，茯苓 15g，猪苓 10g，泽泻 15g，桂枝 5g，炒苍术 10g，川朴 10g，木香 10g，黄连 6g，煨肉蔻 10g，吴茱萸 4g，五味子 10g，地榆炭 12g，秦皮 10g，炒薏仁 30g，乌药 10g，炙甘草 5g，生姜 3 片，红枣 5 枚为引。20 剂，水煎服。

二诊：2013 年 4 月 9 日。大便次数日 2~3 次，不成形，无黏液脓血便，腹痛及里急后重感减轻，仍感身体酸困无力。舌质淡，体胖大，苔薄白，脉沉细。原方去秦皮、地榆炭，继服 20 剂。

三诊：2013 年 5 月 7 日。水样便日一次，腹痛及里急后重感基本消失，身体较以往感觉有力。但仍易疲劳，近日因饮酒，出现大便中伴有少量不消化食物。舌质淡，为脾气不足，中寒不运，纳化失常的表现。上方加太子参 15g，20 剂，增强健脾益气之功，助脾运化，温中和胃。

四诊：2013 年 5 月 29 日。大便日一次，基本成形，余症消失。舌质淡红，体稍大，苔薄白，脉沉细。患者诸症消失，为脾虚得补，中阳得温，湿邪已去，久疾基本痊愈。以三诊方巩固治疗 30 剂，前 20 剂每日一剂，后 10 剂每两日 1 剂。四月后，随访无复发。

按语 根据本案患者面色萎黄、舌质淡、舌体胖大、边有齿痕、脉沉细之象，辨证为脾虚湿滞，脾肾阳虚。根据该病临床表现，将其归属于"肠澼"、"肠风"、"脏毒"等范畴。本案因患者过食生冷，饮食不节，过度饮酒损伤脾胃，又失于根治，导致反复下痢 11 年之久。依据病机，治宜健脾利湿，温补脾肾，以自拟经验方化裁治之。药用太子参、白术、苍术、茯苓、炒薏仁健脾益气化湿；木香、川朴、乌药理气燥湿止痛；桂枝、吴茱萸祛寒理气通阳；煨肉蔻、五味子涩肠止泻、温补肾阳；黄连、秦皮燥湿清热；泽泻利水渗湿；地榆炭凉血止血。本案治疗除用健脾利湿、理气收涩药物外，桂枝、吴茱萸以强祛寒湿之功，诸药合用共奏健脾祛湿之功、温补脾肾之阳。

二十五、便 秘

案1 便秘（习惯性便秘）

王某，女，40 岁，待业。初诊：2011 年 4 月 23 日。

主诉：便秘 10 余年。

病史：10 年前怀孕期间常排便不畅，产后更甚，3~5 日一行，排便困难，质偏干，靠开塞露辅助排便，平素服芦荟胶囊、柚子茶稍缓解。经多方求治，无明显改善，间断服用中西药物，均不理想，伴腹胀。现症见排便困难，甚至 5 天一次，腹胀，纳差，眠差，整日身倦乏力。舌边尖红，苔薄黄，脉弦稍数。于附近某医院查肠镜提示结肠黑变。

中医诊断：便秘（脾虚肝郁）。

西医诊断：习惯性便秘。

治法：健脾疏肝，润肠通便。

方药：加味逍遥散加减。

白术 10g，茯苓 15g，当归 10g，炒白芍 15g，柴胡 6g，郁金 10g，香附 10g，乌药 10g，枳实 10g，砂仁 8g，西茴 10g，草决明 18g，火麻仁 15g，郁李仁 15g，肉苁蓉 15g，

甘草 3g, 生姜 3 片为引。10 剂水煎服, 日 1 剂。

医嘱: 多食富含纤维食物, 适当运动, 规律排便, 养成排便习惯。

二诊: 2011 年 5 月 5 日。服上药后, 排便明显好转, 稍不畅, 腹胀减轻, 仍配合芦荟胶囊, 守上方改火麻仁 20g。继服, 10 剂水煎服, 日 1 剂。

医嘱: 多食富含纤维食物, 适当运动, 养成定时排便习惯。可适当减芦荟胶囊等泻药。

三诊: 2011 年 5 月 17 日。服上药后, 排便基本正常, 已停服芦荟胶囊, 可自行排便, 但 2 日一次, 质较前软, 稍感乏力, 舌苔薄白。可见脾气健运, 肠道的传导功能已经恢复, 但仍有气虚之象。守上方加黄芪 15g。继服, 10 剂水煎服, 日 1 剂。

医嘱: 多食富含纤维食物, 适当运动, 养成定时排便习惯。

两个月后患者复诊, 大便正常, 1~2 日一次, 无不适, 患者咨询是否继续服药, 嘱可停药, 但要合理饮食, 以保持规律排便。

按语 便秘是指大便干燥, 排便时间延长的病证。本病患者便秘 10 余年, 大便质干, 排便困难, 甚至 5 日 1 次, 伴有腹胀, 纳差, 身倦乏力, 舌淡边红, 苔薄黄, 脉弦数等症。观其脉证, 此便秘属于肝脾失调, 乃脾虚传导失职、肝郁疏泄失常所致。李老治用健脾疏肝, 润肠通便之法, 用上方之柴胡、香附、枳实、白芍合郁金、乌药、西茴及草决明等药, 疏肝理气清热; 白术、茯苓、甘草、黄芪、砂仁、火麻仁、郁李仁及肉苁蓉等药, 健脾益气, 润肠通便, 以助大肠传导。初诊用药见效, 可见方药对证, 继则基本守法守方治疗, 用药 30 剂余, 使肝脾得调, 气机通畅, 传导复常, 而使便秘得愈。体现了李老治疗慢性病有法有方有守的原则。

案 2 便秘 (功能性便秘, 结肠息肉术后)

许某, 女, 57 岁, 教师, 初诊日期: 2005 年 6 月 25 日。

主诉: 便秘半年余。

病史: 患者于半年前无明显诱因开始大便干结, 排便困难, 服三黄片后可缓解, 一月前在铁路中心医院行结肠镜检查, 发现降结肠有一豆状息肉, 行镜下切除。现症见: 大便干结, 排便无力, 伴腹胀, 自汗, 心急烦躁, 舌稍暗红, 体稍胖大, 边有齿痕, 苔薄白, 沉细, 关脉弦。

中医诊断: 便秘 (气阴两虚)。

西医诊断: 功能性便秘, 结肠息肉术后。

治法: 补气润肠, 滋阴通便。

方药: 黄芪 25g, 辽沙参 20g, 当归 15g, 丹皮 10g, 生地 15g, 枳实 10g, 草决明 15g, 火麻仁 20g, 郁李仁 15g, 厚朴 10g, 白芍 15g, 蒸首乌 18g。7 剂, 水煎服。

医嘱: 清淡饮食, 忌生冷、辛辣油腻之物, 多食蔬菜。保持心情舒畅, 适当户外运动。

二诊: 2005 年 7 月 2 日。便秘有所减轻, 2 日 1 次。现症见: 大便轻度干结, 轻度腹胀, 仍出汗多, 舌质淡暗, 体稍胖大, 边有齿痕, 苔薄白, 脉沉细。守上方加党参 15g, 焦山楂 15g 健脾开胃, 7 剂, 水煎服。

三诊: 2005 年 7 月 16 日。大便干结、排便困难较前好转, 但诉服药后面部发热, 自汗减少, 余同前。睡眠、饮食可, 二便正常。舌质稍暗红, 体稍胖大, 苔稍白腻, 脉沉细。守上方去党参，加肉苁蓉 15g。14 剂，水煎服。

药后患者大便正常，腹胀消失，无自汗、面红。

随访结果：停药半年后追访患者，病变未再复发。

按语　李老指出，慢性功能性便秘的病机归纳起来不外两端，一是动力障碍，包括气虚（甚者阳虚）、气滞等；二是肠失濡润，包括阴虚、血虚（常夹有瘀血）。临床上，两者常相兼而病。本案患者，既有排便无力、自汗等气虚不足的表现，又有大便干结、心烦急躁、舌质红、脉细等阴虚有热的表现，故辨证为气阴两虚。治疗上一方面用黄芪、党参补益其动力之不足，一方面用当归、白芍、草决明、火麻仁、郁李仁、蒸首乌等滋补阴血，濡润肠道。并用丹皮、生地清其虚热，枳实、厚朴通其滞气，当归尚有活血作用，以去其瘀滞，终使肠道功能恢复而便通。

二十六、肠　　痈

案　肠痈（急性阑尾炎）

张某某，男，20 岁，学生。初诊：2012 年 12 月 3 日下午。

主诉：发烧、腹痛一天。

病史：患者早饭后腹痛逐渐加重，转移到右下腹，疼痛剧烈，且越来越重，疼处拒按，到市某医院诊断为急性阑尾炎，需要手术治疗。患者家长不愿意孩子手术而来找老友李老，李老当时亦在省级中医院住院检查心脏，李老找到病房西医主任会诊，经血常规检查白细胞在 17000 以上，检查右下腹麦氏点拒按、反跳疼明显，体温 38.7℃，同时恶心，不能饮食，大便尚可，主任诊断为急性阑尾炎，需马上住院手术。患者父母和李老商量如何治疗，由于患者父亲和李老是老朋友，当时李老就直言说，急性阑尾炎现在一般都是到医院外科手术治疗，建国后他用中药治愈了不少此病，也未发生过医疗事故，20 世纪 50 年代以后，随着西医院的成立，此病多由外科手术治疗，故李老治此病越来越少。

他在 1950 年时治疗一个急性阑尾炎，解放初期政府刚成立，洛宁县还没有建立县人民医院，更没有手术室，刚成立联合诊所。一个 27 岁的男性患者，突然出现右下腹部剧烈疼痛，疼痛不能忍受，联合诊所的西医医生，给患者抽血化验，注射器扎到血管内抽不出血液，患者感觉到四肢发冷，当时李老根据陈修园著的《时方妙用》记载的肠绞沙取委中穴放血治疗，当时情况紧急，没有放血针，就把碗打碎，用尖锐的碗茬刺破委中穴，破处逐渐流出黑紫色、有血块的血液，十几分钟后四肢发冷逐渐转暖，病人得救。

1958 年，李老夫人在省人民医院外科工作，发生急性阑尾炎，外科医生让她马上住院，并准备手术，李老知道后，到医院提出先用中药治疗，如果几个小时后无效，再请外科手术，院方外科医生勉强同意。经用中药内服和食盐外敷两个小时以后，疼痛逐渐减轻，体温下降，各种症状减轻，同科医院人员颇为惊奇，让用中药继续治疗，三天以后痊愈上班。五十多年未见复发。

李老提出给他三个小时观察治疗，如无好转可立即手术，如好转痊愈可免于手术之苦。因患者年后考大学，患者家属怕手术留有后遗症也表示同意用中药治疗。李老检查发现除上述症状外还见右下腹部疼痛剧烈，腹壁拘急紧张，腹满食少，小便微黄，舌质稍红，舌苔腻而微黄，脉象滑数有力。

中医诊断：肠痈。

西医诊断：急性阑尾炎。

治法：清热解毒，行气活血。

内服：清热散痈汤。

药物：金银花 20g，连翘 15g，蒲公英 25g，丹皮 10g，赤芍 15g，青皮 10g，元胡 10g，枳壳 10g，木香 10g，乌药 10g，葛根 15g，黄芩 10g，柴胡 10g，藿香 10g，甘草 3g。2 剂，水煎服，每剂药水煎两次。每间隔 3 个小时服药一次，两付药连服。

外敷：大青盐 1000g，每次 500g 放入铁锅内炒极热，装入布袋内，放于右下腹，外用毛巾包垫，热量以能忍受为度。再炒另 500g，轮流热敷。

医嘱：①按时服药，如呕吐甚，可暂停几分钟再服药，如药液呕吐出，停几分钟，等恶心好转后宜徐徐再服。②外敷三个小时内必须来电告知疼痛、体温等具体病情如何。③可食流质食物，禁食生冷油腻。

患者家属立即将药取出按时服用。当天晚上不到三个小时，病人父亲来电告知，服汤药比较顺利，未大吐，按次服用。外敷的药在用药两个小时后疼痛减轻，疼痛部位已经不按不痛了，按着和以前同样的力度疼痛也减轻，体温下降到 38℃。汤药尚未服完，李老让继续服用。外敷药一直到不疼痛方可停止使用。次日早患者复查，腹部已不腹胀疼痛，体温 37℃。药已经服完，外用药后半夜亦停止外敷。当时病房的医生、护士大为吃惊，说这中药和食盐也可以治急性阑尾炎，效果还这么快，其处方争向抄阅。

李老讲急性阑尾炎消退后，会造成阑尾处气血瘀滞不畅，或者急性炎症未完全治愈，留下慢性炎症迁延不愈，造成阑尾与周围组织粘连、压迫或扭曲，多在长久站立、饮食过饱或劳累后时感坠胀疼痛，伴有消化力弱，现治疗宜健脾温中，理气活血为法巩固效果。

香砂温中汤：太子参 15g，白术 10g，茯苓 15g，陈皮 10g，半夏 10，香附 10g，砂仁 8g，小茴香 10g，乌药 10g，桂枝 5g，白芍 12g，元胡 10g，木香 6g，甘草 3g。

五剂水煎服，日一剂，早晚二次服。

追访：患者父亲说，服药三剂后，化验白细胞正常，已经正常上学了，两年来，未发现不适的感觉，未复发。

按语 阑尾炎是指阑尾由于多种因素而形成的炎性改变，有急、慢性之分。其发病多和饮食、劳累和情绪有关，如饮食不节，嗜食膏粱厚味，或过食生冷油腻，损伤脾胃，传化失常，气血凝滞，湿郁化热，热盛腐蒸气血，则成痈肿。或情绪不畅，寒温失宜影响胃肠的正常活动及气血的运行聚而成痈。再如饱饭后，急暴奔走，登高蹲下，用力过度，使肠胃运化失常，传导不能舒利，气血凝阻肠中，化热腐蒸气血，而成痈肿。病理发展方面可分为初期、成脓期、已溃期。临床以以初期较为常见。初期多以气血瘀滞不通，湿热蕴结阑尾而发病，继续发展则湿热壅盛，腐肉蒸脓而为成脓期。如治疗不及时痈脓溃破，正虚邪恋。

本案是由于患者暴饮暴食，气血凝滞，湿郁化热，热盛而成痈肿，方中以金银花、连翘、蒲公英清热解毒，丹皮、赤芍凉血活血化瘀，消散痈肿，青皮、元胡、枳壳、木香行气散结，藿香化湿止呕，黄芩、柴胡、葛根解热退烧，甘草调和诸药，其服药方法每三个小时服药一次，24小时内服药2付，加大药物功效，增加吸收作用。关键是外用的大青盐，李老讲当时他在洛阳专区医院时，医院的陆院长建议把盐换成热水袋热敷，后观察无效，还是使用盐效果佳。现在药理研究药盐对肌肉、血管有收缩作用，加热后的盐具有强渗透性，能快速的吸附阑尾局部的热量，消散痈肿，气血通畅消除疼痛。内服加外用使内热清，湿毒去，痈肿散而获痊愈。在急性炎症消退后，因年老或胃肠功能虚弱者，部分患者会遗留慢性炎症，患者在劳累、饱食或者长久站立会出现阑尾处隐痛、下坠不适感，治疗以香砂温中汤的太子参、白术、茯苓、陈皮、半夏健脾和胃；香附、砂仁、小茴香、乌药、木香行下焦之气，配元胡行气活血散瘀而止痛；桂枝、白芍调和气血；甘草调和诸药。使肠胃功能恢复，气血通畅，局部血液循环改善，慢性炎症可自然消除，本病患者医药费不到300元而获痊愈。

李老讲阑尾炎属于中医学的"肠痈"。对本病的记载早在公元前200年的《黄帝内经》中就可见到，张仲景在《金匮要略》中对本病的病因、症状、治法、处方都有较详细的论述，如"肠痈者，少腹肿痞，按之即痛如淋，小便自调，时时发热，自汗出，复恶寒。其脉迟紧者，脓未成，可下之，当有血。脉洪数者，脓已成，不可下也。大黄牡丹汤主之。"几千年来，由于本病为急性病，常见病，在没有西医的情况下，华夏儿女使用中医药对此病的治疗积累了丰富的经验，并且效果显著。而西方医学到19世纪后期，对本病才有了较详细的认识。本案足以说明中药治疗本病不仅可以免除手术之苦，而且疗效快，效果确切，真正的做到了简、便、廉、验。据临床观察，中医药治疗特别适应初期阑尾炎；阑尾脓肿早期合并腹膜炎，可中西医结合治疗为宜；对治疗24小时后，症状没有明显改善，甚至出现腹胀等中毒性肠麻痹或合并弥漫性腹膜炎、盆腔囊肿应考虑立即手术治疗。

李老指出，在中医药高速发展的今天，以及全国正在深入进行的医疗改革，对此类疾病的治疗方法都需要继承、研究、创新、提高，以解决老百姓的看病难，看病贵等问题。故此整理此病例。

二十七、胁　痛

案1　胁痛（药物性肝损伤）

武某，女，36岁，工人。初诊：2012年11月12日。

主诉：右胁隐痛不适3月余。

病史：2012年夏天因外伤致头皮血肿，于当地医院治疗（具体不详），血肿消失。但3个月来，出现右胁隐痛不适，伴巩膜、皮肤黄染，查肝功提示转氨酶高，排除乙、丙肝、自免肝等，给予保肝降酶、利湿退黄，治疗半月后黄疸减轻，右胁不适缓解。2012年11月11日于郑大一附院查肝功：ALT：223U/L，AST：157U/L，GGT：1578U/L，ALP：439U/L，彩超提示：肝实质弥漫性损伤。现症见：时右胁隐痛不适，乏力，纳差，大便偏干，1~2日1次，眠可。舌边尖红，苔白腻，脉弦滑。

中医诊断：胁痛（脾虚肝郁）。

西医诊断：药物性肝损伤。

治法：健脾疏肝，理气止痛。

方药：丹栀逍遥散加减。

当归 12g，炒白芍 15g，白术 10g，茯苓 15g，青皮 10g，陈皮 10g，旱半夏 10g，香附 10g，砂仁 10g，枳壳 10g，柴胡 6g，郁金 10g，乌药 10g，西茴 10g，牡丹皮 10g，草决明 15g，炒枣仁 15g，甘草 3g，生姜 3 片为引。15 剂水煎服，日 1 剂。

医嘱：注意休息，勿劳累，忌食辛辣刺激性食物，畅情志。

二诊：2012 年 11 月 26 日。服上药后，胁痛基本消失，饮食稍差，身感乏力，舌苔偏厚腻，可见有湿邪中阻之象。今复查肝功：ALT：137U/L，AST：103U/L，GGT：1235U/L。守上方加焦三仙各 10g，佛手 10g，行气化湿，开胃进食。继服 30 剂，日 1 剂。

医嘱：同上。

三诊：2013 年 1 月 14 日。昨日复查肝功基本正常，ALT：50U/L，GGT：474U/L。可见肝之疏泄功能恢复，基本无不适，纳食增加，自觉近日内热稍大，仍感乏力，有气虚之象。舌苔薄白，边尖红。守上方去佛手、青皮，加焦栀子 10g，薄荷 6g，黄芪 15g。继服，15 剂水煎服，日 1 剂。服上方药剂后可改为逍遥丸以巩固疗效。

医嘱：同上。

停药三个多月后于郑州市中心医院复查肝功无明显异常，ALT：26U/L，AST：21U/L，GGT：137U/L，ALP：99U/L，彩超未提示肝损伤，余无不适。

按语 本例胁痛患者，根据病史和治疗经过，及肝功转氨酶升高，彩超提示肝实质弥漫性损伤，排除其他肝病，西医诊断为药物性肝损伤。据其右胁隐痛不适，乏力，纳差，舌苔白腻，脉弦滑的脉症，中医分析其病理为肝脾失调，肝郁脾虚。李老治以调和肝脾，健脾祛湿，疏肝理气之法，用丹栀逍遥散加减。方中当归、白芍、柴胡、郁金、香附、枳壳、青皮、乌药、西茴、佛手等，疏肝理气止痛；白术、茯苓、陈皮、半夏、砂仁、生姜、甘草等健脾益气祛湿；牡丹皮、草决明、炒枣仁、清泻肝之郁热，润肠通便；焦三仙开胃进食。复诊诸证好转，仍觉乏力，舌边仍红，加黄芪益气，栀子清肝热；后用逍遥丸疏肝理脾以巩固疗效。服药 3 个月取得良好效果。肝病患者，多为肝脾失调。这是由于肝脾关系密切，不仅生理相互联系，病理也相互影响，肝病木郁克土，肝气乘脾，形成肝脾失调、肝郁脾虚的病理。李老常用逍遥散加减治疗此类病证，诸如慢性肝炎、肝硬化、药物性或酒精性肝损伤等，通过用疏肝健脾之法，调和肝脾，皆收到了较好的效果。

案 2 胁痛（肝硬化）

郭某，男，55 岁，农民。初诊：2009 年 5 月 25 日。

主诉：胁痛 1 月余。

病史：2009 年 4 月因鼻出血、吐血至杞县人民医院查血常规提示血小板低，乙肝五项示"HBsAG、HBeAG、抗-HBC"均阳性，肝功异常，彩超提示肝硬化，胆结石，脾大；胃镜示胃溃疡、十二指肠球部溃疡，住院给予输液止血药物（具体不详）后，血止而出院，但胆红素不降，反而逐渐上升，伴腹胀，小便黄。2009 年 5 月 4 日至开封市传染病医院住院，查肝功 TB：42.3umol/l，ALT：248U/l，AST：131U/L，AKP：137U/L，ALB：34.2g/l，PT：16.1S，彩超示肝硬化，脾大，少量腹水，胆囊多发结石，治疗 20 余天，上症缓解。现症见：面色暗黄，右胁隐痛，有针刺样痛，遇劳或情志不畅紧张时明显，呈持续性，伴胃脘胀满，小便黄，大便不成形，日 2~3 次，纳差，眠可。舌质淡红，苔白厚腻，脉弦滑。

中医诊断：胁痛（脾虚肝郁，痰湿阻滞）。

西医诊断：肝硬化失代偿期，乙肝。

治法：健脾疏肝，理气止痛，化痰祛湿。

处方：香砂六君子汤加减。

白术10g，茯苓15g，薏苡仁30g，泽泻12g，青皮10g，陈皮10g，旱半夏10g，香附10g，砂仁10g，厚朴10g，枳壳10g，柴胡6g，郁金10g，乌药10g，西茴10g，焦三仙各12g，鳖甲10g，甘草3g，生姜3片为引。20剂水煎服，日1剂。

医嘱：注意休息，勿劳累，忌食辛辣刺激性食物，畅情志。

二诊：2009年6月15日。服上药后，胁痛缓解，大便偏稀，小便黄，胃胀减轻，稍食即饱，舌苔稍薄，可见肝气有疏泄之势，湿邪渐去。守上方去薏苡仁、泽泻、青皮、加炒山药20g，鳖甲改为12g。继服，30剂水煎服，日1剂。

医嘱：注意休息，勿劳累，忌食辛辣刺激性食物，畅情志。

三诊：2009年7月17日。7月14日复查肝功提示转氨酶、白蛋白正常，胆红素稍高，彩超提示：肝脾胰未见异常，胆囊结石，未提示肝硬化、腹水消失，略感小便黄，偶胁痛，伴乏力，纳食一般，可见脾健则水湿得以运化，肝疏则气行，气行则血行。守上方加茵陈15g以利湿退黄。继服，30剂水煎服，日1剂。以后改为中成药鳖甲煎丸、茵栀黄颗粒，巩固疗效。

医嘱：同上。

2009年10月19日于杞县人民医院复查肝功能未见明显异常，彩超未提示肝硬化，基本无不适。

按语 本例胁痛患者因鼻出血、吐血，检查提示乙肝、肝硬化、脾大、腹水，且有胃、十二指肠溃疡，经住院治疗病情缓解。就诊时见右胁隐痛，遇劳或情志不畅时明显，小便黄，伴胃脘胀满，稍食即饱，大便溏泄，舌淡苔白厚腻，脉弦滑。中医诊为胁痛，分析病理为脾虚肝郁，痰湿阻滞所致。治宜调和肝脾。李老治用健脾疏肝，理气祛湿之法，用香砂六君子汤为主合以柴胡疏肝散加减治之。方中香砂六君之白术、茯苓、陈皮、半夏、砂仁、甘草，合厚朴、薏苡仁、泽泻及山药等健脾祛湿；柴胡疏肝散之柴胡、香附、枳壳、青皮，合郁金、乌药、西茴疏肝理气止痛；焦三仙消食开胃，鳖甲软坚散结，茵陈利湿退黄。基本守方治疗3个月，症状基本消失，改为中成药鳖甲煎丸、茵栀黄颗粒服之以巩固疗效，收到了较好的效果。纵观此案，属肝脾失调、脾虚肝郁病理。肝失疏泄，气机不畅则胁痛，久之气滞血瘀则肝硬化、脾大；脾失健运，水湿停聚，生湿酿痰，痰湿阻滞则出现腹水，大便溏泻，呈现苔白厚腻，脉弦滑之舌脉。对于此类病症，李老以健脾疏肝之法，肝气疏泄则气血调畅胁痛等自止；脾气健运则水湿得去而腹水便溏消除，木不乘土，土不雍木，肝脾调和而收佳效。

案3 胁痛（慢性乙型肝炎）

郭某，男，26岁。于1992年6月16日来诊。

主诉：胁肋胀闷隐痛半年余。

病史：去年岁末患急性传染性黄疸型肝炎，时有目黄、周身皮肤发黄，尿黄，遂入当地医院住院治疗，经中西药治疗，黄退尿清而病愈出院。春节过后复出现胸胁胀闷，有时隐痛，游走不定，有时口苦口干，恶食油腻，腹胀，嗳气，纳差，便溏，在当地医院诊为乙型肝炎，再次入院治疗，服药多日，病情不见好转，又见体倦懒言，舌体胖大，舌边、尖红，苔薄黄，脉弦。

中医诊断：胁痛（脾虚肝郁，兼有郁热）。

西医诊断：慢性乙型肝炎。

治法：疏肝理气，健脾和胃，兼清郁热。

方药：逍遥散加减。

当归10g，白芍15g，白术10g，茯苓15g，柴胡6g，香附10g，郁金10g，青皮10g，川楝子12g，龙胆草10g，焦三仙各12g，甘草3g。

二诊：1992年7月19日。上药已服30剂，各种症状明显减轻，腹胀已消，食欲增加，胸胁仍时痛，小便黄，睡眠不好。舌胖质红，苔薄黄，脉弦。脾虚渐复，肝郁仍著，且有化热之象，上方去焦三仙，加栀子6g，丹参20g，解郁泻火。

三诊：1992年9月10日。上药服用50余剂，各种症状消失，唯化验检查表面抗原仍呈阳性，舌苔薄白，脉象和缓。脾虚肝郁化热之证已消，去清热之药继服疏肝理脾之品，巩固疗效，以善其后。

方药：当归10g，白芍15g，白术10g，茯苓15g，柴胡6g，香附10g，郁金10g，青皮10g，川楝子10g，丹参30g，砂仁8g，甘草3g。

两个月后随访，一切正常。

按语 本证属肝郁脾虚而致胁痛，当治以疏肝健脾为主，方用逍遥散加减，《医宗金鉴》认为，此方"治肝郁之病，而肝之所以郁者，一为土虚不能生木，一为血少不能养肝也。盖肝为木气，全赖土以滋培，水以灌溉。"方中"白术、茯苓助土德以生木也；当归、芍药益荣血以养肝也；柴胡一为厥阴之报使也，一以升发诸阳"，又合《内经》"木郁达之"之理。诸药合用，遂肝木曲直之性，使肝郁得解。恐肝郁日久，气郁较甚，故加香附、郁金、青皮、川楝子以增强疏肝理气之功，加胆草以泄郁久之热；由于肝郁犯脾，脾失健运，故用焦三仙合白术、茯苓以健脾和胃；诸药合用，则肝郁得解，脾虚得除，郁热得清，病得痊愈。

二十八、积 聚

案1 积聚（附睾炎）

刘某，男，2岁。初诊：2008年8月9日。

代主诉：右侧附睾处肿块1周余。

病史：患者于1周前无明显原因出现尿频，每次小便量少，右侧附睾部有肿块，考虑为囊肿、积液，西医建议手术治疗。患者家属拒绝手术，遂来寻求中医治疗。

中医诊断：积聚（气虚血结）。

西医诊断：附睾炎。

治法：活血化瘀，软坚散结。

方药：大黄15g，栀子10g，香附10g，制乳没各5g，芒硝10g，穿山甲10g，冰片5g，麝香1g。一剂，共为细末，蜂蜜调匀敷于患处。

随访结果：11月8日其父来诊时诉患者附睾部肿块已经消失。

按语 《内经》首先提出积聚的病名，《灵枢·五变》中指出："人之善病肠中积聚者，……如此肠胃恶，恶则邪气留止，积聚乃伤；脾胃之间，寒温不次，邪气稍至，蓄积留止，大聚乃起。"本病从临床症状上看为"积聚"无异，患者年仅两岁，李老结合经验，情志因素暂且不为考虑，且小孩多为纯阳之体，故可暂以气滞血瘀以治之。方中大黄推陈出新、活血化瘀，肝经绕阴器，故可加香附、栀子清肝火，理肝气，乳香、没药活血通络，芒硝利水而消胀，穿山甲、冰片、麝香取其走窜之力强劲，清火疏肝活血通络化瘀之药汇聚，故能较快而收全功，应该注意的是本证实证无异，祛邪之力至而病自愈，亦需知此类疾病需要根据病史长短、邪正盛衰以及主要的症状而灵活的辨证论治，祛邪与扶正当需认真斟酌，要把握好攻与补的关系及主次轻重。正如《医宗必读·积聚》："初者，病邪初起，正气尚强，邪气尚浅，则任受攻。中者，受病渐久，邪气较深，正气较弱，任受且攻且补；末者，病魔经久，邪气侵凌，正气消残，则任受补"，学者当慎之又慎。

案2　聚证（肠功能紊乱）

张某某，女，30岁。初诊：1992年3月15日。

主诉：脐两侧时有硬块年余。

病史：1991年12月，出现脐两侧疼痛，时有硬块，遂到当地医院检查治疗。B超检查无异常，妇科检查正常，即按炎症对症治疗，曾服用西药效果不佳，特来求李老诊治。现自觉脐两侧有硬块，且可游走聚散，时或疼痛，并觉上腹胀闷不舒，矢气后胀痛减轻，情志不舒则加重，食欲下降，饮食减少，体倦乏力，偶尔出现头晕、心悸。舌体胖大，舌质淡，舌苔薄白，脉弦滑。

中医诊断：聚证（肝郁气滞），腹痛（肝郁气滞）。

西医诊断：肠功能紊乱。

治法：疏肝解郁，理气止痛。

方药：五磨饮子加减。

乌药10g，沉香6g，槟榔10g，枳实10g，木香6g，香附10g，柴胡6g，白芍15g，川芎10g，元胡10g，砂仁8g，甘草3g。7剂水煎服。

医嘱：调畅情志。

服药后脐两侧未再疼痛，胃脘不再作胀作痛，食欲恢复正常。

按语 积聚大都是腹内结块，或痛或胀的病证。但首先应分清积和聚的不同病情和病机：积是有形，固定不移，痛有定处，病属血分，乃为脏病；聚是无形，聚散无常，痛无定处，病属气分，乃为腑病。《难经·五十五难》说："故积者，五脏所生；聚者，六腑所成也。积者，阴气也，其始发有常处，其痛不离其部，上下有所终始，左右有所穷处；聚者，阳气也，其始发无根本，上下无所留止，其痛无常处，谓之聚。"一般说，聚病较轻，为时尚暂，故易治；积病较重，为时较久，积而成块，故难治。故积聚二者之病因同为气血阻滞，病机相关，但聚者聚散无常，偏为气滞而易治；积者，积聚成块，疼痛固定不移，为血病，较难治，此为二者区别。本案患者肚脐两侧虽然有硬块，但可游走聚散，痛无定处，并感上腹胀闷不适，矢气后胀闷减轻，情志不舒则加重，食少腹胀，体倦乏力，时而头晕，舌体胖大，舌质淡，苔薄白，脉弦滑。辨证为肝气郁滞，肝脾失调，气滞湿阻之聚证。故在治疗上用疏肝解郁理气，祛湿止痛为法而愈。

案3 积证（胃癌术后并发肝转移）

李某，男，37岁，农民。初诊：2008年4月19日。

主诉：胃癌术后2年余，纳差、腹泻一周。

病史：2年前无明显诱因出现上腹疼痛不适，自服奥美拉唑胶囊后无缓解，遂至当地县人民医院诊断为"胃癌"，未发现转移，立即行"胃癌根治术"，预后良好。1年半后纳差，口吐白色黏液，无乏力、头晕头痛等症，至商丘市第一人民医院行CT示：胃癌术后复查，右肺中叶结节；心包积液；肝左叶占位性病变，考虑转移；腹膜后肿大淋巴结；肝右叶、左肾囊肿，脾大。按胃癌给予综合保守治疗（具体不详），效不佳。转院至省肿瘤医院化疗，按"奥沙利铂+氟尿嘧啶/亚叶酸钙"方案化疗2周期，过程顺利。2012年10月2日行第3周期化疗，但此次化疗期间出现纳差，腹泻日行3~4次，质稀，化疗结束后上症不减，为求进一步中药治疗，遂来我门诊求治。就诊时症见：纳差，不欲食，伴恶心，腹泻，大便稀日行3~4次，甚至5次，乏力，神差，形体消瘦，眠可，小便正常，舌质淡红，苔白腻，体稍胖大，脉稍弦细。

中医诊断：积证（脾胃气虚，肝胃不和）。

西医诊断：胃癌术后并发肝转移。

治法：益气健脾，疏肝和胃，固肠止泻。

方药：香砂六君子汤加减。

太子参10g，白术10g，茯苓15g，炒薏苡仁30g，泽泻12g，陈皮10g，炒山药20g，木香10g，砂仁8g，厚朴10g，枳壳10g，郁金10g，乌药10g，焦三仙各10g，诃子肉10g，炒白扁豆12g，芡实12g，甘草3g，生姜3片，大枣3枚为引。十四剂，水煎服，日一剂。

医嘱：慎起居，勿劳累，合理饮食，畅情志。

二诊：2012年10月24日。服上药后，呕吐未作，纳食好转，大便日2~3次，仍不成形，但较前明显改善，时感胸闷不适，有冠心病史，守上方去郁金，加丹参15g，炒枣仁15g，桂枝5g以活血通络，温通心阳，顾及心脏不适。十五剂，水煎服，日一剂。

医嘱：同上。

三诊：2012年11月10日。服上药后，大便正常，日1~2次，质不稀，纳食基本恢复，舌苔较前薄，可见有湿邪去之象。故守上方去太子参，白扁豆，加黄芪15g以增强益气健脾之力，提高患者机体免疫力，以达"正气存内，邪不可干"。二十剂，水煎服，日一剂。

医嘱：按时服药，树立信心，保持心情舒畅，定期复查。

治疗结果：随症加减坚持治疗至今年7月份复查CT未见再发转移，病情稳定。

按语 李老认为本案胃癌术后并发肝转移为中医"积证"范畴，患者经过手术创伤，元气受损，加之药毒再次克伐，损伤脾胃，脾失运化，水湿内停，气血不足，痰湿内阻，气机不畅，气不行则血凝，痰瘀互结而成积，积成而正伤，形成恶性循环，最终正虚邪实，本虚标实。对此治疗，关键在脾胃，方用香砂六君子汤健脾益气以固本，辅以厚朴、枳壳、郁金、乌药疏肝理气，炒薏苡仁、泽泻、炒山药、诃子肉、炒白扁豆、芡实固肠止泻，焦三仙消食和胃，经治疗症状消失，病情相对稳定。

二十九、臌　胀

案1　臌胀（乙肝后肝硬化失代偿期）

杨某，男，44 岁，干部。初诊：2011 年 9 月 1 日。

主诉：腹胀大 3 月余，加重 1 周。

病史：3 个月前患者因劳累后出现腹胀，纳差，身倦乏力，无恶心呕吐等，服吗丁啉后不见效，卧床休息后稍缓解，故未重视，直到 2011 年 8 月 23 日于市六院查乙肝五项提示 "HBsAG、HBeAG、抗-HBC" 均阳性，彩超示肝硬化、中等量腹水（64mm）、脾大，肝功能示 ALB：30g/l，TBIL：201.2μmol/l，CHE：2078U/L，低钠低氯，AFP：70.18ng/ml，立即住院，给予保肝利尿、退黄等常规治疗后，腹胀减轻，但仍纳差、乏力，为求中医中药治疗，遂至我门诊诊治。症见：腹胀，纳差，乏力，面色暗黄，巩膜黄染，小便黄，大便正常，日 1～2 次，眠差，舌体稍胖大，舌边尖红，苔黄稍厚腻，脉弦滑。

中医诊断：臌胀（湿热内蕴）。

西医诊断：乙肝后肝硬化（失代偿期）。

治法：健脾祛湿，清热利湿，活血通瘀。

方药：茵陈五苓散加减。

茵陈 10g，焦栀子 10g，白术 10g，茯苓 15g，桂枝 5g，生薏苡仁 30g，陈皮 10g，炒山药 15g，香附 10g，砂仁 10g，厚朴 10g，枳壳 10g，桂枝 6g，柴胡 6g，郁金 10g，乌药 10g，丹参 15g，焦三仙各 12g，甘草 3g，生姜 3 片为引。25 剂，水煎服。

医嘱：慎起居，勿过劳，合理饮食，畅情志。

二诊：2011 年 9 月 27 日。服上药后，纳食好转，仍腹胀，乏力，小便黄，舌质红，苔白厚，体稍胖大，脉弦滑。9 月 21 日复查彩超提示肝硬化、腹水（43mm），脾稍大，肝功示：ALT：136U/L，AST：72U/L，ALP：230U/L，CHE：1568，TBIL：244.7μmol/l，ALB：28g/l。

处方：黄芪 15g，白术 10g，茯苓 15g，陈皮 10g，半夏 10g，木香 6g，砂仁 10g，生薏苡仁 30g，泽泻 10g，桂枝 5g，丹参 15g，焦三仙各 12g，茵陈 10g，焦栀子 10g，赤芍 15g，莪术 10g，大黄 6g，甘草 3g，生姜 3 片为引，20 付，水煎服，日一剂。

三诊：2011 年 10 月 19 日。服上药后，精神明显改善，腹胀减轻，身感较前有力，时感右胁隐痛不适，舌苔薄白稍腻。守上方去泽泻，加西茴 10g，20 付，水煎服，日一剂。

四诊：2011 年 11 月 15 日。服上药后，诸症明显改善，面色好转，巩膜黄染减轻，稍有腹胀。守上方，加萝卜种 15g，20 付，水煎服，日一剂。

医嘱：慎起居，勿劳累，增加蛋白的摄入，保持心情舒畅。

五诊：2011 年 12 月 5 日。服上药后，腹胀逐渐减轻，黄疸渐退，小便基本正常，仍感乏力，但较前明显好转，纳差，偶感右胁不适。12 月 3 日复查肝功提示 TBIL：45.9μmol/l，ALT：37U/L，AST：61U/L，ALB：25g/l，彩超示腹水约 40mm。

黄芪 15g，白术 10g，茯苓 15g，陈皮 10g，半夏 10g，木香 6g，砂仁 10g，厚朴 10g，枳壳 10g，柴胡 6g，乌药 10g，西茴 10g，焦三仙各 12g，内金 12g，萝卜种 15g，生薏苡

仁 30g，赤芍 15g，桂枝 5g，丹参 15g，茵陈 10g，焦栀子 10g，莪术 10g，大黄 6g，甘草 3g，生姜 3 片为引，20 付，水煎服，日一剂。

医嘱：慎起居，勿劳累，增加蛋白的摄入，保持心情舒畅。

六诊：2011 年 12 月 24 日复诊。服上药后，腹胀、黄疸等上症基本消失，纳眠可，舌质淡，苔薄白，脉弦稍细。守上方去萝卜种，加山萸肉 15g，15 付，水煎服，日一剂。

医嘱：慎起居，勿劳累，可适当停中药，定期复查。

治疗结果：2012 年 5 月 27 日于郑州市第六人民医院复查肝功提示：TBIL：17.6μmol/l，ALT：35U/L，AST：42U/L，ALB：67.8g/l，彩超示腹水消失，肝实质弥漫性改变，脾稍厚。

按语 李老认为，臌胀病不论何种病因或他病转化而成，最终殊途同归，均导致肝、脾、肾三脏彼此功能失调，形成气滞、血瘀、水停。临床证型多种，水湿阻滞气机可随脾阳盛衰、年龄体质、用药过于寒热等因转化为寒湿困脾或湿热蕴结证。臌胀气滞湿阻证，多为初次腹水，患者正气未衰，预后良好；若湿从寒化，寒湿困脾，治疗当用通阳利水祛邪与扶正并用预后良好；若湿热交错，阴阳互结临床较为难治。本案症见腹胀、纳差、乏力、面色暗黄、巩膜黄染、小便黄、眠差、舌体胖大、舌边尖红、苔黄稍厚腻、脉弦滑显为脾虚肝郁、湿热互结、血瘀浊水停于腹中证。治以茵陈五苓散加减，旨在健脾祛湿、清热利湿、活血通瘀。方中运用桂枝、生姜是李老的用药经验和特色，用辛温之桂枝以振奋脾阳助水膀胱之气化，生姜走而不守以利水邪；化瘀是利水之关键，"血不利则为水"，加入丹参活血化瘀也是李老用药之玄机。李老指出：本案湿热互结，往往缠绵难愈，在治疗上非苦寒之药不能燥湿清热，但药量稍过则易损伤脾阳，使运化水湿之力更弱，则水湿更盛，因此在用药上要注意湿和热之偏盛，力保用药适当，防止偏弊。

案 2 臌胀（乙肝后肝硬化）

李某，男，37 岁，农民。初诊：2008 年 4 月 19 日。

主诉：腹胀，伴双下肢浮肿 2 月，加重 1 周。

病史：两月前因劳累后出现腹胀，伴双下肢浮肿，休息后无明显缓解，由于患者 10 年前发现乙肝，转氨酶正常、HBV-DNA 及表面抗原转阴后未重视，常年外出务工，如有不适休息后可缓解。此次症不同于前，故于 2008 年 3 月 19 日至安阳市第五人民医院查彩超提示肝硬化，脾大，腹水（肝前可及 2.1cm 液性暗区），同年 4 月 14 日查乙肝五项提示：HBsAg（＋），HBeAg（＋），HBcAb（＋），HBV-DNA 未查，肝功示 ALT：56μ/l，AST：44μ/l，ALB34g/l，TBIL：47.6μmol/l，彩超回示：肝硬化，脾大，肋下 6.5cm，左第 9 肋间，腋中线处厚 4.7cm，脾 V 增宽，诊断为"肝硬化，早期"，给予保肝降酶，利尿等治疗后下肢浮肿减轻而出院。近一周复因劳累及情志不畅后上述症状再发并加重，伴纳差，乏力，为求进一步中药治疗，遂来我门诊求治。现症见：腹胀，双下肢浮肿，呈指陷性，纳差，口干，乏力，大便偏稀日 2 次，小便量少，面色晦暗，舌质淡，体胖大，苔白腻，脉弦滑。

中医诊断：臌胀（脾虚肝郁，水湿内停）。

西医诊断：乙肝肝硬化。

治法：健脾渗湿，疏肝理气，活血通络。

方药：五苓散合香砂六君子汤加减。

白术 10g，茯苓 15g，生薏苡仁 30g，泽泻 15g，陈皮 10g，旱半夏 10g，香附 10g，砂仁 10g，厚朴 10g，枳壳 10g，柴胡 6g，郁金 10g，乌药 10g，焦三仙各 12g，萝卜种 15g，鳖甲 15g，穿山甲（另）8g，甘草 3g，生姜 3 片为引。七剂，水煎服，日一剂。

医嘱：慎起居，勿劳累，合理饮食，畅情志。

二诊：2008 年 5 月 5 日。服上药后，纳食好转，下肢浮肿稍减，但腹胀、口干改善不明显，时感右胁隐痛不适，舌苔稍厚腻。守上方加西茴 10g，佛手 10g，鳖甲改为 12g。十五剂，水煎服，日一剂。

医嘱：同上。

三诊：2008 年 6 月 11 日。服上药后，腹胀减轻，食欲渐增，肝区轻微叩击痛，大便基本正常 1～2 日一次，血糖稍高，可见肝郁较脾虚症状明显，脾之运化水湿功能恢复，应加强疏肝活血之力，"血行则水行"。具体方药调整如下：

白术 10g，茯苓 15g，陈皮 10g，炒山药 20g，香附 10g，砂仁 10g，厚朴 10g，枳壳 10g，柴胡 6g，郁金 10g，乌药 10g，焦三仙各 12g，萝卜种 15g，鳖甲 15g，穿山甲（另）8g，丹参 15g，生薏苡仁 30g，生姜 3 片为引。二十剂，水煎服，日一剂。

医嘱：同上。

四诊：2008 年 7 月 2 日。服上药后，腹胀等诸症基本消失，身感较前明显有力。守上方去丹参、生薏苡仁 20 付，加甘草 3g，二十剂，水煎服，日一剂。

医嘱：慎起居，勿劳累，保持心情舒畅。

五诊：2008 年 7 月 23 日。服上药后，基本无不适，纳眠可，二便调，守上方去萝卜种，继服 20 剂，水煎服，日一剂。

医嘱：慎起居，勿劳累，保持心情舒畅，定期复查。

治疗结果：三个月后，患者病情稳定，无不适，复查肝功正常，HBV-DNA 及表面抗原均转阴，彩超未提示肝硬化腹水。

按语 臌胀病因有酒食不节、情志刺激、虫毒感染等因素；其基本病理变化总属肝、脾、肾受损，气滞、血瘀、水停腹中。病变脏器主要在于肝脾，久则及肾。因肝主疏泄，司藏血，肝病则疏泄不行，气滞血瘀，进而横逆乘脾，脾主运化，脾病则运化失健，水湿内聚，进而土壅木郁，以致肝脾俱病。病延日久，累及于肾，肾关开阖不利，水湿不化，则胀满愈甚。李老认为本案为脾虚肝郁，水湿内停，治疗健脾利水是关键，但应注意行气活血，因气行则水行，血行则水行，方中香砂六君子汤健脾行气，五苓散化气行水，厚朴、枳壳、柴胡、郁金、乌药疏肝理气，鳖甲、穿山甲、丹参活血通络，软坚散结，焦三仙、萝卜种消食和胃。治疗慢性病要有方有守，随病程阶段用药，勿要用猛药，急取功效。

三十、水　　肿

案1　水肿（IgA 肾病）

张某，女，20 岁，学生。初诊：2011 年 11 月 21 日。

主诉：面部及双下肢浮肿 3 年余。

病史：患者于 2008 年冬无明显诱因出现面部及双下肢浮肿，按之凹陷，活动后明显，在当地医院对症治疗后，浮肿缓解，但很快又浮肿，反复治疗至 2009 年 9 月于洛阳市 150 中心医院住院检查化验，诊断为"IgA 肾病"，经治疗，病情稳定后出院，仍时轻时重，偶咳嗽有痰，现口服益肾胶囊、洛丁新片、强的松、保肾康等药物。现症见：面部及双下肢浮肿，夜尿多，日 5～6 次，尿色暗红，纳眠差。尿检示隐血（++），蛋白（++）。有癫痫病史 10 余年。舌质红，苔薄腻微黄，脉沉滑。

中医诊断：水肿（气阴两虚）。

西医诊断：IgA 肾病。

治法：益气补肾，滋阴凉血。

方药：六味地黄汤加减。

蒸首乌 20g，枸杞子 15g，川牛膝 12g，山茱萸 15g，山药 20g，牡丹皮 10g，茯苓 15g，泽泻 12g，郁金 10g，香附 10g，乌药 10g，砂仁 10g，生地炭 15g，侧柏叶炭 15g，白茅根 15g，甘草 3g，生姜 3 片为引。15 剂水煎服，日 1 剂。

医嘱：注意休息，勿劳累，低盐饮食。

二诊：2011 年 12 月 13 日。服上药后，浮肿减轻，夜尿无明显改善。守上方加黄精 12g，炒杜仲 10g，益智仁 12g。继服，15 剂水煎服，日 1 剂。

医嘱：同上。

三诊：2012 年 1 月 6 日。服上药后，夜尿明显减少至 1 次，小便色较前变淡。近 20 日癫痫发作 7～8 次。守上方去川牛膝，加生薏苡仁 30g，萆薢 12g，以加强健脾渗湿之力。10 剂水煎服，日 1 剂。

医嘱：同上。

四诊：2012 年 7 月 4 日。6 月 27 日在宜阳县中医院查尿无明显异常，未提示隐血、蛋白，但癫痫基本每月发作 20 次。舌边尖红，舌体胖大，舌边有齿痕，苔薄白，脉弦滑。可见肝脾失调较明显，改方为逍遥散加味以调和肝脾，佐平肝息风。方药如下：

当归 12g，炒白芍 15g，白术 10g，茯苓 15g，柴胡 6g，郁金 10g，香附 10g，乌药 10g，枳壳 10g，砂仁 10g，节菖蒲 10g，黄精 12g，白芷 10g，细辛 3g，菊花 12g，天麻 10g，川芎 10g，枸杞子 15g，牡蛎 15g，甘草 3g，生姜 3 片。继服，30 剂水煎服，日 1 剂。

医嘱：同上。

经上述治疗近半年后，浮肿消失，并未反复，无血尿，无泡沫尿，查尿指标未提示异常。癫痫偶有发作。

按语 IgA 肾病属于中医学水肿病的范畴。水肿的发生关系与肺、脾、肾三脏相关。本病水肿病患者面部及双下肢浮肿、反复发作，且夜尿频多，尿色暗红，尿检有尿蛋白，红血球，舌红苔薄黄，脉沉滑，病位在肾，属肾气阴两虚所致。肾主水，肾通过气化功能主持人体水液的代谢。肾气虚，化气行水功能失常，水液停蓄，则出现面部下肢水肿；肾气不固则夜尿频多、尿中蛋白；阴虚则内热，热灼脉络，则尿色暗红，尿检隐血阳性，舌苔薄黄等症。李老治以补肾之法，以益气养阴、清热利水治之，用六味地黄汤加减。方中六味地黄汤方中熟地滋腻而改用蒸首乌代之，山萸肉、山药、丹皮、茯苓、泽泻，及枸杞子、黄精、川牛膝补肾养阴，利水消肿；益智仁、杜仲、乌药补肾气而缩小便；

生地炭、侧柏炭、白茅根凉血止血，清热利尿；佐以郁金、香附理气，砂仁和胃。复诊水肿减消，夜尿减少，小便色淡，而旧疾癫痫发作频繁，变法改方用逍遥散加味以调和肝脾、平肝熄风治之。调治半年，浮肿消失，且无反复，血尿消失，尿检正常，且宿疾癫痫偶发，而收佳效。

案2　水肿（狼疮性肾炎）

张某，女，48岁，干部。初诊：2012年5月12日。

主诉：双下肢浮肿半年余，加重2周。

病史：半年前无明显诱因出现双下肢浮肿，呈指陷性，血压升高，可达170/100mmHg，无尿频尿急尿痛，无腰痛及肉眼血尿，查心电图正常，未重视。2011年12月浮肿呈渐进性加重，至新乡市二院住院，查尿蛋白（+++），血白蛋白25.7g/L，血肌酐104.5μmol/L，甲状腺彩超示：甲状腺结节（多发），诊断为"肾病综合征"。继查ENA谱提示抗Sm抗体（+-），抗核小体抗体阳性，抗核糖核蛋白抗体（+），抗核抗体1：320阳性，均质型，考虑继发性肾病综合征，系统性红斑狼疮的可能性大。当时体温38.8℃，伴咳嗽、咯淡黄色痰，不排除狼疮活动及感染的存在，给予激素，克林霉素、头孢西丁抗感染及对症治疗，体温下降，咳嗽缓解，但双下肢浮肿无明显改善，为求中医药治疗，遂来我门诊。症见：双下肢浮肿，呈指陷性，波及眼睑，疲倦乏力，体重较前增加10kg左右，满月脸，面色潮红，小便不利，纳眠可，大便不成形，日1~2次，舌质红，苔稍厚白腻，脉沉细。

中医诊断：水肿（脾肾亏虚，水湿内停）。

西医诊断：狼疮性肾炎。

治法：益气健脾，渗湿利水，佐以补肾。

方药：六君子汤合五苓散加减。

黄芪30g，白术10g，茯苓15g，生薏苡仁30g，泽泻15g，陈皮10g，半夏10g，香附10g，白蔻10g，厚朴10g，枳壳10g，桂枝6g，川断15g，桑寄生12g，炒杜仲10g，黄精12g，白茅根15g，芡实15g，草薢10g，炒黄柏10g，桔梗10g，甘草3g，生姜3片为引。30剂，水煎服。

医嘱：慎起居，勿过劳。

二诊：2012年6月12日。服上药后，身感较前有力，精神好转，舌苔薄白，双下肢浮肿改善不明显。守上方去半夏、炒黄柏、白蔻，加炒山药20g，砂仁10g，乌药10g。10剂，水煎服。

三诊：2012年7月10日。服上药后，精神明显改善，自觉诸症减轻，体重有所下降，大便成形，日一次，小便稍不畅，纳食一般，舌质淡红，苔薄白稍腻，脉沉滑。守上方加车前子^(另包)30g，猪苓10g，鸡血藤30g，30付，水煎服。

四诊：2012年8月29日。服上药后，浮肿基本消失，小便通畅，精神如常，但半月前因外出旅游而停药，仅服强的松片7片半，隔日一次，加之途中劳累，再次出现双下肢浮肿，倦怠乏力等症，复查尿蛋白（++），大便不成形，小便短少不利，舌质红，苔白稍厚，脉弦细。

处方：黄芪15g，白术10g，茯苓15g，陈皮10g，炒山药20g，生薏苡仁30g，泽泻15g，香附10g，砂仁10g，厚朴10g，川断15g，桑寄生12g，炒杜仲10g，黄精12g，白茅根 15g，芡实 15g，桂枝 6g，乌药 10g，菟丝子 15g，甘草 3g，生姜 3 片为引。30 剂，水煎服。

医嘱：慎起居，勿劳累，激素要逐渐减量。

五诊：2012 年 9 月 26 日。服上药后，小便基本正常，浮肿明显改善，查尿蛋白（+）。守上方加猪苓 10g，枸杞子 15g，以加强补肾利水之功。30 付，水煎服。

六诊：2012 年 10 月 31 日。服上药后，上症基本消失，激素减至 4 片半，隔日一次，满月脸基本恢复。守上方去白茅根、猪苓，谨防利水太过而伤阴。30 付，水煎服。

医嘱：慎起居，勿劳累，可适当停中药，定期复查。

治疗结果：2013 年 7 月 10 日，因偶感头晕前来就诊，述近半年来无明显不适，血压控制在 130/85mmHg 左右，工作生活如常人，激素减至 1 片，隔日一次，眠稍差，舌质稍红，苔薄白，体稍胖大，2013 年 6 月 17 日于新乡市第一人民医院复查尿蛋白阴性，管型及红细胞均 0 个/微升，故只给予健脾平肝，清心安神之品。

按语 本案患者系无症状性蛋白尿，狼疮性肾炎，属中医"水肿"的范畴，脾肾亏虚，水湿内停为其病机关键。如《景岳全书·肿胀论治》云："凡水肿等症，乃肺脾肾三脏相干之病，肺虚则气不化精而化水，脾虚则土不制水而反克，肾虚则水无所主而妄行，水不归经，则逆而上泛，故传入脾而肤肉浮肿。"又《金匮要略》论水肿曰："诸有水者，腰以下肿，当利小便……治湿不利小便，非其治也，制五苓散以利之。"故方选六君子汤合五苓散以益气健脾，渗湿利水，佐以补肾。方中黄芪、白术、茯苓、生薏苡仁、泽泻、健脾益气，行气利水；厚朴、白蔻化浊开窍；桂枝振奋脾阳，助膀胱气化之功；寄生、杜仲、黄精、川断等滋补肝肾；白茅根利水，萆薢、炒黄柏燥湿祛湿；甘草调和诸药；整个治疗过程，注重舌苔变化，补而不壅；中病即止，利水而不伤阴。同时，加桔梗以宣肺行水，有"提壶揭盖"之意，为其治疗独到之处。

案3 水肿（心源性水肿，高血压病）

张某，女，58 岁，工人。初诊：2013 年 5 月 29 日。

主诉：双下肢浮肿半年余，加重 1 月余。

病史：半年前患者劳累后出现双下肢浮肿，呈指陷性，下午明显，时如绳捆，查肝肾功及尿常规均无明显异常，血压高。2012 年 10 月 26 日于广州军区武汉总医院行冠状动脉 CT 造影提示：左冠状动脉前降支近中段硬化斑块，并管腔轻度狭窄约 28%，头颅 CT 示颅内及颈动脉硬化性改变，建议定期复查，暂不考虑支架置入，注意控制血压。但一月来，上述症状加重，时伴头痛，偶感心前区不适，休息后缓解，血压高（160/90mmHg 左右），偶发房早、室早，至省中医院给予吲达帕胺片、替米沙坦片、天麻醒脑胶囊及益气活血通络类中药（具体不详）等治疗，效不佳，改服倍他洛克 25mg，qd，氨氯地平 5mg，qd，血压基本得以控制。后经朋友介绍来我门诊求治。就诊时症见：双下肢浮肿，呈指陷性，右侧手指有麻木感，胸前区阵痛，伴乏力，休息或服速效救心丸后可缓解，善叹息，悲伤欲哭，纳眠可，二便正常，血压 158/96mmHg，舌质淡暗，体胖大，苔薄黄稍腻，脉弦滑。

中医诊断：水肿（脾虚肝郁，瘀血阻络）。

西医诊断：心源性水肿，高血压病。

治法：健脾疏肝，活血通络。

方药：半夏白术天麻汤加减。

白术 10g，茯苓 15g，陈皮 10g，青皮 10g，半夏 10g，香附 10g，砂仁 10g，郁金 10g，节菖蒲 10g，白芷 10g，细辛 10g，菊花 12g，天麻 10g，川芎 10g，枸杞子 15g，丹参 15g，鸡血藤 30g，川牛膝 12g，川木瓜 18g，桂枝 5g，甘草 3g，生姜 3 片为引。七剂，水煎服，日一剂。

医嘱：慎起居，勿过劳，合理饮食，畅情志。

二诊：2013 年 6 月 5 日。服上药后，下肢浮肿明显减轻，头痛基本消失，时感胸闷，嗜睡，守上方去鸡血藤、川牛膝、川木瓜、桂枝，加炒枣仁 15g，檀香 10g，全瓜蒌 15g 以增强理气宽胸之力。十剂，水煎服，日一剂。

三诊：2013 年 6 月 14 日。服上药后，头痛未作，浮肿渐消，身感较前明显有力，心情舒畅，偶感耳鸣，守上方去细辛，加蝉衣 10g。三十剂，水煎服，日一剂。

四诊：2013 年 7 月 12 日。服上药后，诸症基本消失，尤其双下肢无浮肿迹象，时右侧手指麻木，查血脂偏高，舌质淡，苔薄白稍腻，可见脾健湿化、血行水行。调方药如下：

白术 10g，茯苓 15g，生薏苡仁 30g，泽泻 15g，桂枝 5g，陈皮 10g，半夏 10g，香附 10g，砂仁 10g，郁金 10g，节菖蒲 10g，丹参 15g，炒枣仁 15g，鸡血藤 30g，天麻 10g，甘草 3g，生姜 3 片为引。十五剂，水煎服，日一剂。

医嘱：适当活动，合理饮食，畅情志，可间断服中药改善血液循环，定期复查。

按语　水肿的形成多由于阳气虚衰，水无气以化，致使水液停留而泛溢肌肤。治疗消肿的原则是"去宛陈莝"。《金匮要略》提出："诸有水者，腰以下肿，当利小便；腰以上肿，当发汗乃愈。"后世医家根据消肿的各种病理提出了益气、健脾、温肾、降浊以及攻补兼施等法。方中白术、茯苓、甘草，健脾益气、运湿和中；丹参一味，功同四物，养血活血；鸡血藤养阴补血和血；枸杞子补肝而益肾，细辛、桂枝温通血脉；生薏苡仁、泽泻健脾祛湿；川牛膝、川木瓜利水渗湿；半夏、生姜和胃健脾、消肿散结；青皮、陈皮、菖蒲、郁金、薄荷、炒枣仁等疏肝理气活血化瘀。诸药合用，共奏健脾疏肝，活血通络之功。

案 4　水肿

龚某某，女，48 岁。初诊：2013 年 4 月 10 日。

主诉：双上眼睑、下肢水肿三月余。

病史：患者于 2012 年 7 月断经，2013 年 1 月出现眼睑水肿，晨起加重，下肢肿甚，伴有乏力、气短、易疲劳，平素消化力弱，大便稀溏，1～2 次/日，医院多种仪器检查无异常，肾化验指标正常，有紫外线过敏史。西医对症治疗无效，又转用中医治疗，服用中药效果不佳，经别人推荐而来就诊。现病史：晨起双眼睑水肿、劳累后加重，下肢肿甚，伴有乏力、气短、易疲劳，腰疼，平素消化力弱，大便稀溏，1～2 次/日。舌质淡暗，舌体胖大，舌苔稍薄腻，脉象沉细无力。

中医诊断：水肿（脾气亏虚，水湿停滞）。

治法：补肺健脾，利水消肿。

方药：五苓散加减。

黄芪 30g，党参 18g，白术 10g，茯苓 15g，泽泻 12g，生薏苡仁 30g，桂枝 6g，川朴

10g，香附 10g，白蔻仁 10g，郁金 10g，节菖蒲 10g，玉米须 30g，枣仁 15g，丹参 15g，车前草 15g，知母 10g，甘草 3g。

7 剂水煎服，日 1 剂分两次服用。

二诊：2013 年 4 月 18 日。患者服药后乏力、气短减轻，纳食增加，下肢水肿减轻明显，基本消失，眼睑水肿减轻，后因做家务劳累后第二天水肿加重。舌质淡，舌体稍胖大，舌苔正常，脉象沉细较前有力。

处方：黄芪 30g，白干参 10g，白术 10g，云苓 15g，泽泻 15g，生薏苡仁 30g，桂枝 6g，川朴 10g，香附 10g，白蔻仁 10g，郁金 10g，节菖蒲 10g，玉米须 30g，枳壳 10g，枣仁 15g，冬瓜皮 20g，补骨脂 12g，川断 18g，甘草 3g。7 付水煎服日一剂分两次服用。

三诊：5 月 3 日，服药后患者精神、体力、纳食俱好，无不适感，腰疼消失，下肢水肿完全消失，现偶有晨起上眼睑水肿，舌质淡红，脉沉细有力。

黄芪 30g，白干参 10g，白术 10g 茯苓 15g，泽泻 15g，生薏苡仁 30g，桂枝 6g，川朴 10g，香附 10g，砂仁 8g，郁金 10g，节菖蒲 10g，丹参 15g，枣仁 15g，荆芥 8g，菊花 12g，甘草 3g。

患者因到内蒙古出差，带药 30 付，水煎服，日 1 剂分两次服用。

患者来电，服药十余付时，眼睑水肿完全消失，身体无不适感，诸证消失，痊愈。三个月后追访无复发。

按语 水肿一证，在《内经》时代对其症状、病因病理，以及治法都有详细的记载。在症状上，《灵枢·水胀》说："水始起也，目窠上微肿，如新卧起之状"。在病理上《素问·至真要大论》："诸湿肿满，皆属于脾"。在治法上《素问·汤液醪醴论》指出"去宛陈莝"是治疗水肿的原则，还有具体的治法如"微动四极，温衣，缪刺"和"开鬼门，洁净腑"等法。现在认为，水肿不但有外感内伤，还应先分清虚实，阴水阳水，其病理变化主要在肺、脾、肾三脏。在治法上有发汗、利尿、攻逐、健脾、温肾等法。

根据本案患者确诊之依据，系患者平素脾虚消化力弱，大便稀溏，伴有乏力、气短、易疲劳，有紫外线过敏史，舌体胖大，舌苔稍薄腻，脉象沉细无力，舌脉诸证为脾气虚之证。断经之后，或因内分泌紊乱肝郁脾虚，肝脾进一步失调或饮食不节等导致脾虚更甚，健运失职，气不化水，水湿泛溢肌肤而发水肿。方用利水渗湿，温阳化气的五苓散为主方加减治疗，加参芪增加健脾之功能，川朴、香附、白蔻仁疏通中焦气机，郁金、节菖蒲为李老常用的化湿透窍的对药，久病必瘀，用丹参活血化瘀，配合枣仁助心之气化，车前草、玉米须利水渗湿，快速消肿，知母防止诸药温燥，甘草调和诸药。三诊下肢水肿已消失，唯有眼睑水肿偶有发生。李老根据张仲景在《金匮要略·水气病》指出的："诸有水者，腰以下肿，当利小便；腰以上肿者，当发汗乃愈。"因患者脾虚没有得到完全恢复，复因家务劳累过甚，面受风寒，阳气受阻，循环不畅，以致面部眼睑水肿，因面部受风较轻，取越婢汤之意，去麻黄用荆芥仍能取到明显的效果。故在原方的基础上加祛风的荆芥，李老强调说本方的巧处就在荆芥的使用，眼睑或者头面肿者，属风，用荆芥之质轻性辛温，祛风宣散的作用，使水邪从上就近发出，取其发汗之意。全方辨证清晰，方证吻合，效果显著，故得痊愈。

三十一、淋　证

案1　热淋（老年性尿道炎）

薛某，女，69岁。初诊：2008年7月11日。

主诉：排尿时灼热感1周余。

病史：患者于1周前无明显诱因出现排尿时灼热感，并时有尿急，遂至当地医院尿液检查示：RBC（+++），经给予药物（具体用药不详）治疗后症状无明显改善，有时因来不及如厕而弄脏衣裤，痛苦不堪。后经朋友介绍来我处就诊。现症见：排尿时有灼热感，小便色深，尿急，时有腰痛，纳差，无饥饿感，大便无明显异常。舌质暗红，舌体胖大，苔薄白，脉弦。

中医诊断：热淋。

西医诊断：老年性尿道炎。

治法：清热利湿通淋。

方药：香砂六君子汤合八正散加减。

白术10g，茯苓15g，生薏苡仁30g，泽泻12g，陈皮10g，半夏10g，香附10g，砂仁10g，厚朴10g，枳壳10g，郁金10g，乌药10g，焦三仙各12g，盐黄柏10g，白茅根15g，石韦15g，地榆炭12g，元胡10g，甘草3g，生姜10g。十五剂，水煎服。

医嘱：忌食辛辣、油腻食物。

二诊：2008年8月8日。尿频、尿痛症状减轻。按上方去盐黄柏、地榆炭，加丹皮10g。十五剂，水煎服。

三诊：2008年8月27日。排尿时偶有尿痛，时有腰部酸困。按上方去丹皮，加地榆炭12g、续断15g。十五剂，水煎服。

四诊：2008年9月20日。排尿时已无明显异常，腰部酸困症状明显减轻，舌质稍红，按上方加佛手10g。十五付，水煎服。

五诊：2008年10月12日。尿频、尿急症状消失，偶有腰酸，余无明显不适，舌质淡，舌体胖大，苔黄稍腻。

白术10g、茯苓15g、陈皮10g、木香6g、砂仁10g、枳壳10g、郁金10g、乌药10g、焦山楂12g、西茴10g、刘寄奴12g、香附10g、生薏苡仁30g、泽泻12g、续断15g、白茅根15g、地榆炭15g、知母12g、盐黄柏10g、石韦15g、滑石18g、甘草3g、生姜10g。十五剂，水煎服，以巩固治疗。

按语　淋证的基本病理变化为湿热蕴结下焦，肾与膀胱气化不利。实则清利，虚则补益为淋证的基本治则。《丹溪心法·淋》说："最不可用补气之药，气得补而愈胀，血得补而愈涩，热得补而愈盛。"李老指出，淋证的辨证既要区别六淋，又要辨证候的虚实，对虚实夹杂者，不必拘泥于"忌补"之说，通补兼施。本案患者症见排尿时有灼热感，小便色深，尿急，时有腰痛，因而中医诊断为淋证中之热淋，为湿热蕴结膀胱，气化不利，故出现上述症状；患者为老年女性，脾胃虚弱，舌体胖大亦为脾虚之征象，加之湿邪内蕴，损伤脾胃，脾虚湿阻，受纳运化失常，故见纳差，无饥饿感；舌质暗红，舌体胖大，苔薄白，脉弦均为脾胃气虚，湿热下注之象。本病为本虚标实之证，湿热为标，脾虚为本。故以八正散加减清热利湿以解标实之苦，改善尿热、尿急等症；香砂六君子汤益气健脾化湿以顾其本。然湿为阴邪，重浊黏腻，易滞气伤阳，故方中伍以理气之品，清补兼施，标本兼顾，意在顾护后天之本，使脾得健运，升降有序，脾胃功能正常，湿去热无所附，病则痊愈。

案2 石淋（肾结石）

万某，男，19岁。初诊：2010年6月26日。

主诉：尿血4天余。

病史：患者于4天前无明显原因出现小便色红，无尿急、尿痛，遂至河南省职工医院彩超检查提示：左肾数个结石，大者4mm，给予排石颗粒治疗。现症见：下腹阵发性疼痛，小便色红。舌质红，舌体胖大，苔黄腻。

中医诊断：石淋（脾虚肝郁）。

西医诊断：肾结石。

治法：健脾疏肝解郁。

方药：白术10g，茯苓15g，生薏苡仁30g，泽泻15g，陈皮10g，半夏10g，香附10g，白蔻10g，厚朴10g，枳壳10g，柴胡6g，郁金10g，乌药10g，鸡内金15g，海金沙12g，金钱草12g，茅根15g，滑石18g，甘草3g，生姜10g。七剂，水煎服。

二诊：2010年7月3日。服药后小便呈浅红色，有烧灼感。按上方加石韦15g。十剂，水煎服。

三诊：2010年7月14日。今日在河南省职工医院彩超检查提示：左肾仅见3mm的强回声团。按上方去半夏，加生山药20g。七剂，水煎服。

随访结果：小便呈浅黄色，排尿时无异常感觉。

按语 巢元方在《诸病源候论·诸淋病候》指出"石淋者，淋而出石也，肾主水，水结则化为石，故肾客砂石，肾虚为热所乘。"患者发病时间短，年龄尚小，肾气一般无大碍，仅见小便色红之症，舌质红，舌体胖大，苔黄腻，舌体胖大，可初步诊断为脾虚夹湿热之证，结石本为有形之邪，阻滞气机，故再加疏肝之品，即以疏肝健脾为大体治疗法则，而《张氏医通·淋》也曾指出"石淋，须清其积热，涤其砂石，宜麦冬、木通、冬葵子、滑石、车前子、连翘、瞿麦、知母。"故用茯苓、薏苡仁、泽泻、白蔻仁、茅根、滑石健脾化湿，金钱草、海金沙、鸡内金、石韦排石化石，柴胡、厚朴、枳壳、郁金、乌药疏肝行气通淋，该病多由湿热稽留下焦，熏蒸于肾，以致气化失司。李老认为淋证当博采古今有效方药，不应拘泥于教材中的一些治法及方药，对于石淋的治疗，使用利水通淋、排石消坚的中药外，需病证结合，区分虚证、实证、虚实夹杂之别，把握好扶正祛邪之法则，方能见到持久稳固之效果，学者务必要仔细辨证方可。

三十二、癃 闭

案 癃闭（前列腺肥大）

刘某，男，84岁，初诊：2013年11月2日。

主诉：排尿困难 10 余年，加重半年。

病史：10 年前无明显诱因出现排尿困难，淋漓不尽，尿等待等症，彩超提示前列腺肥大。当时未重视，近半年来逐渐加重，甚则不能自行排尿，须借助导尿管。但插导尿管后，易感染，发热，反复发作，由于年龄大，体质弱，未进行手术。遂至我门诊要求中药治疗。就诊时插有导尿管，体温时高，小腹下坠感，时感会阴部疼痛，排尿无力，纳食一般，大便正常，舌质稍淡暗，体胖大，苔白稍厚腻，脉沉无力。

中医诊断：癃闭（中气不足，脾肾亏虚）。

西医诊断：前列腺肥大。

治法：益气健脾，疏肝理气，补肾固本，佐以利尿。

方药：黄芪 20g，白术 10g，茯苓 15g，陈皮 10g，炒山药 20g，香附 10g，砂仁 10g，柴胡 8g，郁金 10g，乌药 10g，西茴 10g，升麻 5g，白茅根 15g，炒黄柏 10g，桑寄生 15g，炒杜仲 10g，益智仁 15g，莪术 10g，滑石 18g，甘草 3g。七付，水煎服，日一付。

二诊：2013 年 11 月 9 日。体温基本正常，现已拔导尿管，能自行排尿，但排尿困难。守上方去甘寒之滑石，加草薢 10g 以温经络，利膀胱水道，继服十五付，水煎服，日一付。

三诊：2013 年 11 月 23 日。仍排尿不畅，但未再使用导尿管，会阴部疼痛消失，舌质淡红，苔薄白，脉沉较前有力。可见肝气得疏，中气渐复。守上方柴胡改为 6g，去西茴，继服十五付，水煎服，日一付。

治疗结果：3 个月后，患者之子打电话述其父亲基本无不适，未再插导尿管，排尿仍困难，但较前明显好转，纳眠可。

按语 前列腺肥大增生是老年男性常见的临床病症，常见症状有尿频、排尿困难、尿路感染、肾功能损害等。中医将其归为"癃闭"范畴，是由肾和膀胱气化失司导致的以排尿困难，小便点滴而出，甚至闭塞不通为主症的病证。"膀胱者，州都之官，津液藏焉，气化则能出矣"，本病病位在膀胱，与肾、脾、肺、肝等脏密切相关，肺为水之上源，通调水道，脾主升清降浊，肾主水司开阖、主司膀胱，肝主气，而水液运行全赖气之运动。临证时首先当辨虚实，该患者老年男性，中气渐虚，气虚无力升提，故自感小腹下坠，而气虚推动无力加之肾阳亏虚，命门火衰，气化不足，故见排尿无力，肝主疏泄，今水湿留于膀胱，气机郁结，而肝经沿大腿内侧中线进入腹腔，绕行会阴部，故患者时感会阴部疼痛，所谓"不通则痛"是也，而其舌质稍淡暗，体胖大，脉沉无力正是中气不足，脾肾亏虚之象，水湿久蕴膀胱，从寒而化，湿浊内生，故而舌苔白且厚腻，脉沉而无力。治疗当以"益气健脾，补肾固本"为主，兼用疏肝理气之法，佐以利尿。方选补中益气汤加减，补中益气汤一方面健脾补气，促后天化生之源，一方面升提中气，恢复中焦升降功能，助膀胱气化；予桑寄生、炒杜仲、益智仁温补肾阳；砂仁辛散温通，助中焦运化；柴胡、郁金、乌药、西茴、香附疏肝理气，体现了李振华老师"治脾胃病必须紧密联系肝脏"的思想；同时以白茅根、炒黄柏养阴，清下焦虚火；莪术、滑石行气破淤，通利小便，共奏健脾温肾，理气通利之功。经治患者虽仍排尿不畅，但其余诸症消失，舌质淡红，苔薄白，脉沉较前有力，仍守健脾固肾、疏肝理气之法调之，经治三个月余，排尿困难较前明显减轻，余症消失。

三十三、多 尿 证

案 多尿证

姚某，女，52岁，初诊：2013年12月12日。

主诉：夜尿频数2年余。

病史：两年来，无明显诱因出现夜尿频数，每夜七八次小便，逐渐影响睡眠，至河南省人民医院化验肾功提示肌酐稍高，血糖等基本正常。服西药（具体不详）治疗近半年，未见好转。后经某养生堂宣传中成药治疗尿频，坚持治疗一疗程，夜尿有所减少。但次年秋冬季交替时，上述症状复发。患者焦虑烦躁，饮食受其影响，进食水果、油炸及甜食后，夜尿次数增加，为求进一步彻底治疗，遂来我门诊中药治疗。现症见：夜尿频数，每夜六七次，饮食不慎后加重，偶伴腰痛，大便干结，如羊屎状，排便无力，三四天一行，舌质稍淡，体胖大，苔白稍厚腻，脉沉细。

中医诊断：多尿证（脾肾气虚，膀胱气化失常）。

治法：健脾益气，固肾止尿。

方药：白术10g，茯苓15g，陈皮10g，炒山药20g，香附10g，白蔻仁10g，续断15g，桑寄生15g，炒杜仲10g，芡实15g，益智仁15g，仙灵脾15g，女贞子10g，旱莲草10g，佛手10g，甘草3g。七付，水煎服，日一剂。

医嘱：忌食生冷、辛辣之品，调整饮水习惯，睡前少喝水。

二诊：2013年12月19日。服上药后，小便次数明显减少，但大便改善不明显，近4天未排大便，舌质淡红，苔稍白腻，但较前舌苔好转。守上方加枳实10g，草决明18g以增强理气、润肠通便之力。继服七剂，水煎服，日一剂。

三诊：2013年12月27日。上症好转，舌苔薄白微腻，可见湿邪渐去。守上方去佛手，防芳香之品过用伤阴。十五剂，水煎服，日一剂。

治疗结果：小便次数每夜一二次，大便基本正常，日一次，纳食可，舌质淡红，苔薄白。

追访结果：三个月后，患者家属因胃病来诊时述该患者上症未再复发，无不适。

按语 本案症见夜频数，饮食不慎后加重，偶伴腰痛，大便干结，排便无力，舌质淡，体胖大，苔白稍厚腻，脉沉细，显为脾肾气虚，膀胱气化失常之证。治疗方面，李老根据数十年临床经验，在香砂六君子基础上加减旨在健脾益气补肾，助膀胱之气化。药物中除白术、茯苓、陈皮、香附益气健脾和胃外，又重点加入了续断、桑寄生、杜仲、益智仁、仙灵脾以固肾止遗；用补肝肾之阴之女贞子、旱莲草，取"阴中求阳"，"无阴则阳无以化"，以助肾阳温化；配佛手、白蔻仁、炒山药、芡实加强行气健脾利湿之力。诸症好转，大便不下，守方加枳实、草决明以增加理气、润肠通便之力，这是老师的用药经验。待湿邪渐去，守方去佛手，防芳香之品过用伤阴。

三十四、阴囊潮湿

案 阴囊潮湿案（前列腺炎）

张某，男，68岁，干部，郑州市人。初诊：2012年6月15日。

主诉：阴囊潮湿，小便不利，二月余。

病史：2012年4月感觉阴囊潮湿，小便不利，服西药无效。两月来越来越重。现小便不利，阴囊处潮湿并有下坠感。舌质淡，体胖大，脉滑，尺脉弱。

中医诊断：阴囊潮湿。

西医诊断：前列腺炎。

治法：健脾温肾利湿。

方药：白术10g，苍术10g，茯苓15g，泽泻15g，生薏苡仁30g，元桂6g，淫羊藿20g，蛇床子20g，巴戟天15g，菟丝子15g，补骨脂12g，甘草3g。10剂，水煎服。

二诊：2012年2012年8月。病人带亲戚求李老诊治，告知病已痊愈。

按语 本案虽非疑难重症，然治疗失法，比较痛苦。现述患者舌质淡，舌体胖大，脉滑，尺脉弱，证系脾肾两虚。脾虚则土不制水，阳气不足则无以化湿，水湿下注停聚下焦而为病，下焦肾阳不足，不能温化水湿，故小便不利致使阴囊潮湿。方用苦温白术，辛温之苍术，茯苓，生薏苡仁，健脾燥湿；泽泻祛湿利小便，使湿从小便出；元桂，淫羊藿，蛇床子，巴戟天，菟丝子，补骨脂温补肾阳；脾得健运，肾阳得温，则湿邪可祛；诸药合用，标本兼治，故病痊愈。

三十五、子 痈

案 子痈（附睾炎）

朱某，男，23岁。初诊：2008年7月22日。

主诉：左侧睾丸疼痛3月余。

病史：患者于3月前无明显原因出现左侧会阴部肿胀疼痛，行走时尤甚，经多方诊治，症状无明显改善，痛苦不堪。后经其邻居介绍来我处就诊。现症见：左侧睾丸肿胀疼痛，行走时尤甚，小便频数、淋漓不尽，时有头晕、耳鸣，纳眠差，大便无明显异常。舌质红，舌体胖大，苔薄白，脉弦。

中医诊断：子痈（肝郁脾虚，气滞血瘀）；淋证（肝肾亏虚，膀胱瘀热）。

西医诊断：附睾炎，前列腺炎。

治法：行气活血，散结止痛，健脾除湿。

方药：柴胡6g，香附10g，乌药10g，沉香5g，橘核10g，青皮10g，郁金10g，延胡索10g，厚朴10g，白术10g，茯苓15g，生山药20g，砂仁10g，石韦15g，白茅根15g，黄精15g，甘草3g，生姜10g，7剂水煎服。

嘱：忌食辛辣、油腻食物，少思虑，保持心情舒畅。

追访结果：随后，其邻居来诊时诉说患者已无明显不适。

按语 附睾炎常表现为阴囊部位突然性疼痛，附睾肿胀，触痛明显，多属中医"子痛"、"子痰"范畴。从经络循行上，肝脉绕阴器，阴器之患多责之于肝，《医学真传》曰："阴囊卵核乃厥阴肝经之所属。"肾开窍于二阴，《外科真诠》谓："子属肾，子之系又属肝。"所以本病与肝肾关系最为密切。该患者病起时一侧睾丸肿胀疼痛，为厥阴气滞；迁延日久不愈，"久病入络"，血亦为之瘀阻，气滞血瘀；肝气郁滞日久，脾土受伤，痰湿内生，气血痰积结成块，久聚不散，故疼痛持续不解。肝郁不舒，"气有余便是火"，气火郁于下焦，致肝肾亏损，膀胱气化不利，而出现尿频滴沥；阴虚肝旺，心神不安，脑窍失养，故见头晕耳鸣寐差。综合舌脉，李老认为本例病位在肝脾肾，病机关键是气滞血瘀湿滞。方中以柴胡、香附、乌药、沉香、橘核、青皮、郁金、延胡索行气止痛，活血散结为主；厚朴行气消痰；白术、茯苓、山药、砂仁、生姜健脾利湿，理气和胃；黄精补肾益精健脾；石韦、白茅根清热凉血，利尿通淋；甘草调和诸药。全方行中有补，补中有散，行气不耗气，活血不伤血，使结散瘀消，气顺湿利，经脉通畅而痛自止。李老指出，本例治疗的特点是根据病灶循经用药，方中多半药物入肝经，针对气滞血瘀的病机关键，行气化瘀，散结止痛，同时不忘扶正，主次分明，标本兼顾，因而取效甚捷。

三十六、内 伤 发 热

案1 内伤发热（功能性低热）

王某，女，34岁，初诊：2012年9月13日。

主诉：发热半年余。

病史：半年前无明显诱因出现发热，晨起38℃，午后37℃左右，伴头晕，乏力，纳差，不欲食，无恶心呕吐，无咳嗽、流涕等症状表现，至当地卫生院诊治，诊断为"感冒"，给予抗生素头孢类以抗感染治疗一周，热稍退，症状减轻，未再继续治疗。但3天后因劳累上述症状再发，体温37.5℃左右，又给予抗生素，但效不如前，反复出现下午低热。医生建议至郑大一附院治疗，于同年8月份至郑大一附院住院，查血常规、甲功、结核菌素试验、寄生虫、肿瘤标志物全套、胸片等各项检查，均未见明显异常，给予退热、抑酸护胃等对症治疗近两周，效不佳。为求进一步中药治疗，遂来我门诊求治。就诊时症见：低热，伴头晕，头痛，乏力，动则易汗出，纳眠差，舌质淡红，体稍胖大，体薄黄，脉沉细稍弱。

中医诊断：内伤发热（气血亏虚）。

西医诊断：功能性低热。

治法：益气补血，健脾理气，佐以解热。

方药：当归补血汤合香砂六君子汤加减。

黄芪20g，当归10g，白术10g，茯苓15g，陈皮10g，半夏10g，香附10g，砂仁10g，柴胡10g，炒黄芩10g，郁金10g，牡丹皮10g，焦栀子10g，煅龙牡各15g，甘草3g，生姜3片为引。二十剂，水煎服，日一剂。

医嘱：避风寒，勿劳累，清淡饮食。

二诊：2012年10月8日。服上药10剂体温基本恢复正常，体温36～37℃，服后十剂药体温正常，未再出现发热现象，纳眠尚可，身感较前有力，汗出止，无头晕头痛，舌脉正常。可见患者正气恢复，脾胃功能增强。守上方加黄精12g，十五剂，巩固治疗。

按语 李老认为本案本已气血亏虚，脾胃功能虚弱，后又反复使用抗生素和清热药，气血更加亏虚，而致低热、头晕、头痛、乏力、动则汗出等症。李老根据数十年临证经验，在当归补血汤合香砂六君子汤基础上加减，旨在补气养血，健脾理气和胃，又重点加入了柴胡、黄芩、丹皮、栀子、郁金、煅龙牡、生姜以滋阴潜阳、清热和中。待诸证消失，正气恢复，脾胃增强，再加黄精安五脏、补诸虚以巩固疗效。李老指出：内伤发热，病情日久，往往气血阴阳已伤，如辛散太过，必使阴血更虚，阴火更旺；苦寒又易损伤脾胃，气血生化无源，气损及阳，虚阳外越，故发热更甚，因此李老强调内伤发热，慎用苦寒，以免虚虚之弊；内伤发热，脾胃已弱，补益太过则虚不受补，滋阴太过又碍脾胃，因此用药剂量宜轻。

案2 内伤发热（不明原因低热）

贾某，女，55岁，退休。初诊：2013年7月31日。

主诉：低热1余年。

病史：自去年3月份无明显诱因出现低热，体温在37.5℃左右，晨起或下午明显，时伴恶心，腹痛，心烦急躁。查彩超、胸片、肝功均未见异常。曾经输液、解热镇痛，仍间断低热。后考虑更年期综合征，服黛力新、舒必利等抗焦虑抑郁药物，服药期间缓解，停药则又复发，反复低热，间断治疗，一直未痊愈，并出现胃痛，晨起饭后明显，口干苦。2012年11月30日于驻马店市中心医院查胃镜提示胆汁反流性胃炎伴陈旧性出血点，服曲美布丁、香砂和胃颗粒等无明显改善。现症见间断低热，时胃痛，口干口苦，恶心，两眼干涩，眠差，纳差，大便2日1次。已绝经2年。舌质淡暗，边尖红，苔黄厚腻，脉弦滑。

中医诊断：内伤发热（痰湿中阻，邪阻少阳）。

西医诊断：不明原因低热。

治法：健脾祛湿，和解少阳。

方药：香砂温中汤加减。

白术10g，茯苓15g，生薏苡仁30g，泽泻12g，陈皮10g，半夏10g，香附10g，白蔻仁10g，郁金10g，乌药10g，柴胡10g，炒黄芩10g，葛根12g，地骨皮12g，藿香10g，佩兰10g，知母12g，荷叶10g，焦三仙各10g，甘草3g，生姜3片为引。10剂水煎服，日1剂。

医嘱：情志舒畅，清淡饮食。

二诊：2013年8月10日。服上药后，舌苔较前明显薄，低热明显改善，基本未再出现发热，稍有口干苦，晨起饭后胃痛。可见痰湿渐化，胆胃郁热之象稍明显。守上方去葛根、地骨皮、佩兰，白蔻仁改为砂仁10g，加姜竹茹10g。继服，10剂水煎服，日1剂。

医嘱：同上。

三诊：2013年8月20日。服上药后，基本无不适，精神较前明显好转，纳食增加，稍有眠差。守上方加合欢皮15g，继服15剂，水煎服，日1剂。巩固治疗。

医嘱：同上。

半个月后患者未按时复诊，三个月后随访得知上述症状基本消失，无明显不适，情志不畅或饮食不慎后偶胃痛，经调整后，可自行转好。

按语 发热分外感发热和内伤发热两大类。本例发热属内伤发热，乃由痰热阻于中焦，胆胃郁热所致。李老治用自拟的香砂温中汤为主合小柴胡汤加减，方中香砂温中汤白术、茯苓、陈皮、半夏、香附、砂仁、郁金、乌药、焦三仙等药，加生薏苡仁、泽泻、白蔻仁、荷叶、藿香、佩兰诸药，健脾和胃，升清降浊，芳化湿邪；合以小柴胡汤柴胡、炒黄芩、半夏、生姜、甘草加葛根、知母、地骨皮、姜竹茹等和解少阳，清解胆胃郁热。方证相合，服后脾气健运，湿浊得去，胆胃郁热清解，而发热自退。此乃李老用香砂温中汤治脾胃之法略作加减合以小柴胡汤治疗发热案例，属胆胃同治之法。

案3 内伤发热（无名低热）

刘某，女，15 岁。初诊：2009 年 4 月 30 日。

主诉： 间断性低热 2 月余。

病史： 患者于 2009 年 3 月初因受凉而出现咳嗽、咯吐白色黏稠痰，发热，遂至当地医院检查，诊断为支原体感染，经给予抗感染治疗后，症状有所减轻，但仍时有低热。后经亲戚介绍来我处就诊。现症见：咳嗽，咯吐少量白痰，体温时有升高，乏力，偶有头晕，胸闷气短，手足心热，纳眠差，大便无明显异常。舌质红，舌体胖大，苔白稍腻，脉弦缓。

中医诊断： 内伤发热（阴虚）。

西医诊断： 无名低热。

治法： 益气健脾，养阴清热。

方药： 青蒿鳖甲汤合香砂六君子汤加减。

柴胡 6g，炒黄芩 10g，葛根 12g，地骨皮 12g，知母 12g，青蒿 10g，鳖甲 10g，丹皮 10g，枳壳 10g，砂仁 10g，陈皮 10g，炒枣仁 15g，玄参 12g，甘草 3g，生姜 10g。四剂，水煎服。

医嘱： 清淡饮食，避风寒，多休息。

二诊： 患者体温已正常，手足心热明显减轻。白术 10g，茯苓 15g，陈皮 10g，半夏 10g，木香 6g，砂仁 10g，厚朴 10g，枳壳 10g，柴胡 6g，郁金 10g，乌药 10g，焦三仙各 12g，葛根 15g，炒黄芩 10g，甘草 3g，生姜 10g。七剂，水煎服，以巩固治疗。

追访结果： 其亲戚来诊时诉说患者体温未再出现升高。

按语 内伤发热的病因主要是久病体虚、饮食劳倦、情志失调等，以脏腑功能失调，气血阴阳失衡为基本病机，以发热为主要临床表现的病证。李老指出本案患者受冷后肺卫不固，肺失宣肃，症见咳嗽、咯吐白色黏稠痰，发热，病程日久，耗伤气阴，阴精亏虚，阴衰则阳盛，水不制火，而导致阴虚发热；中气不足，阴火内生，或脾虚不能化生阴血，而引起发热。舌质红，舌体胖大，苔白稍腻，脉弦缓，均为气阴亏虚之象。阴虚发热者，宗《素问·调经论》"阴虚则内热"之论，用滋阴清热之法，即《素问·至真要大论》"诸寒之而热者取之阴"。气虚发热者，宗李东垣《脾胃论》所提出的脾胃气衰、元气不足、阴火内生之说，治疗"唯当以甘温之剂补其中而升其阳"，用甘温除热法。故本患者应用青蒿鳖甲汤联合香砂六君子汤加减以达滋阴清热、益气健脾之效，方中以柴胡、炒黄芩、葛根、地骨皮、知母、青蒿、丹皮清退虚热，鳖甲滋阴潜阳，玄参清热养阴，酸枣仁养阴安神，陈皮、砂仁、枳壳理气，使诸滋阴清热药滋阴而不碍脾胃运化，甘草调和诸药。二诊时患者体温已正常，手足心热明显减轻，以香砂六君子汤为主加疏肝理气之郁金、乌药等健脾疏肝缓缓图之。药后随访患者体温未再出现升高。

案4　内伤发热（无名高热）

冯某，女，11岁。初诊：2009年12月16日。

主诉：间断性高热3月余。

病史：患者近3月来无明显诱因出现高热反复发作，体温最高时达41.9℃，经多家医院检查未发现明显异常，现口服丙戊酸钠片（一次1.5片，一日3次）以控制体温，后经亲戚介绍来我处寻求中医治疗。现症见：口唇色红，体温多于晨起或夜晚临睡前升高，纳眠差，二便无明显异常。舌质红，舌体胖大，边有齿痕，苔少。

中医诊断：内伤发热（气阴亏虚）。

西医诊断：无名高热。

治法：益气健脾，养阴清热。

方药：青蒿鳖甲汤和香砂六君子汤加减。

太子参10g，白术9g，茯苓12g，陈皮9g，半夏9g，柴胡9g，炒黄芩9g，桂枝5g，炒白芍10g，青蒿9g，鳖甲10g，知母10，丹皮9g，地骨皮12g，葛根12g，枳壳9g，砂仁9g，甘草3g，生姜10g。七剂，水煎服。

医嘱：忌食生冷、辛辣、油腻食物。

追访结果：2月后其亲戚来诊时诉患者服药后近1月来高热未再发作。

按语　本案患者间断性高热3月余，病程日久，耗伤气阴，阴精亏虚，阴衰则阳盛，水不制火，而导致阴虚发热；中气不足，阴火内生，或脾虚不能化生阴血，而引起发热。舌质红，舌体胖大，边有齿痕，苔少，均为气阴亏虚之象。阴虚发热者，宗《素问·调经论》"阴虚则内热"之论，用滋阴清热之法，即《素问·至真要大论》"诸寒之而热者取之阴"。气虚发热者，宗李东垣所提出的脾胃气衰、元气不足、阴火内生之说，治疗"唯当以甘温之剂补其中而升其阳"，用甘温除热法。故李老结合多年临床经验应用青蒿鳖甲汤联合香砂六君子汤加减以达滋阴清热、益气健脾之效，药后随访高热未再发作。

案5　发热（不明原因发热）

万某，女，55岁，初诊：2013年9月18日。

主诉：不明原因发热1月余。

病史：1个月前患者突然发热，38℃左右，时高时低，在当地诊所静脉点滴阿奇霉素后热退。后因当日下午洗澡，体温又升至38.5℃，服退热药后无缓解。于9月2日至郑大二附院住院，查结核、免疫全套等未见异常，CRP 6.37mg/dl，NEU 77.3%，LYMP 18.2%偏低，甲状腺球蛋白抗体偏高，大便霉菌（+），给予阿奇霉素、退热药等效果不佳，体温一直不能控制，达39℃左右，无咳嗽，发热时伴胸闷，气短，但如停药，给予物理降温后可自行退热。经观察，下午易发热。为求进一步彻底治疗，遂来我门诊。就诊时见体温偏高37.8℃，精神差，活动后胸闷气短，稍咳嗽，纳差，舌质稍红，体偏大，苔薄黄，脉沉稍数。

中医诊断：发热。

西医诊断：不明原因发热。

治法：健脾疏肝，养阴清热，宣肺止咳。

方药：白术 10g，茯苓 15g，陈皮 10g，半夏 10g，木香 6g，砂仁 10g，厚朴 10g，枳壳 10g，柴胡 10g，炒黄芩 10g，葛根 12g，青蒿 10g，鳖甲 12g，地骨皮 12g，知母 12g，牡丹皮 10g，桔梗 10g，杏仁 10g，甘草 3g。五付，水煎服，日一付。

二诊：2013 年 9 月 22 日。其女儿前来讲述，服药三天后患者体温正常，未再咳嗽，由于目前患者在郑州大学二附院住院，其主治医生不允许服用自备中药，已要求出院。由于目前患者体温正常，嘱其坚持服完中药再来复诊。

三诊：2013 年 9 月 25 日。已停药 2 天，体温未再上升，36.8℃ 左右，基本无不适，偶感乏力，食欲稍差，舌质淡红，体胖大，苔白稍腻。患者体温正常故去青蒿鳖甲汤，而其目前症状主要以脾虚为主，故方药调整如下：黄芪 15g，白术 10g，茯苓 15g，陈皮 10g，半夏 10g，木香 6g，砂仁 8g，白蔻仁 8g，厚朴 10g，枳壳 10g，柴胡 6g，乌药 10g，防风 6g，桔梗 10g，杏仁 10g，焦三仙各 10g，甘草 3g。十付，水煎服，日一付。

治疗结果：2 月后，其女儿再次前来，患者体温正常，无不适，纳食增加，大便正常日一次，并致谢。嘱可服香砂养胃丸、玉屏风散口服液以巩固治疗。

按语 不明原因发热即经西医各项检查不能发现病因之发热，一般指反复发热超过 3 周，体温多次大于 38.3℃，经一周检查未能明确诊断者。中医将其归为"内伤发热"范畴，常见气虚发热、阴虚发热、血瘀发热、血虚发热、气郁发热等。该患者无明显诱因发热一月余，体温多在 39℃ 左右，午后发热为主，伴有胸闷气短，精神差，纳差，稍有咳嗽。中医认为脾虚、阴虚、血瘀、湿热、阳明热盛等均可引起午后发热，针对该患者舌红，脉沉稍数，认为其有阴虚内热之嫌，阴虚不能制阳，虚阳外浮，同时患者中焦脾胃气虚，中气不足，以致火不归原，气阴两虚导致发热的发生，故中医辨证属气虚兼阴虚，治疗以健脾益气，养阴清热为主，辅以行气理气，宣肺止咳。方选香砂六君子汤合青蒿鳖甲汤加减。香砂六君子汤健脾益气，理气调中，是李振华老师治疗脾胃虚证的常用方剂，方中白术、茯苓健脾益气；陈皮、半夏理气和中、燥湿化痰；辅以厚朴、木香、枳壳疏肝理气，补运结合，体现了李振华老师治疗脾胃病"脾宜健、胃宜和、肝宜疏"的学术思想。青蒿鳖甲汤出自《温病条辨》，方中鳖甲咸寒滋阴，直入阴分以退虚热，青蒿芳香透毒外出，生地甘凉，知母寒润，助君药退虚热，丹皮凉血，共奏养阴透热之功。患者稍有咳嗽，以桔梗、杏仁轻宣肺气，化痰止咳。复诊时患者体温正常，未诉咳嗽，舌质淡红，体胖大，苔白稍腻，患者仅以脾虚见证，故以健脾益气、行气疏肝为治则，在前方基础上去青蒿鳖甲汤巩固疗效。

三十七、脏　躁

案1　脏躁（抑郁症）

朱某，男，35 岁，洛宁人。初诊时间：2012 年 11 月 8 日。

主诉：乘坐飞机，电梯等，进入狭小空间，恐惧，胸闷，气短，全身窜痛。

病史：自 2010 年 5 月以来，无诱因害怕进入相对狭小的空间。如飞机舱，电梯间等场所。一旦进入，自感恐惧，烦燥，胸闷气短，近半年逐渐加重。在河南一些大医院检查，各项生理指标正常，经亲戚介绍求李老诊治。现全身不适，两胁有窜痛感，腹胀纳差，心急烦躁，遇事易怒，失眠，多梦，记忆力减退。舌质偏淡，舌体稍胖大，舌边尖红，脉弦细。

中医诊断：脏躁（肝郁脾虚，心肝火盛）。

西医诊断：抑郁症。

治法：疏肝理脾，清热安神。

方药：自拟清心豁痰汤。

白术 10g，茯苓 15g，橘红 10g，旱半夏 10g，香附 10g，郁金 10g，川朴 10g，砂仁6g，栀子 10g，节菖蒲 10g，炒枣仁 15g，檀香 10g，珍珠母 25g，元胡 10g，莲子心 5g，龙齿 15g，合欢皮 15g，琥珀 3g，朱砂 1.5g，西茴 10g，甘草 3g。30 剂，水煎服。

病人按方连服 60 付，痊愈。

按语 李老根据本病症状和病理与《金匮要略》妇人脏躁的恶梦惊恐，烦躁易怒，如神灵所作等症状类似。故按脏躁的诊断进行辨证治疗。本病胸胁窜痛，遇事易怒，口干口苦，舌边尖红，脉弦细等证，系肝郁气滞，气郁化热；再据腹胀纳差，舌体胖大，舌质淡等证，又系脾虚而生痰湿。肝郁化火，肝气上逆，可致痰随气升，干扰心神，故心神不宁，心烦急躁，恐惧，健忘等。因此临证按肝脾失调，痰气上逆，心肝火盛，干扰清窍这一病机，以疏肝健脾，清心豁痰为法，自拟清心豁痰汤，收到满意效果。方中白术，茯苓健脾祛湿，杜绝生痰之源；橘红，旱半夏豁痰降逆；香附、郁金、小茴香、乌药、檀香、元胡疏肝理气活血，使气行湿行，郁解热散；郁金配节菖蒲透窍和中；川朴，砂仁理气健脾；栀子、莲子心清心除烦；琥珀、朱砂、炒枣仁、合欢皮、珍珠母安神宁志，镇惊平肝；甘草调和诸药。诸药合用，使肝气条达，脾运得健，痰火散除，心神安宁，则诸症自除。

李老说，本案是他行医数十年，仅治过此一个病人，实属少见少闻之疑难病症，医籍亦未见过记载。再三考之《金匮要略》"脏躁病"，医圣论之妇人，该患者系男性。与"脏躁"虽病同，但症状不同，而病理性质相似，属神经系统，可以暂取其名，实用其病机治疗观察而治愈，病名后代医家再定。通过本案，为李老在继承中医学术，治疗疑难病症，不泥守病名和方药，增加了新的思路。通过症状寻求病机，辨证论治，常收到触类旁通的效果。李老认为，运用中医的思维方法，是学好中医的唯一方法。

案2 脏躁（植物神经功能紊乱）

段某，女，66 岁，农民。初诊：2010 年 12 月 1 日。

主诉：头痛 1 月余，加重 6 天。

病史：一个月前无明显诱因出现头痛，巅顶部昏沉不适，间断发作，每次发作可持续一个小时左右，自行缓解。由于患者于 10 年前先后行甲状腺、子宫切除术，平素体虚，于当地医院查头颅 CT 未见明显异常。考虑营养不良所致，故未重视治疗，仅加强营养支持。但 6 天前遇情绪激动后头痛加重，测血压 120/70mmHg，休息后无缓解，并且频繁发作，影响正常生活。遂来我门诊进一步中药治疗。现症见：心烦急躁，阵发性烘热汗出，时感胸闷气短，头痛，头昏，口干苦，两手指拘紧发胀，偶悲观欲哭，眠差，纳可，二便调，舌边尖红，体胖大，苔白腻稍厚，脉弦细。

中医诊断：脏躁（脾虚肝郁，肝阳上亢）。

西医诊断：植物神经功能紊乱。

治法：健脾疏肝，平肝潜阳，清心安神。

方药：清心豁痰汤加减。

白术 10g，茯苓 15g，陈皮 10g，半夏 10g，香附 10g，白蔻仁 10g，郁金 10g，九节菖蒲 10g，白芷 10g，细辛 3g，菊花 12g，天麻 10g，炒薏苡仁 30g，合欢皮 15g，莲子心 5g，麻黄根 8g，甘草 3g，生姜 3 片为引。十剂，水煎服。

医嘱：忌服辛苦酸辣之物，规律生活，避免紧张和情绪过激，畅情志。

二诊：2010 年 12 月 11 日。服上药后，眠好转，余无明显改善。守上方去炒薏苡仁，加川芎 10g，龙齿 15g 以加强行气活血，安神之力。继服十剂，水煎服，日一剂。

医嘱：同上。

三诊：2010 年 12 月 21 日。服上药后，精神明显改善，头痛减轻，心烦急躁等症明显好转。故守上方不变，继服十五剂，水煎服，日一剂。

医嘱：同上。

四诊：2010 年 1 月 5 日。服上药后，汗出止，头痛基本消失，眠尚可。守上方去麻黄根、合欢皮，继服十五剂，水煎服，日一剂。

医嘱：同上，按时服药 3 个月，巩固治疗。

坚持治疗 3 个月后，患者精神状态恢复如前，正常生活。

按语 凡妇人精神忧郁，清志烦乱，哭笑无常，呵欠频作，称为"脏躁"。《金匮要略》说："妇人脏躁，喜悲伤欲哭，象如神灵所作，数欠伸，甘麦大枣汤主之。"为治疗本病提出了证治。脏躁者，乃脏阴不足，有干燥躁动之象。本病发生的病因病机，与患者体质因素有关。如素多抑郁，忧愁思虑，积久伤心，劳倦伤脾。心脾受伤，化源不足，脏阴更亏；或因病后伤阴，或因产后亡血，使精血内亏，五脏失于荣养，五志之火内动，上犹心神，以致脏躁。李老认为，脏躁除与心脾有关外，主要与肝有关，因肝主疏泄，调畅气机，肝藏血藏魂，肝体阴而用阳，为刚脏，木旺克土，脾失健运，痰浊内生，木生火，心火上炎，神不守舍，肝阳上亢则出现脏躁、头痛，舌边尖红，脉弦细为心肝有热，体胖大，苔白腻稍厚为脾虚痰湿。方中用半夏白术天麻汤加白蔻仁、薏苡仁健脾理气，化痰熄风，郁金、菊花、天麻、合欢皮疏肝解郁，平肝潜阳，菖蒲、莲子心、龙齿清心安神，白芷、细辛、川芎祛风止痛，麻黄根止汗。患者服药三个月而愈。

案 3　脏躁（植物神经功能紊乱）

王某，女，50 岁，农民。初诊：2011 年 2 月 11 日。

主诉：失眠、汗多 5 年余。

病史：五年来，患者经常失眠、汗出明显，尤其夜间为甚，伴心烦急躁，时头晕头痛，易发脾气，两胁部窜痛不定，偶感全身不适，莫可名状，甚则有轻生念头，并出现月经紊乱。至当地医院心理科治疗，给予黛力新等抗焦虑抑郁的药物，服药期间症轻，但停药后再发。后至妇科雌激素治疗，月经基本正常，上症减轻，但效果欠佳，仍反复发作，时轻时重，并逐渐出现胃脘不适，口苦口臭，纳差，稍进食即腹胀，大便 2 日一行，黏滞不爽。为求中药系统治疗，遂来我门诊求治。现症见：失眠、汗多，夜间汗出明显，头晕，心烦急躁，易怒，时感两胁胀痛，痛处不定，腹胀，纳差，口味异常，大便偏干，质黏，1~2 日一次，舌质淡，边尖红，体稍胖大，苔薄白腻，脉弦细。

中医诊断：脏躁（脾虚肝郁）。

西医诊断：植物神经功能紊乱。

治法：健脾疏肝，清心安神，固表止汗。

方药：清心豁痰汤加减。

白术 10g，茯苓 15g，陈皮 10g，半夏 10g，香附 10g，砂仁 10g，柴胡 6g，郁金 10g，乌药 10g，焦三仙各 12g，合欢皮 15g，天麻 10g，麻黄根 8g，淡竹叶 10g，西茴 10g，甘草 3g，生姜 3 片为引。十剂，水煎服。

医嘱：忌服辛苦酸辣之物，规律生活，避免紧张和情绪过激，畅情志。

二诊：2011 年 2 月 21 日复诊。服上药后，汗出减少，睡眠好转，基本无头晕，舌苔薄，腹胀不减，伴嗳气。守上方去半夏、天麻、淡竹叶，加青皮 10g，柿蒂 15g，萝卜种 15g，龙齿 15g，知母 10g 以加强疏肝理气之力。同时，知母有预防理气药过度伤阴之意。继服十剂，水煎服，日一剂。

医嘱：同上。

三诊：2011 年 3 月 2 日复诊。服上药后，口苦、腹胀及两胁痛、汗多等症基本消失，精神明显改善，食欲正常，眠欠佳，但较前好转。故守上方去知母，加夜交藤 30g 以助改善睡眠，继服十五剂，水煎服，日一剂，巩固治疗。

经上述近两个月的治疗，患者精神状态恢复如前，正常生活，上症未再复发。

按语 李老认为肝郁脾虚是脏躁发病之本，历代医家对脏躁论述颇多，众说纷纭，至今难以定论，李老经过数十年临床实践，提出了自己的见解。病因多由饮食或思虑伤脾，脾失健运，湿浊内生，土壅木郁，肝失调达；或郁怒伤肝，肝郁气滞，木郁乘土。病机是肝脾失调，肝郁脾虚，心肝热盛。本案患者年龄 50 岁，适处更年期，肝郁气滞日久，肝阴不足，气郁化热，热扰心神，清窍失养。症见失眠、汗出、头晕、心烦急躁、胁痛、腹胀、纳差、大便干质黏，舌边尖红、苔薄白腻、脉弦细，显为肝脾失调，心肝热盛证。治以香砂六君子汤加减，旨在健脾疏肝、清心安神、固表止汗。李老倾其一生，拟定治疗脏躁方为清心豁痰方，临床运用，随证加减，疗效显著，其治愈率达 90% 左右。李老指出：治疗脏躁，一般 30 天为一疗程，需两个疗程左右，肝郁脾虚是主要病机。但李老认为肝郁脾虚是不对等的，其有所偏重，偏于肝郁化热心肝火旺者用清心豁痰汤加陈皮、砂仁、厚朴等疏肝健脾，理气和胃；偏于脾虚用香砂六君子汤加柴胡、香附、郁金等健脾益气，疏肝解郁，此案例属于后者。李老强调，恢复期治疗要掌握好分寸，过早使用逍遥散反而加重病情，与早用归、芍等阴分药滋阴敛湿有关。另外李老强调调畅情志的重要性，树立战胜疾病的信心。

三十八、抑　郁　症

案 1　抑郁症

崔某某，女，32 岁，洛阳市人。初诊：2013 年 9 月。

病史：近一年来，因婚姻问题，经常生气，长时间心情压抑，出现月经量少，痛经，色暗有血块，经前乳房胀痛等。继而出现心烦急躁，易怒，失眠多梦，头晕记忆力逐渐减退，口苦口干，进而发展到恐惧，厌世，对什么事情都看不惯。父母不断直言规劝，但不宜接受，以致发生争吵。甚至情绪急躁，已不能安心工作。特别是近几个月来，从厌世发展为想自杀而绝于世，西医按抑郁病住精神病医院治疗，也未彻底见效。出院后曾一次大量服安眠药自杀，被发现后送医院经洗胃抢救而愈。但自杀的念头仍不绝，第二次曾用刀欲割腕自杀，幸被人发现将刀夺出而未遂。现欲自杀这个想法仍不绝于心，觉得活着没有意义，又恐这个病也治不好，经父母的亲戚一再劝告而来求诊。除上述症状外还见患者面色黄瘦，精神抑郁，目光呆滞，不思饮食，身体困倦乏力。舌苔薄腻微黄，舌体胖大，舌质稍淡，脉弦细。

诊断：抑郁症。

治法：疏肝理气，清心豁痰。

方药：自拟清心豁痰汤。

白术 10g，茯苓 15g，橘红 10g，清半夏 10g，香附 10g，郁金 10g，节菖蒲 10g，炒栀子 10g，莲子心 6g，小茴香 10g，乌药 10g，龙齿 18g，夜交藤 30g，合欢皮 18g，白蔻仁 10g，焦三仙各 10g，知母 12g，甘草 3g，琥珀 3g，朱砂 1.5g 共为细粉，二次冲服。

20 付，早晚水煎各服一次。

另根据历代医家"心病需要心药医"的记载，诊疗时李老耐心的给患者反复讲明婚姻之事虽然是终身大事，但比起生命来说还是小事，绝不能为此而轻生，况且你本人年龄、学历、家庭环境各方面都很好，婚姻问题自可顺其自然解决，岂可为此而担心。父母直言规劝，要知父母爱你心切，可怜天下父母心，即便是直言批评也是为了你的终身幸福，岂可抛开父母而轻生。现我们国家富强，各方面事业兴旺发达，今后国家大事全靠你们这些青年。要多考虑个人的事业和前途的光明辉煌，切不可自卑而胡思乱想。

二诊：同年 10 月，患者经劝导后，心胸逐渐开朗，与人言语，亦能面带笑容，不再与父母顶撞，并且表示要悔改。其睡眠、心烦急躁、头晕都等症状也明显减轻，食欲增加，精神面貌大为好转。上方去朱砂、焦三仙加桃仁 10g，红花 10g，丹参 15g，继服 20 付。并在劝告中表扬患者思想聪明，心胸宽广，进步快。患者在言语中开始有哭泣转为喜悦。

三诊：同年 11 月，患者服药近一个月来，已不再心烦急躁，胡思乱想，与家人同事交谈融洽，亦能正常工作。失眠、多梦、饮食、月经诸证基本正常，上方去桃仁 10g、红花 10g、加远志 10g、枣仁 15g 等以助其恢复记忆力。又调理一月余，一切恢复正常而痊愈。

按语 抑郁症又称精神抑郁障碍，以显著而持久的心境低落为主要特征的心理疾病，临床可见心境低落，情绪的消沉可以从闷闷不乐到悲痛欲绝，自卑抑郁，甚至悲观厌世，严重者可出现幻觉、妄想、有自杀企图或行为等症状。李老对本病的认识，根据张仲景在《金匮要略》中对脏躁的记载，如："妇人脏躁，喜悲伤欲哭，象如神灵所作"等类似症状的启发，认为其病机不仅和脾气虚有关，主要是精神长期不愉，肝气郁滞，郁而化热，以致心肝火盛，肝失疏泄，木郁克土，痰湿内生，痰湿随肝气上逆而蒙蔽清窍，出现心神紊乱轻生而不能自主。故李老易甘麦大枣汤而用疏肝理气，清心安神的治法，制定出清心豁痰汤。多年来，通过临床观察，此方不仅对脏躁病效果显著，即是比脏躁病发展更重的抑郁症，亦取得了满意的效果。由于本病是肝气郁滞而引起的心神紊乱之病，故李老非常重视古典医籍记载的"心病需要心药医"的治法。如心理上的问题得不到规劝而解决，虽服药可见短时之效，但仍可复发，此即本病属于难治根治之原因。故李老认为，治疗本病应正确服药和心理疗法并重，不可轻视一方。

本案患者由于婚姻等问题，未能正确解决，精神长期受到刺激，以致心烦急躁，抑郁恼怒，失眠多梦，头晕记忆力逐渐减退，口苦口干，进而发展到多疑幻想，恐惧，厌世，出现自杀的行为等精神症状。其病机为患者忧愁思虑过度，思虑伤脾，脾失健运，湿浊内生，土壅木郁，肝失条达，化火成痰，痰火内盛，上扰心神，心神不宁，魂魄不安而发病，其月经的异常，纳食减退俱为脾虚肝郁，痰火上扰心神之证，治疗以李老自拟的清心豁痰汤加减，药用白术、茯苓、橘红、清半夏健脾和胃，燥湿化痰为本；郁金、节菖蒲开窍醒神；炒栀子、莲子心、知母清心肝之火；小茴香、香附、乌药疏肝理气，行气解郁；龙齿、夜交藤、合欢皮镇静安神宁志；白蔻仁、焦三仙化湿和胃，消食化积；甘草调和诸药；又用矿石之琥珀、朱砂镇静安神。全方配伍使脾健以绝生痰之源，肝木无以相乘，肝气舒畅，痰火清，心神明而得痊愈。

案2 抑郁症

李某某，女，28岁。初诊：2011年4月9日。

病史：患者因失眠多梦，记忆力减退，有恐惧感，时有不自主的容易哭泣。经医院诊断为植物神经紊乱，经服药不见效后（药物不详），转到精神病医院，诊断为抑郁症，住院两周，服西药后睡眠呈迷迷糊糊的浅睡眠状态，如不服药则不能入睡，遂出院请李老诊治。李老检查中进一步追问症状，有无多疑幻想，不想和人接触等症状。患者不自主的掉泪说，实不瞒大夫，我自己感觉生活毫无意义，每天都有轻生的念头。出院后全家都不放心，家里每天都安排专人陪护，怕跳楼自杀，后来又送我回娘家住，让我的父母看护我。李老细问下得知，患病原因是由于患者刚生育一女孩，因丈夫是家中独子，全家都希望生一个男孩，但是生下来以后是一个女孩，全家人虽然都没有说什么，但自己心中还是很失望，从而引起失眠，心烦急躁越来越重，逐渐出现多疑幻想，记忆力下降明显，厌世甚至想自杀了好彻底的解脱自己。除上述症状外，还可见患者面色青黄，身体消瘦，胸闷气短，精神不振，不思饮食，无食欲，大便干。舌苔薄腻微黄，舌体胖大，舌质淡红。脉弦细。

诊断：抑郁症。

治法：疏肝理气，清心豁痰。

方药：自拟清心豁痰汤。

白术10g，茯苓15g，橘红10g，清半夏10g，香附10g，郁金10g，节菖蒲10g，炒栀子10g，莲子心6g，小茴香10g，乌药10g，龙齿18g，夜交藤30g，合欢皮18g，白蔻仁10g，焦三仙各10g，知母12g，炒草决明15g，甘草3g，琥珀3g，朱砂1.5g共为细粉，二次冲服。

20付，早晚水煎各服一次。

除服药外，李老耐心的对患者进行了心理辅导治疗，首先讲明了国家计划生育国策的好处。其次谈到男孩女孩都一样，特别是你和你爱人年老时，女孩心更细，会更亲热的照料你们。另外听说国家对计划生育政策还要进一步改善，如果有再生的可能，你年岁也不大，岂可为生一个女孩而轻生，并向陪同家属讲绝不可因生一个女孩而有什么轻视的言语，家属都表示同意。

二诊：同年5月5日，患者服药20剂，又经家中婆婆、爱人、父母多方规劝，病情大为好转，心胸也放宽了，已不再有轻生的念头，失眠多梦，急躁易怒，恐惧幻想，大为减轻，饮食增加。李老根据病情去朱砂加远志 10g，枣仁 15g，黄连 4g，柏子仁 12g。继服 20 剂。一个月后，家属来告知，患者抑郁症已经痊愈，现在在家中语言行动均正常，还主动照顾孩子，准备上岗工作。李老吩咐，停药观察，但患者心情要愉快，不要有精神刺激，家人多精神安慰她，以巩固疗效。

按语 李老指出：他对抑郁病的认识，是从医圣张仲景在《金匮要略》中对脏躁病的记载受到启发，如："妇人脏躁，喜悲伤欲哭，象如神灵所作"。已重点描述了郁证的主症，李老根据临床所见到的一些患者心烦急躁，失眠多梦，记忆力减退，善哭泣，精神恍惚，如见神灵等，这些症状十分类似脏躁。其病因大多是长期精神抑郁，情绪低落。出现心烦急躁，怒气伤肝，肝气郁滞，郁而化火，以致肝火引动心火，肝火不仅耗伤肾阴，肝气又横逆脾胃，导致脾不能正常运化。水湿内停，遇热而为痰，痰湿随肝气上逆，蒙蔽清窍，导致思维混乱。由此可见肝气失其疏泄条达，郁而化热，轻则引发脏躁病，重则可发展成为抑郁症，而出现上述症状。李老在临床上治愈了大量的这样类似的病例，病情重者少数亦有肝火引动心火，出现多疑幻想，发展为厌世甚至轻生的行为。所以李老认为抑郁症的病机在于肝。其病因在于精神受到刺激，怒气伤肝，郁而不解，肝失疏泄条达，郁而化火，肝火过盛则耗伤肾阴，肾阴虚不能正常抑制心火，水火不济。肝火、心火不仅会导致失眠多梦，心烦急躁诸证，甚则出现神经失控，思维混乱。肝失疏泄条达，肝气横逆又可损伤脾胃，水湿运化失常，湿遇火而成痰，痰随肝气上逆蒙蔽清窍，则思维更加混乱不能自主。因而本病出现心肝脾肾四脏相互彼此功能失调。对此复杂之病机，李老认为宜通不宜补，通即是疏通肝气，恢复肝气疏泄条达的功能，气行则湿行，痰湿消失，热成无根之火，便自行消散。同时在治法上以药物治疗和心理治疗并重，使肝气不再郁滞，其他脏器功能自可恢复。疏肝理气在药物治疗上宜用清热而不燥之品，不宜纯用镇静抑制之剂。李老在临床上长期思考，研制出清心豁痰汤。本方以香附、郁金、小茴香、乌药直入肝经，疏肝理气。白术、茯苓、橘红、半夏、焦三仙、白蔻仁健脾祛湿消痰。炒栀子、莲子心、知母、节菖蒲、龙齿、夜交藤、合欢皮、炒草决明、琥珀、朱砂清心肝之火，安神宁志，火去不扰神明而思维正常。本方疏肝理气以治其本为主，清心安神，健脾祛湿以治其标，再辅以心理规劝治疗。全方积疏肝理气，清心豁痰为一体，使气行，湿行，火消，神安，思维恢复正常而得痊愈。

李老体会，本病多发生在四十岁以后，在月经停止前后，西医定的"更年期综合征"。李老认为更年期由于内分泌的改变，易发生此病，但临床所见不完全为年龄限制，发病有二三十岁的女青年，也有六十多岁的老人患病，不但女性有，男性也有，但临床男性较少见。本病有一定的遗传因素，如父母有病史，子女再患此病则疗效较差。

三十九、梅 核 气

案1 梅核气（慢性咽喉炎，声带息肉）

邱某，女，46 岁。初诊：2010 年 3 月 13 日。

主诉：咽部异物感近 8 年余，加重 3 天。

病史：患者于 8 年前无明显诱因出现，未经正规诊治。约 3 天前，患者无明显诱因出现咽喉肿痛，咯吐痰涎量多而频，遂至河南中医学院第一附属医院喉镜检查提示为：右侧声带肥厚，前中 1/3 广基息肉样增生。当时医生建议手术治疗，病人因惧怕手术而转求中医治疗。现症见：咽部异物感，咯吐大量清稀白痰，咽痛，胃脘部时有胀闷不适。舌质淡暗，边有舌体胖大，齿痕，苔薄白，脉弦滑。

中医诊断：梅核气（肝脾失调，肝胃不和）。

西医诊断：慢性咽喉炎，声带息肉。

治法：健脾疏肝和胃，佐以清热利咽。

方药：香砂六君子汤加减。

白术 10g，茯苓 15g，陈皮 10g，半夏 10g，香附 10g，砂仁 10g，厚朴 10g，枳壳 10g，郁金 10g，节菖蒲 10g，牛蒡子 10g，桔梗 10g，山豆根 10g，射干 10g，木蝴蝶 10g，莪术 10g，甘草 3g，生姜 10g。十四付，水煎服。

医嘱：忌生冷、辛辣、油腻等刺激性食物，保持心情舒畅。

二诊：2010 年 3 月 27 日。服药后咯痰量较前减少，时有咽痒。按上方去节菖蒲，砂仁改为 8g，加炒薏苡仁 30g，杏仁 10g。七剂，水煎服。

三诊：2010 年 4 月 4 日。服药后咽痛、咽痒已不明显，痰量较前明显减少。按上方去木蝴蝶、莪术，加焦三仙各 12g、乌药 10g。七剂，水煎服。

四诊：服药后痰量较前明显减少，大便溏，日行 1 次。太子参 10g，白术 10g，茯苓 15g，薏苡仁 30g，泽泻 12g，陈皮 10g，半夏 10g，香附 10g，白蔻 10g，厚朴 10g，枳壳 10g，柴胡 6g，郁金 10g，乌药 10g，焦三仙各 12g，诃子 10g，莪术 10g，桔梗 10g，杏仁 10g，甘草 3g，生姜 10g。七付，水煎服。

追访结果：患者坚持服药 3 个月后至河南中医学院第一附属医院喉镜检查提示：慢性喉炎。声带息肉已消失。

按语 《证治汇补》云："梅核气者，痰气窒塞于咽喉之间，咳之不出，咽之不下，状如梅核"。梅核气系由痰气互结于咽喉，肺胃宣降失常所致，每因肝气郁结、情志不畅而加重。患者病程较久，咽部异物感且伴咳吐大量清稀白痰，咽痛，胃脘胀闷不适，从病机上来看，脾为生痰之源，肺为储痰之器，本病可从中焦肝胆脾胃入手，肝主调畅气机，脾主运化使痰气消失于无形，因此调和肝脾为本病治疗大法，由舌质淡暗，舌体胖大，边有齿痕，苔薄白，脉弦滑，判断为肝脾失调，肝胃不和兼热证。应用疏肝健脾和胃、清热利咽之法，以香砂六君子汤加减健脾化湿和胃为主，泽泻、白蔻仁、薏苡仁化湿健脾，香附、柴胡、郁金疏肝调理气机，桔梗、山豆根、射干、木蝴蝶解毒散结、宣肺利咽，厚朴、枳壳、杏仁理气化痰，莪术活瘀行气消积使声带息肉消失于无形，诸药共奏健脾疏肝、利咽散结之功。

案 2 梅核气（慢性咽炎）

石某某，男，37 岁。初诊日期：2005 年 11 月 1 日。

主诉：咽中异物感 1 年余。

病史：1 年前开始感觉咽喉有异物梗阻，咯之不出，咽之不下，时有胸闷气短，夜间口干，每食辛辣、饮酒及心情不舒时加重，经郑州市第五人民医院五官科检查确诊为慢性咽炎。经交替服用头孢拉啶、乙琥红霉素、罗红霉素、黄连上清丸等，病情稍轻。自购西瓜霜含片、金嗓子喉宝等，不适感严重时就自行应用。舌质偏红，苔薄白，舌体偏瘦，脉弦数。

中医诊断：梅核气（脾虚肝郁，痰火内蕴）。

西医诊断：慢性咽炎。

治法：健脾疏肝，清化痰热，养阴利咽。

方药（李老经验方）：理气消梅汤。

白术10g，茯苓15g，陈皮12g，旱半夏10g，香附10g，砂仁6g，西茴10g，乌药10g，川朴10g，桔梗10g，牛蒡子10g，山豆根10g，射干10g，麦冬15g，甘草3g。20剂，水煎服。

医嘱：忌食辛辣刺激食品，忌烟酒，自我调节情绪。

二诊：2005年11月14日。咽喉异物感基本消失，已无胸闷气短，夜间口干现象。舌质淡红，苔薄白，舌体偏瘦，脉弦数。上方去射干，加乌梅以增生津之效。再服20剂。

随访：2006年3月12日电话随访，知咽喉若因饮酒稍有不适，大量喝水后即消失，平时无异常感觉。

按语 梅核气多因情志所伤，饮食不节等（如吸烟饮酒、嗜食辛辣肥甘），致肝气不舒，气机郁滞于咽喉，则咽中如有异物感而无其形；肝气横乘及脾，脾虚失运，聚湿成痰，痰气循经互结于咽喉，则咽中如物梗阻且益加严重。又因咽喉为肺胃之门户，痰气郁久化火，蕴结于咽，则咽干不适更甚，此时肝木乘土，脾胃本虚，若给予抗菌消炎或中药清热解毒，则脾胃功能未复，痰气郁滞未解，反因寒凉损伤脾胃。李老崇仲景半夏厚朴汤疏肝利气，健脾消痰之意，而加重疏肝健脾之力，并配合桔梗等利咽化痰、清解郁火之品，组成理气消梅汤，临床收效良好。依据脉证，本案为肝郁脾虚，痰气郁而化热，蕴结于咽喉。治当健脾疏肝，清化痰热，养阴利咽。药用白术、茯苓、砂仁健脾和胃以绝生痰之源；陈皮、半夏、香附、西茴、乌药、川朴疏肝理气，化痰散结；桔梗、麦冬宣肺祛痰，养阴生津；牛蒡子、山豆根、射干清热解毒，祛痰利咽；甘草清热和中，药证相符，故取效甚速。

四十、肌 衄

案1 肌衄（血小板减少性紫癜）

刘某，男，55岁，干部。初诊：2009年5月8日。

主诉：皮肤散在瘀点、瘀斑3个月。

病史：3个月来，患者发现局部皮肤出现散在瘀点、瘀斑，无服药史，无病毒感染史，2009年2月6日于焦作市人民医院查血常规提示PLT57×10⁹/L，彩超提示脾大，肝胆胰等未见异常，瘀点、瘀斑可自行消退，未予重视。大约1个月后又出现上述情况，查PLT28×10⁹/L，诊断为"血小板减少性紫癜"，给予输血小板治疗，但时轻时重，劳累后明显，伴乏力，大便干。现症见：周身皮肤散在瘀点、瘀斑，无黑便，乏力，大便干2~3日1次。舌质淡红，舌体稍胖大，苔白厚腻。

中医诊断：肌衄（脾胃气虚，痰湿阻滞）。

西医诊断：血小板减少性紫癜。

治法：益气健脾，祛湿化痰，佐以止血。

方药：香砂六君子汤加减。

黄芪 15g，党参 10g，白术 10g，茯苓 15g，薏苡仁 30g，泽泻 12g，陈皮 10g，半夏 10g，香附 10g，砂仁 10g，佛手 10g，黄连 5g，草决明 12g，山药 30g，黑地榆 12g，甘草 3g，生姜 3 片为引。14 剂水煎服，日 1 剂。

二诊：2009 年 5 月 22 日。服上药后，上症有所好转，舌苔较前薄，瘀点基本消失，5 月 21 日复查血常规示 PLT $54×10^9$/L。可见痰湿有所去，守上方加阿胶珠 10g，炒杜仲 10g 加强补血补肾之力。继服，30 剂水煎服，日 1 剂。

三诊：2010 年 3 月 8 日。根据患者的病情，上方随证加减治疗 1 年，期间查血小板时高时低，但有上升趋势，其中 2009 年 12 月 27 日于焦作市人民医院查 PLT $93×10^9$/L，2010 年 2 月查 $81×10^9$/L。症状基本消失，无不适，大便正常 1~2 日 1 次，不干。舌质淡红，舌体稍胖大，苔薄白。

方药：黄芪 20g，党参 10g，白术 10g，茯苓 15g，陈皮 10g，山药 30g，香附 10g，砂仁 10g，炒薏苡仁 30g，炒杜仲 10g，续断 15g，桑寄生 15g，丹参 15g，炒枣仁 15g，当归 12g，肉苁蓉 15g，黄精 15g，枸杞子 15g，蒸首乌 20g，熟地黄 12g。15 剂水煎服，日 1 剂。巩固治疗。

2010 年 3 月 24 日查血常规 PLT $111×10^9$/L，恢复正常。半年后随访，皮肤瘀点、瘀斑的症状基本未再复发，无不适。

按语 肌衄是指肌肤出血而见瘀点、瘀斑的病证，多见于西医学的过敏性紫癜和血小板减少性紫癜。本例患者皮肤出现散在性瘀点、瘀斑，经查血小板减少，属于血小板减少性紫癜。脾主统血，脾虚血无所统摄则致肌衄。患者乏力、舌淡，劳累后皮肤瘀点、瘀斑明显，系脾气虚不能统血所致，而舌胖苔白厚腻则又为脾虚生湿酿痰征象。李老治用益气健脾摄血之法，用香砂六君子汤加减。此方一则益气健脾，二则祛湿化痰，符合本证病机。方中黄芪、党参、白术、茯苓、山药、甘草益气健脾而摄血，薏苡仁、泽泻、陈皮、半夏祛湿化痰；并用香附、砂仁、佛手疏肝和胃，黄连、草决明泻热通便；佐以黑地榆止血。复诊皮肤瘀点、瘀斑基本消失，舌苔由厚腻变为淡白，可知脾气基本恢复统血功能，且痰湿已去。为巩固疗效，复诊用药在益气健脾的基础上，合以补肾益精生血之法。用杜仲、续断、桑寄生、肉苁蓉、黄精、枸杞子、蒸首乌、熟地黄补肾益精，丹参、当归、阿胶补血，使肾精充足，化生血液以促进血小板的再生而巩固疗效，收到满意效果。

案2　肌衄（血小板减少性紫癜）

郑某，女，29 岁。初诊：2011 年 12 月 30 日。

主诉：皮肤频发紫癜 2 月余。

病史：患者于 2 月前无明显原因出现面部浮肿，皮肤易发紫癜，遂至浙江大学第一附属医院检查示：血沉：40mm/h，WBC：$3.62×10^9$/L，PLT：$55×10^9$/L，经给予药物治疗后，症状稍有减轻，现口服曲安西龙片（4mg×5 片/每日）。现症见：皮肤易发紫癜，面部浮肿，腰部酸困，舌体胖大，舌边尖红，苔薄黄，脉弦细。

中医诊断：肌衄（脾肾阳虚）。

西医诊断：血小板减少性紫癜。

治法：益气健脾。

方药：黄芪 20g，太子参 10g，白术 10g，茯苓 15g，陈皮 10g，炒山药 20g，当归

12g, 炒白芍 15g, 生地黄 10g, 黄精 15g, 蒸首乌 20g, 阿胶珠 10g, 木香 6g, 砂仁 10g, 桑寄生 15g, 炒杜仲 10g, 枸杞 15g, 炙甘草 5g, 七付, 水煎服。

二诊: 2012 年 1 月 7 日。近日未发紫癜, 无牙龈出血, 纳可, 二便调。按上方加菟丝子 15g。七剂, 水煎服。

三诊: 2012 年 1 月 13 日。昨日在河南省中医药研究院检查示: 红细胞 $3.53×10^{12}/L$, 血小板 $35×10^9/L$, 曲安西花片已降为 3 片。按上方加龟板胶 10g。七剂, 水煎服。

随访结果: 坚持服中药半年余, 2012 年 5 月 2 日查血小板 $11×10^9/L$, 现已停服激素, 面部浮肿消失, 腰部酸困症状已不明显。

按语 《景岳全书·血证》曰: "血本阴精, 不宜动也, 而动则为病。血主营气, 不宜损也, 而损则为病。盖动者多由于火, 火盛则逼血妄行; 损者多由于气, 气伤则血无以存。" 本病患者虽然发病时间尚不长, 主症为面部浮肿, 腰部酸困, 舌体胖大, 舌边尖红, 苔薄黄, 脉弦细, 但由此可知患者素体脾肾亏虚, "气能摄血, 气行则血行", 脾气虚弱, 脾失统摄, 而出现皮肤紫癜伴气血虚弱之象, 故治疗法则应从脾肾着手, 方中黄芪、太子参、白术、茯苓、木香、砂仁健脾益气, 生地、当归、黄精、阿胶滋阴养血, 何首乌、桑寄生、杜仲、枸杞子、菟丝子补肾助阳, 脾气得以充盛而血自止, 肾气得以充盛, 从而使气血从根本上得到充足, 故症状自可解除且效果持久。

案 3 肌衄 (过敏性紫癜, 紫癜性肾炎)

胡某, 男, 4 岁半, 学生。初诊: 2010 年 7 月 14 日。

主诉: 双下肢紫癜 1 年余。

病史: 患者母亲述, 其子 2009 年 7 月无明显诱因出现双下肢紫癜, 内侧多发, 压之不退色, 未高出皮肤, 可自行消退, 未引起重视。直到次年 3 月, 再次出现双下肢内侧紫癜, 当地医院考虑过敏性紫癜, 查尿、肾功轻度异常, 建议至郑州诊治, 才引起患者父母的注意, 遂于同年 6 月 2 日至郑州大学第一附属医院查尿沉渣回示: 红细胞 2850 个/μl, 诊断为 "过敏性紫癜", "紫癜性肾炎", 立即给予激素强的松, 激素治疗一月后, 皮肤紫癜基本不明显, 但出现库欣综合征的表现满月脸等; 于 2010 年 7 月 7 日在郑大一附院查尿液提示隐血 (+++), 当时仍服强的松早、中各 15mg, 晚 10mg, 由于担心激素的副作用, 遂至我门诊中药治疗。就诊时症见: 双下肢紫癜, 但不明显, 神差, 倦怠懒言, 纳食可, 小便不利, 时带血, 满月脸, 眉毛粗重, 舌质淡红, 体胖大, 舌苔根部黄腻, 脉沉稍弱。

中医诊断: 肌衄 (脾肾亏虚, 气不统摄)。

西医诊断: 过敏性紫癜, 紫癜性肾炎。

治法: 益气健脾, 补肾固本, 佐以利尿止血。

方药: 四君子汤加减。

黄芪 7g, 白术 5g, 茯苓 7g, 生薏苡仁 15g, 泽泻 6g, 陈皮 5g, 半夏 5g, 香附 5g, 砂仁 5g, 厚朴 5g, 枳壳 5g, 乌药 5g, 续断 7g, 桑寄生 7g, 炒杜仲 5g, 白茅根 7g, 石韦 7g, 茜草炭 6g, 黑地榆 6g, 甘草 2g, 生姜 2 片为引。二十五剂, 水煎服, 日一剂。

医嘱: 慎起居, 活动量勿大。

二诊: 2010 年 8 月 11 日。服上药后, 上述症状有明显好转, 嘱守上方去石韦, 加熟地炭 7g, 三十剂, 水煎服, 日一剂。

三诊：2010年9月15日。服上药后，精神明显改善，双下肢内侧的紫癜早已消失，但昨日尿常规示隐血弱阳性，另外平时汗多，强的松现在服1片/日。守上方加浮小麦8g，益智仁5g以增强固摄之力。三十剂，水煎服，日一剂。

医嘱：坚持服药，树立信心，可择日复查尿常规。

四诊：2010年10月27日。服上药后，上症逐渐好转，基本恢复正常，满月脸及眉毛的表现基本消失，昨日于洛阳市中心医院复查尿常规回示潜血（-），但近日因受凉后有轻微咳嗽，无痰，体温正常，可见脾肾之固摄的功能恢复。守上方加桔梗5g，杏仁5g以宣肺止咳，同时巩固治疗，三十剂，水煎服，日一剂。另嘱桔梗、杏仁，五剂的量，咳嗽止后，可不加。

医嘱：慎起居，勿劳累，停药后可再复查。

按语 本病为病邪侵扰机体，损伤脉络，离经之血外溢肌肤黏膜而成。其病因以感受外邪、饮食失节、瘀血阻滞、久病气虚血亏为主，临床以阳证、热证、实证为多，若迁延不已，反复发作则表现为虚症及虚实夹杂之证。过敏性紫癜初起系感受外邪，灼伤血络所致，甚则导致热毒内盛，迫血妄行。若日久不愈，或反复发作，则又表现为气血亏虚，瘀阻脉络，成难治之症。李老认为本虚标实，脾肾亏虚为本，皮肤紫癜离经之血为标，气能摄血，脾肾气虚，气不摄血，血不循经，溢于脉外，出于皮下则为紫癜。以香砂四君子汤加黄芪，益气健脾摄血，续断、桑寄生、炒杜仲补肝肾，厚朴、枳壳、乌药行气，气行则血行，白茅根、石韦、茜草炭、黑地榆、茯苓、生薏仁、泽泻利尿止血，标本同治，顽疾而愈。

案4　肌衄（原发性血小板减少性紫癜）

杨某，女，58岁。初诊：2010年10月1日。

主诉：皮肤频发紫癜1月余。

病史：患者于2010年9月初无明显原因出现皮肤紫癜，多发于四肢，遂至焦作市人民医院入院治疗，诊断为"原发性血小板减少性紫癜"，血小板35×10⁹/L。现每日口服强的松8片治疗。现症见：患者面色苍白，精神差，四肢皮肤多发紫癜，纳差，稍进食则觉胃脘部胀闷不适，无牙龈出血，大小便基本正常。舌质淡，舌体胖大，苔薄白，脉沉细无力。

中医诊断：肌衄（气血亏虚）。

西医诊断：原发性血小板减少性紫癜。

治则：益气健脾，养血止血。

方药：补中益气汤加减。

黄芪20g，党参10g，白术10g，半夏10g，木香6g，砂仁10g，厚朴10g，枳壳10g，焦三仙各12g，阿胶珠10g，地榆炭g15g，茜草炭12g，炒白芍10g，炒薏苡仁30g，甘草3g，十付，水煎服。

医嘱：清淡饮食，增加营养。

二诊：2010年10月28日。昨日在焦作市人民医院查血小板37×10⁹/L。按上方茜草炭改为10g，加乌药10g、枸杞15g、炒杜仲10g，十付，水煎服。

三诊：2010年11月10日。服药后皮肤紫癜已不明显，四肢肌肉抽搐症状近日未再发作，偶有腹胀，查血小板87×10⁹/L，现强的松已改为每日3片。按上方加黄精12g，十五付，水煎服。

追访结果：其后坚持服中药半年余，血小板已恢复正常，紫癜未再发生，强的松片已停服。

按语 辨治此证，属气血亏虚型肌衄，法取益气健脾，养血止血。李老认为养血止血重在治本。方用补中益气汤加减，如《景岳全书·血证》曰："血主营气，不宜损也，而损则为病。损者多由于其气伤则血无以存。"故治当益气健脾，养血止血。药用黄芪、党参、白术、半夏、厚朴、焦三仙、炒薏苡仁益气健脾，脾气足则血自归经；白芍、枸杞、滋阴补血，养心安神；阿胶珠、地榆炭、茜草炭补血养血，凉血止血；炒杜仲滋补肝肾；木香、砂仁、枳壳理气和胃。标本兼治，从而获效。

案5 肌衄（过敏性紫癜）

张某，女，25岁，职员。初诊：2011年1月11日。

主诉：双下肢紫癜，伴双膝关节疼痛一月余。

病史：一个月前因感冒后双下肢出现瘀点，散在分布，呈斑丘疹样出血性紫癜，小腿伸侧明显，伴双膝关节红肿疼痛，无腹痛、恶心呕吐等消化道症状，无血尿，体温正常，先后在当地医院、省医、北京301医院等诊治，查肾功未见明显异常，血常规示血小板正常，查尿提示无蛋白尿、管型尿，诊断为"过敏性紫癜"给予抗组胺类赛庚定及皮质类固醇激素等治疗，紫癜逐渐消退，关节疼痛减轻。但稍有饮食生活不慎后上述症状易反复，为求进一步中药治疗，遂来我门诊求治。现症见：双下肢紫癜，小腿伸侧较甚，双膝关节疼痛，经期加重，时感皮肤瘙痒，纳食一般，眠可，大便干2～3日一行，舌质淡暗，体胖大，边有齿痕，苔黄腻稍厚，脉弦滑稍细。

中医诊断：肌衄（脾胃气虚，兼血热）。

西医诊断：过敏性紫癜。

治法：益气健脾，清热凉血，搜风通络。

方药：玉屏风散合香砂六君子汤加减。

黄芪15g，白术10g，茯苓15g，半夏10g，香附10g，砂仁10g，荆芥8g，防风6g，生薏苡仁30g，地肤子10g，蛇床子10g，牡丹皮10g，鸡血藤30g，川牛膝12g，川木瓜18g，草决明12g，地龙10g，甘草3g，生姜3片为引。十五剂，水煎服，日一剂。

医嘱：清淡饮食，忌服辛辣肥甘厚味及富含动物蛋白类食物。

二诊：2011年1月25日。服上药后，紫癜明显减轻，皮肤瘙痒及关节疼痛基本消失，大便偏干，巩膜充血，可见肝火明显，故守上方去荆芥，加菊花12g，草决明改为15g。继服二十剂，水煎服，日一剂。

医嘱：同上。

三诊：2011年3月11日。服上药后，上症基本消失，无明显不适，大便正常日一次，舌质淡红，苔薄白，脉弦稍滑。守上方去半夏、草决明，加陈皮10g，山药20g，桃仁10g，红花10g，以增强理气健脾，活血之力。继服三十剂，水煎服，日一剂，巩固治疗。

医嘱：同上。

按语 辨其证型，本案为脾胃气虚，脾虚不能统血，加之血热致使血溢脉外。所谓脾主统血，脾气旺盛可统摄滋养血脉而不外溢。若脾气虚弱，则可导致清气壅遏不升而血行郁滞，又可失却统血之权，使血失裹摄溢于肌肤而为肌衄。《景岳全书》指出："盖脾统血，脾气虚则不能收摄，脾化血，脾气虚则不能运化，是皆血无所主，因而脱陷妄行"。本案患者病一月余，脾气亏虚，气血不足，血失统摄，溢于脉外，而致本证。治当益气健脾，清热凉血，搜风通络为大法。李老以玉屏风散合香砂六君子汤加减以治之。药取黄芪补气之功，使气充足能以摄血则出血止；白术、茯苓、甘草健脾益气，使脾气健能以统血则血自循经而不妄动；香附、砂仁以行气，气行则血行，荆芥、防风以搜风通络；生薏苡仁、地肤子、蛇床子以燥湿止痒，牡丹皮、鸡血藤以凉血活血；川牛膝、川木瓜以利湿清热，草决明、地龙以活血通脉，全方共奏益气健脾，清热凉血，搜风通络之功，健脾益气，凉血活血，使气旺血充，血循经脉，则肌衄自愈。

四十一、鼻　衄

案1　鼻衄（血小板减少待查）

赵鑫婷，女，5岁，郑州市人。初诊：2012年2月7日。

主诉：（家人代）自2岁始，易感冒，长期使用抗生素治疗。2012年2月5日因流鼻血不止，去省某妇幼保健院检查：血小板减少。现流鼻血，口干，饮食一般，精神尚可。舌质淡红，苔薄白腻，脉细数。

中医诊断：鼻衄（肺脾气虚）。

西医诊断：血小板减少待查。

治法：益气健脾，补益气血。

方药：玉屏风散合八珍汤加减。

黄芪10g，党参8g，当归6g，白芍6g，白术5g，茯苓5g，鸡血藤12g，陈皮6g，白蔻仁5g，阿胶5g，鹿角胶5g，知母6g，防风3g，炒枣仁10g，龙齿10g，炙甘草3g。10剂，水煎服。

二诊：2012年3月9日。患者来诊，家人告知原方继服10剂，现食欲佳，未再感冒。流鼻血服两剂药而止，未复发，诸症痊愈。

按语　《脾胃论》曰："内伤脾胃，乃伤其气；外感风寒，乃伤其形。伤其外为有余，有余者泻之；伤其内为不足，不足者补之……"患者因习惯性感冒，损伤肺气，致肺卫气虚，卫外不固，风寒易于侵袭，故易感冒，病久脾气亦虚，而成肺脾两虚之证。故用黄芪，白术健脾益气；血为气之母，气虚日久，营血亏虚，故用当归，白芍，补血养血；阿胶，鹿角胶补血止血，并且鹿角胶有温补肝肾，益精养血，止血的功能；鸡血藤补血，通络升血小板；陈皮，白蔻仁理气，芳香化浊，使中焦得健，炒枣仁补心血，龙齿镇悸安神，降低心率。李老指出，小量防风祛风解表，与黄芪伍用，固表而不留邪，祛邪而不伤正。本案在健脾益气的基础上，活血补血，调气使补而不滞，扶正祛邪，故气血得旺，身体易康，人体元气渐旺，邪不可侵，诸症得愈。

案2　鼻衄（原发性鼻出血）

齐某，女，30岁。初诊：2009年3月28日。

主诉：频发鼻出血2天。

病史：患者已妊娠 5 月余，2 天前无明显诱因出现鼻出血反复发作，每次持续数分钟，量多，经加压后可止血，咳嗽，咯吐大量黏稠痰，咽痛，咽痒，时有胸闷气短。舌质淡，边有瘀斑，舌体胖大，苔薄白，脉弦滑。

中医诊断：鼻衄（热邪犯肺）。

西医诊断：原发性鼻出血。

治则：清泄肺热，凉血止血。

方药：辽沙参 15g，前胡 10g，炒黄芩 10g，杏仁 10g，瓜蒌仁 15g，知母 10g，川贝 10g，枳壳 10g，紫苏子 10g，桔梗 10g，橘红 10g，茯苓 15g，桑白皮 12g，炙麻黄 8g，山豆根 10g，荆芥 10g，地榆炭 12g，甘草 3g，生姜 10g。七剂，水煎服。

医嘱：饮食以富有营养宜消化的食物为主，避风寒，多休息。

二诊：2009 年 4 月 18 日。鼻出血症状近日未再发作，咽痒已不明显，咳嗽症状较前明显减轻。按上方去荆芥、地榆炭。七剂，水煎服，以巩固治疗。

追访结果：其家人来诊时诉说患者鼻出血症状未再发作。

按语 李老指出，本案患者症见鼻出血，咳嗽，咯吐大量黏稠痰，咽痛，咽痒，时有胸闷气短。因而诊断为鼻衄。热邪犯肺，迫血妄行，故见鼻出血；肺失宣降，热邪化火，故见咳嗽，咯吐大量黏稠痰，咽痛，咽痒等症；结合舌脉，亦为热邪犯肺之证。实火当清热泻火，结合止血之法，故治当清泄肺热，凉血止血。药用辽沙参、前胡、炒黄芩、杏仁、瓜蒌仁、知母、山豆根等清泄肺热，止咳化痰；枳壳、紫苏子、桔梗、橘红等理气化痰止咳；荆芥、地榆炭配伍上药凉血止血；全方共达清泄肺热，凉血止血之功效。二诊时，鼻出血症状未再发作，咽痒已不明显，咳嗽症状较前明显减轻。按上方去荆芥、地榆炭等止血之药，继用以巩固治疗。

四十二、虚　劳

案　虚劳（直肠癌术后）

石某，女，65 岁，退休。初诊：2012 年 10 月 26 日。

主诉：直肠癌术后 2 月余。

病史：2 月前因大便带血，带血量逐渐增加，于 2012 年 8 月 8 日至郑州市大肠肛门医院钡灌肠提示：直乙状结肠交界段占位可能性大。同年 8 月 17 日于省肿瘤医院确诊后行 "直肠癌 Dixon 术"，发现直肠上段距肛门约 12cm 处一直径约 1.5cm 大小的肿块，与周围组织无粘连，未侵及浆膜层，腹腔无腹水，肝脏、腹主动脉周围及盆腔未见肿大淋巴结及转移灶。术后病理示直肠隆起型中-低分化腺癌，侵及浅肌层。经住院手术及综合治疗（具体不详）17 天，无便血，病情稳定。但腹部有下坠感，大便次数多日 3~4 次，偏稀，遂至我门诊求治。现症见：小腹有下坠感，大便日行 3~4 次，质偏稀，纳差，身感乏力，眠可，精神尚可，舌质淡红，体稍胖大，苔薄白腻，脉弦稍细滑，左脉沉细。

中医诊断：虚劳（脾胃虚弱，中气不足）。

西医诊断：直肠癌术后。

治法：益气健脾，疏肝和胃，升阳举陷。

方药：补中益气汤加减。

黄芪20g，白术10g，茯苓15g，陈皮10g，半夏10g，木香10g，砂仁10g，厚朴10g，枳壳10g，柴胡6g，郁金10g，乌药10g，焦三仙各12g，升麻5g，西茴10g，生薏苡仁30g，芡实12g，佛手10g，甘草3g，生姜3片为引。七剂，水煎服，日一剂。

医嘱：保持良好的心态，心情舒畅。

二诊：2012年11月3日。服上药后，下坠感较前明显好转，身感较前有力，近日稍感内热偏大，舌质淡体胖大，苔中部稍白腻，脉沉细稍滑。可见中气逐渐恢复，考虑术后体虚，上药偏温，故守上方去黄芪、升麻，加菊花12g，莪术8g，继服十剂，水煎服，日一剂。

医嘱：合理饮食，勿食辛辣刺激性食物，保持心情舒畅。

三诊：2012年11月15日。服上药后，内热去，小腹下坠感消失，纳眠可，基本无不适，舌质淡，体稍胖大，苔薄白，脉弦略滑。守上方去生姜，柴胡改为6g，加桔梗10g以宣肺，改善肠道功能，"肺与大肠相表里"。二十剂，水煎服，日一剂。

治疗结果：目前，精神佳，面色可，纳眠正常，二便调，无不适，基本如前。2013年1月10日复查CT印象："直肠癌术后"改变；盆腔及两侧臀部多发钙化结节，较前相仿；胆囊小结石；下腹部未见明确异常。

按语 李老认为，患者为老年直肠癌术后，元气受损，脾胃虚弱，中气下陷，出现小腹下坠，便溏，辨证关键为小腹下坠和舌脉结合为中气下陷表现，立法为补中益气，升阳举陷，方用补中益气汤，佐以少量柴胡、郁金、乌药、西茴、佛手疏肝，肝气条达而生发，木疏土而脾能升清，生薏苡仁、芡实、焦三仙实脾消食止泻，加桔梗以宣肺，改善肠道功能，"肺与大肠相表里"，中气得健，脾升胃降，中焦枢机得运，气血运行正常，则小腹下坠消失。李老治疗虚劳重在调脾胃，因脾胃为后天之本，气血生化之源，营卫和，宗气实，元气盛，正气旺，邪自除，虚劳自复。

四十三、痹　　证

案1　痹证（痛风）

刘某，男，43岁，干部。初诊：2012年12月12日。

主诉：左手指关节肿胀20多年，加重5天。

病史：20多年前始患者经常进食辛辣、生冷食物、火锅等，于一次大量饮酒后出现足踝处肿胀、疼痛，当时未重视。但休息后无缓解，并渐严重，至当地医院查血尿酸超过7mg/dl，诊断为"高尿酸血症"。立即给予秋水仙碱、别嘌醇片、痛风利仙等药物，服药一周浮肿消失，但易诱发或加重。5天前因饮酒、饮食不慎后出现上述症状加重，肿胀连及手腕部，伴疼痛，皮不发红，服上药2天症轻，查血尿酸明显高于正常值，无痛风石形成，无慢性肾病史，为求中药治疗，遂来我门诊求治。现症见：手指关节肿胀，腹胀，嗳气频作，纳眠可，大便正常日1~2次，舌质淡红，体稍胖大，苔薄稍腻，脉弦稍细。

中医诊断：痹证（脾虚肝郁，痰湿阻滞）。

西医诊断：原发性痛风。

治法：健脾渗湿，疏肝理气，佐以活血。

方药：香砂六君子汤加减。

白术 10g, 茯苓 15g, 生薏苡仁 30g, 泽泻 15g, 陈皮 10g, 半夏 10g, 木香 6g, 砂仁 10g, 厚朴 10g, 枳壳 10g, 郁金 10g, 乌药 10g, 丹参 15g, 焦三仙各 12g, 知母 12g, 柿蒂 15g, 甘草 3g, 生姜 3 片为引。十五剂, 水煎服, 日一剂。

医嘱: 忌食含嘌呤高类海鲜等食物, 保持合理体重, 戒酒, 多饮水。

治疗结果: 服上药十五剂后, 无不适, 肿胀消失, 患者未再坚持治疗, 停药半月后复查血尿酸正常。

按语 李老认为, 痛风的病因乃湿热浊毒瘀滞使然, 辨证当以脾虚为本, 湿热浊毒为标。李老认为痛风应属中医"浊瘀痹"范畴, 主要原因为脾肾功能失调, 脾胃对肥甘厚味之饮食运化功能失常, 湿热痰浊内生; 肾司二便, 排泄湿浊缓慢, 则湿浊内聚, 注于关节、痹阻经络, 气血运化不畅发为湿浊痹。因此治疗上当从脾肾入手, 健脾除湿, 清热通络等。常用方剂为香砂六君子汤, 桂枝白虎汤, 桂枝知母汤, 三妙散等合用加减而成, 往往缓解症状快, 愈后不易复发。本案症见关节肿胀、腹胀、嗳气频作、舌淡红、体稍胖大、苔薄稍腻, 脉弦细, 显为脾虚肝郁、痰湿阻滞证。治以香砂六君子汤加减, 旨在疏肝理气, 健脾祛湿。李老指出: 治疗痛风的关键要从脾肾入手, 同时还要调气血, 调顾饮食。此案例成功关键与本方配合使用了丹参、知母有关, 这恰恰是李老的用药经验所在。丹参活血, 知母清气分热, 以使气机通畅, 关节疏利, 肿胀得减。因此治疗痛风活血药的运用也至关重要。

案 2 痹证 (风湿性关节炎)

郭某, 女, 40 岁, 初诊: 2010 年 12 月 20 日。

主诉: 双膝关节疼痛 10 余年, 加重 1 年。

病史: 患者于 10 余年前无明显原因出现双膝关节疼痛, 遇寒则甚, 经中西药物治疗病情时轻时重。约 1 年前, 患者再次出现双膝关节疼痛, 经前尤甚, 伴小腹及背部疼痛, 疼痛每于经前 2 周发生, 经停后消失, 行经时伴头晕, 月经周期正常, 量少。舌边尖红, 舌体胖大, 苔薄白, 脉弦细。

中医诊断: 痹证 (脾虚肝郁, 气血不和)。

西医诊断: 风湿性关节炎。

方药: 血府逐瘀汤加减。

当归 12g, 赤白芍各 15g, 桃仁 10g, 红花 10g, 川芎 10g, 香附 10g, 郁金 10g, 乌药 10g, 川楝子 10g, 元胡 10g, 枳壳 10g, 砂仁 10g, 桂枝 5g, 合欢皮 15g, 莪术 10g, 甘草 3g。七剂, 水煎服。

二诊: 2010 年 12 月 27 日。月经将至。按上方去川楝子, 加黄芪 20g, 荆芥 8g, 防风 6g, 白术 10g。五剂, 水煎服。

三诊: 2011 年 1 月 4 日。疼痛减轻, 月经将至, 行经时头痛, 胃脘部时有胀闷不适。舌质淡红, 苔薄白, 脉弦。黄芪 20g, 党参 15g, 白术 10g, 茯苓 15g, 陈皮 10g, 炒山药 15g, 香附 10g, 砂仁 10g, 厚朴 10g, 枳壳 10g, 柴胡 6g, 郁金 10g, 乌药 10g, 防风 5g, 当归 12g, 合欢皮 15g, 炒薏苡仁 30g, 红花 10g, 甘草 3g, 生姜 10g, 三十剂, 水煎服。

四诊: 2011 年 2 月 5 日。服药后膝关节及背部疼痛明显减轻, 疼痛时间缩短, 末次月经时间为 2011 年 1 月 29 日, 舌质淡红, 苔薄白, 脉弦细。按上方加桃仁 10g, 莪术 10g, 益母草 12g, 吴茱萸 3g。十五剂, 水煎服。

五诊：2011年2月21日。服药后疼痛已不明显，月经量少，时有胃脘部胀闷不适，口苦。白术10g，茯苓15g，青陈皮各10g，生山药20g，香附10g，砂仁10g，厚朴10g，枳壳10g，柴胡6g，郁金10g，乌药10g，当归12g，合欢皮15g，炒薏苡仁30g，桃仁10g，红花10g，莪术10g，益母草12g，元胡10g，丹皮10g，甘草3g，生姜10g。十五剂，水煎服。

随访结果：患者行经时膝关节及背部疼痛症状未再发作。

按语 痹症的发病多为素体虚弱，且"久病多瘀"、"久病多虚"这是大部分慢性病的病机之一，临床表现多为关节疼痛、重着、屈伸不利等，患者病程10年余，近期加重，且伴有经前小腹及背部疼痛，经后消失，经量少，舌边尖红，舌体胖大，苔薄白，脉弦细，可初步判断为脾虚肝郁，气血不和之证。"女子以肝为先天"，肝藏血，脾统血，故可从肝脾入手调治，血府逐瘀汤融合四逆散、四物汤解郁疏肝、活血补血之妙处，且桂枝、香附、乌药温肝脉、散肝寒，最为切合病机，本案例跃出常规风湿病方药规则，以病机来定方，也是对中医"病无定方，辨证论治"的一种体现，李老对痹症的治疗首重病情之虚实，而后祛邪与扶正妥当结合，从临床上来看痹症旷日持久者，多为风寒湿三气作祟，散寒除湿为常法之一，而对痹久不愈，邪入于络，应用活血化瘀法治疗往往可以收到奇效。若正气亏虚重者，亦需加入补益中气，滋养肝肾之药，脾肾功能强健，体内水湿方能正常代谢，从而取得标本兼治之效。

案3 痹证（风湿性关节炎）

毕某，女，45岁。初诊：2011年3月25日。

主诉：双下肢冷痛10余年。

病史：患者自10年前生育后出现畏风、怕冷、双下肢冷痛，纳差，稍进食则觉腹胀，经多方诊治，病情时轻时重。查舌质淡，舌体胖大，苔白稍腻。

中医诊断：痹证（肺脾气虚）。

西医诊断：风湿性关节炎。

治法：益气健脾，活血通络。

方药：香砂六君子汤和玉屏风散加减。

黄芪15g，白干参10g，白术10g，茯苓15g，陈皮10g，半夏10g，香附10g，砂仁10g，荆芥8g，防风6g，桂枝5g，炒白芍10g，川芎10g，丹参15g，鸡血藤30g，川木瓜18g，巴戟天10g，焦三仙各12g，甘草3g，生姜10g，七付，水煎服。

医嘱：避风寒，注意保暖，勿食辛辣、生冷食物。

二诊：2011年4月5日。服药后双下肢疼痛症状稍减轻，仍怕冷，饮食较前稍增加。按上方加秦艽10g、羌独活各10g。十五剂，水煎服。

三诊：服药后下肢疼痛已不明显，怕冷、畏风症状明显减轻，饮食及二便无明显异常。按上方，黄芪改为25g，加炒薏苡仁30g。十五剂，水煎服，以巩固治疗。

按语 痹证的发病多为素体虚弱，感受风寒湿邪，流注经络关节，气血运行不畅而致。临床表现为关节疼痛、肿胀、重着，屈伸不利，遇寒加重。《素问·痹论》还以整体观阐述了痹与五脏的关系："五脏皆有合，病久而不去者，内舍于其合也。故骨痹不已，复感于邪，内舍于肾。筋痹不已，复感于邪，内舍于肝。脉痹不已，复感于邪，内舍于心。肌痹不已，复感于邪，内舍于脾。皮痹不已，复感于邪，内舍于肺"。并在预后方面指出："其入脏者死，其留连筋骨者痛久，其留连皮肤者易已。"治疗寒湿痹证应紧扣寒湿郁闭，气血瘀滞之病机，且痹证之肢体关节肿胀多为湿邪所致，湿聚与脾虚水湿不化有关，故须注意健脾药物的应用。本案治宜益气健脾，活血通络，方取香砂六君子汤和玉屏风散加减治之。补益气血，滋养肝肾，活血通络，使正气渐复，而顽疾得愈。

案4 着痹（血管神经性水肿）

罗某，女，26岁。初诊：2014年1月2日。

主诉：四肢关节肿胀2月余。

病史：两个月前因不慎接触跳蚤后出现皮肤瘙痒、散在分布红色硬结，外涂皮炎平软膏稍缓解。但四肢关节不明原因的肿胀，痒而不适，立即至当地中心医院检查心电图、彩超及化验肝肾功、血常规、类风湿因子等各项指标均未见明显异常，诊断为"血管神经性水肿"，服强的松等药物治疗2个多月，无明显改善，并有满月脸等不良反应。经人介绍来我门诊中药治疗。现症见：四肢大小关节肿胀，伴皮肤瘙痒，遇热则痛，手足欠温，时口苦，大便稍干，2日一行。舌质稍红，苔薄黄稍腻，脉弦滑稍细。

中医诊断：着痹。

西医诊断：血管神经性水肿。

治法：活血通络，温阳化湿，胜湿止痛。

方药：当归12g，赤芍15g，桃仁10g，红花10g，川芎10g，香附10g，丹参15g，茯苓20g，生薏苡仁30g，泽泻12g，桂枝5g，防风6g，秦艽10g，羌活10g，独活10g，威灵仙10g，鸡血藤30g，川牛膝12g，川木瓜18g，地肤子12g，黄芪10g，白术10g，甘草3g。七付，水煎服，日一付。

医嘱：忌食辛辣刺激性之品，避风寒，保持住处干燥，勿潮湿。

二诊：2014年1月16日。服上药后，皮肤瘙痒明显减轻，大便正常，日一次，自行停强的松片后，关节较前肿胀，舌质淡红，苔薄黄腻，余无变化。守上方去丹参、地肤子，黄芪加至20g，泽泻加至15g，加丹皮10g，乌梢蛇10g。继服二十付，水煎服，日一付。同时，配以中药外敷，具体方药如下：

大黄30g，栀子30g，香附30g，川芎30g，乳香10g，没药10g，芒硝20g，冰片20g，丹皮30g，元胡30g，莪术30g，三七20g。一付，研末，蜜调外敷。

三诊：春节后复诊，述服上药十付后，肿胀的各关节及皮肤瘙痒等症基本消失，逐渐减激素量。现已停激素，基本无不适，稍感四肢不温，要求巩固治疗。

方药：黄芪25g，当归12g，赤芍15g，白芍15g，白术10g，茯苓15g，柴胡6g，郁金10g，香附10g，乌药10g，枳壳10g，砂仁10g，防风6g，生薏苡仁30g，地肤子12g，蛇床子10g，川牛膝12g，川木瓜18g，桂枝5g，羌活10g，独活10g，甘草3g。二十付，水煎服，日一付。

按语 《素问·痹论》曰："风、寒、湿三气杂至，合而为痹。其风气胜者为行痹，寒气胜者为痛痹，湿气盛者为着痹也"。历代医家对该证有较深的认识，治法方药亦十分丰富，张仲景在《金匮要略》对该病有湿痹、历节、血痹之名，其所创的桂枝芍药知母汤、乌头汤等至今仍广泛应用于临床，李中梓在《医宗必读·痹》提出了"治风先治血，血行风自灭"的经典治则，而叶天士提出了对痹病久治不愈邪入于络，主张用于虫类药物活血化瘀，搜风剔络，对临床亦有很大的意义。

本例患者源于接触跳骚而起病，个体禀赋差异也，发病时症见四肢关节肿胀，痒而不适，伴皮肤瘙痒，遇热则痛，手足欠温，可见素体亏虚，阳气不足，而从致营卫行涩，经络不通，脉道阻滞，影响气血津液的运行输布，血滞而为瘀，津停而为痰，终至痰凝血瘀，时口苦，大便稍干，舌质稍红，苔薄黄稍腻，脉弦滑稍细，可见患者在服用强的松期间亦出现部分寒化热之证，概药源性引起，停药后自可缓解，本病的病机仍归于阳虚寒湿血瘀证，当以温化寒湿，活血通络为治则。方中当归、赤芍、桃仁、红花、川芎、香附、丹参等有桃红四物汤之义有行气活血化瘀之功，茯苓、生薏苡仁、泽泻化湿除痹，桂枝、防风、秦艽、羌活、独活、威灵仙、鸡血藤、川牛膝、川木瓜、地肤子祛风胜湿止痒，而加黄芪、白术亦有玉屏风散之义，二诊中瘙痒减轻，疼痛未减轻，故内服药加丹皮，乌梢蛇加强活血通络之功，加用外敷药元胡、川芎、乳香、没药、三七之属以加强活血止痛之功，内外同调，三诊症状基本消失，仍守一诊方义，终获全功，由本例可看出中医之辨证灵活之处，在现代医学毫无阳性指标只能以激素补充治疗的情况下，通过中医药的辨证论治，舍病取证，精准用药，而获得理想的效果，这也是中医的一大魅力之处。

案5 痹证（痛风）

李某，男，50岁，河南平顶山市人。干部。初诊，2013年6月20日。

主诉：痛风8年，加重近两年，痛风发作时疼痛不能行走。

病史：2005年第一次痛风发作，症状轻微，脚趾稍痛，去当地西医院确诊为痛风。2008年第二次发病，疼痛厉害。自此每隔一年发作一次，最近一年来，每月发作一次，且自脚踝处到整个脚趾处疼痛难忍，每次靠服止痛片治疗。现尿酸530μmol/L，嘌呤异常，数字记忆不清楚，小便黄，脚趾亦痛。口干，大便干，舌体胖，边尖红，苔薄黄，脉濡滑弦。

中医诊断：痹证（脾虚湿热，脉络瘀阻）。

西医诊断：痛风。

治法：健脾利湿，清热通络。

方药：四苓散合四妙丸化裁。

白术15g，苍术10g，茯苓20g，泽泻18g，生薏苡仁30g，香附10g，西茴10g，乌药10g，黄柏10g，川木瓜20g，知母12g，滑石18g，玉米须30g，丹皮10g，元胡15g，火麻仁20g。10剂，水煎服。

二诊：2013年7月6日。疼痛明显减轻，舌质淡暗，苔薄黄，脉弦滑。原方加黄连6g，火麻仁改成草决明20g。

三诊：2013年8月4日。疼痛完全消失，唯小便稍黄，舌质淡红，苔薄白。上方去元胡，加莲子肉18g。25剂，水煎服。

四诊：2013年8月31日，经西医检查尿酸嘌呤均正常，舌质淡红，苔薄白。上方去莲子肉、滑石，加石韦20g，以巩固治疗。

按语 本案患者由于喜食膏粱厚味，嗜酒无度，饮食不节，导致脾虚，健运失职，蕴生湿热。脾主运化，脾喜燥恶湿，湿邪伤脾，水湿下注。脉络瘀阻，血脉不通，不通则痛，因痛来之迅速，如疾风而至，故曰痛风。方中白术，苍术，茯苓，泽泻，生薏苡仁，川朴健脾利湿；香附，西茴，乌药理气疏肝；知母，玉米须，滑石，石韦燥湿清热，利尿通淋；丹皮、元胡活血凉血止痛；火麻仁润肠通便。本案辨证要点在于，病机特点为脾虚为本，湿热蕴结为标，本虚标实，脾虚湿邪下注，下焦湿盛，筋脉瘀阻，以此方扶正祛邪，标本兼治。多年之痛风，得以痊愈。

案6 痹证（类风湿性关节炎）

靖某某，女，33岁，教师。初诊：2013年6月25日。

主诉：腕、掌指关节晨僵，疼痛，肿胀两月余。

病史：患者半年前因劳累加之天气寒冷骑电瓶车上班，出现左手指关节性疼痛，诊断为类风湿性关节炎，曾吃西药治疗过一段时间，虽有缓解但不能完全使症状消失，两月前出现关节（掌指关节）晨僵，期间疼痛较甚后到省某中医院住院治疗，给予非甾体抗炎药，抗风湿药，糖皮质激素，植物药制剂等药治疗，效果欠佳，经熟人介绍前来治疗。现早晨起床后腕、掌指关节，近端指尖关节僵硬，疼痛，关节疼痛处有关节肿胀，活动后有所减轻，遇寒加重。化验检查，血常规：中度贫血，血沉和c反应蛋白升高。面色微黄，舌质淡红，苔稍白腻，脉沉细弱。

中医诊断：痹证（寒湿型）。

西医诊断：类风湿性关节炎。

治法：益气活血，驱寒除湿，宣通痹阻。

方药：益气通阳宣痹汤。

黄芪30g，当归12g，川芎15g，赤芍15g，桂枝6g，制川草乌各6g，羌活10g，苍白术各10g，泽泻15g，生苡仁30g，鸡血藤30，桑枝30g，白芷10g，香附10g，秦艽15g，木瓜18g，甘草3g。

7剂水煎服，日一剂分两次服，早晚饭后200ml温服。

全虫30g，蜈蚣21条，僵蚕30g，乌梢蛇30g。

用法：共为细粉末，每次3克，每天两次，冲服。

二诊：2013年7月29日2患者服药期间关节晨僵症状、关节疼痛稍有缓解，后因家中有事回老家，中间断药半月余，现手指关节肿胀，小便不利，并有少许腹胀。舌脉同上。

处方：黄芪30g，当归12g，川芎10g，赤芍15g，白术10g，茯苓15g，泽泻15g，生薏苡仁30g，桂枝6g，川草乌各6g，鸡血藤30g，羌活10g，桑枝30g，秦艽15g，木瓜18g，地龙12g，甘草3g，川朴10g。

7剂水煎服，日一剂分两次服，早晚饭后200ml温服。

全虫30g，蜈蚣21条，乌梢蛇50g。

用法：共为细粉末，每次3克，早晚各一次，冲服。

三诊：2013年8月10日。服药后患者关节肿胀缓解，腹胀明显减轻，小便通利，现仍有关节晨僵及关节疼痛，但疼痛较以前减轻，舌质淡红，脉沉取有力。

处方：黄芪40g，当归12g，川芎10g，赤芍15g，桂枝6g，制川草乌各6g，羌活10g，鸡血藤30g，桑枝30g，秦艽10g，木瓜18g，桑寄生30g，制马钱子1g，香附10g，文术12g，丹参15g，甘草3g。

7剂水煎服日一剂分两次服，早晚饭后200ml温服。

全虫50g，蜈蚣30条，僵蚕30g，水蛭30g。

用法：共为细粉末，每次 3 克，早晚各一次，冲服。

四诊：2013 年 8 月 28 日。患者自述服上方后，腕、掌指关节肿胀明显减轻，晨僵症状减轻，时有疼痛、压痛、酸痛，舌脉同上。

处方：黄芪 40g，当归 12g，川芎 10g，赤芍 15g，桂枝 6g，制川草乌各 6g，羌活 10g，川朴 10g，苍白术各 10g，鸡血藤 30g，桑枝 30g，香附 10g，秦艽 15g，木瓜 18g，制马钱子 1g，乌梢蛇 12g，寄生 25g，甘草 3g。

7 剂水煎服，日一剂分两次服，早晚饭后 200ml 温服。

五诊：2013 年 9 月 13 日。患者述晨僵症状消失，腕、掌指关节疼痛基本消失，无关节肿胀，查血常规已无贫血，查炎性标记物，血沉和 c 反应蛋白（CRP）已正常，舌质淡红，舌苔正常，脉象和缓有力。

处方：黄芪 60g，当归 12g，川芎 10g，赤芍 15g，桂枝 6g，制川草乌各 6g，羌活 10g，川朴 10g，苍白术各 10g，鸡血藤 30g，桑枝 30g，香附 10g，秦艽 15g，木瓜 18g，乌梢蛇 15g，桑寄生 15g，川断 20g，甘草 3g。

7 剂水煎服，日一剂分两次服，早晚饭后 200ml，7 付药巩固效果。

半年后电话追访，患者纳可，无腹胀，关节晨僵，疼痛压痛已消失，无关节肿胀，自述身体状况良好，无不适，已痊愈。

按语 痹证是临床难治之病，也是多发病，现在临床多是对症治疗，仅能控制病情，很难根治。中医对本病的认识从《内经》时代就已经有系统的理论，如《素问·痹论》说："风寒湿三气杂至合而为痹。其风气胜者为行痹，寒气胜者为痛痹，湿气胜者为着痹也。"言简意赅的就把痹症的病因以及证候特点说的清清楚楚，以后历代都有对本病的发挥，从辨证到用药都有详细的理法方药，中医在临床中治疗痹证也取得了显著的效果。

本案据患者面色微黄，血象化验有中度贫血，脉搏沉细无力，说明患者平素体质较弱，加之劳累后，卫外不固，感受风寒邪气后而发病。以晨僵、关节疼痛、痛处关节水肿、遇寒加重等特点诊断为痹证之寒湿证。用益气活血，驱寒除湿，宣通痹阻为法治疗，重用黄芪补气升阳，益卫固表，配合苍白术，健脾燥湿利水，"痹者，闭也"闭阻不通之意，以当归、川芎、赤芍、鸡血藤、秦艽、木瓜、活血化瘀，通经活络，特别是用全虫、蜈蚣、僵蚕、水蛭、乌梢蛇，血肉有情之品，搜风透骨，通经活络，制马钱子通络散结，消肿定痛，张锡纯在《医学衷中参西录》说马钱子有"开通经路，透达关节之力，远胜于他药。"桂枝、制川草乌温经通阳，祛风湿，散寒止痛，羌活祛风除湿，引药上行，川朴、香附燥湿行气，使气行、湿行、血行通畅。桑寄生补肝肾强筋骨，甘草调和诸药。全方辨证清晰，方药配伍得当，故得痊愈。

案 7 痹症（滑膜炎）

张某某，女，50 岁，干部。初诊日期：2013 年 9 月 26 日。

主诉：双侧膝关节肿胀疼痛一年余，加重 2 个月。

病史：患者一年前因关节受寒引起双侧膝关节疼痛，当时未引起重视，用风湿止痛膏不见好转，到医院就诊，CT 检查诊断为滑膜炎，有少量积液。先后使用西药、中药、熏蒸、针灸、理疗、按摩等治疗方法效果不佳，出现行走疼痛不便，慕名而来求诊。现双侧关节肿胀疼痛，遇寒加重，平素怕冷，纳食可，二便正常。舌苔薄白，舌体稍胖大，舌质淡，脉沉细。

中医诊断：痹证（寒湿痹阻）。

西医诊断：滑膜炎。

治法：通阳祛湿，活血通络。

方药：（李老自拟）散寒宣痹汤。

当归10g，川芎10g，桂枝8g，赤芍15g，香附10g，西茴10g，独活10g，生薏苡仁30g，泽泻15g，木瓜18g，苍术10g，木香10g，制马钱子0.7g，鸡血藤30g，甘草3g。20剂，水煎服，日1剂。

二诊：2013年11月11日。患者服药后，双侧膝关节肿胀疼痛消失，复查关节无积液，身体怕冷感消失，余无不适感。舌苔薄白，舌质淡红，舌体稍胖大，脉弦。

处方：黄芪20g，当归10g，川芎10g，桂枝8g，赤芍15g，知母12g，香附10g，西茴10g，独活10g，生薏苡仁30g，千年健12g，木瓜18g，苍术10g，蜈蚣3条，穿山甲8g，木香8g，制马钱子0.5g，制川乌5g，秦艽12g，丹参15g，鸡血藤30g，甘草3g。20剂，水煎服，日1剂，二次服。以资巩固。

经一月余治疗已痊愈，未见复发。

按语 《素问·痹论》说："风、寒、湿三气杂至，合而为痹也。……寒气胜者为痛痹，湿气胜者为着痹。"本案患者平素体质阳气虚弱，加之感受风寒邪气，侵袭膝关节，导致双侧膝关节局部气血不畅，寒主收引，寒气盛经脉紧缩而疼痛，寒凝又导致水湿停滞，出现关节肿胀。李老根据关节疼痛、肿胀、遇寒加重，以及舌苔薄白，舌体稍胖大，舌质淡，脉沉细等证，诊断为痹证。治以通阳祛湿，活血通络为法。方药以当归、川芎、赤芍活血化瘀；桂枝温经散寒，通阳利水；香附、木香、西茴行气理气，使气行则湿行；木瓜、苍术、生薏苡仁、泽泻健脾淡渗利湿，使湿有出路，鸡血藤、独活、千年健、制马钱子祛寒湿而通经活络，疏通关节，其中马钱子可以去筋骨之风而止疼，甘草调和诸药。二诊加黄芪以补气，用穿山甲、蜈蚣之血肉有情之物，搜风剔骨，加重温经散寒的川乌，巩固效果。痹证在临床中是难治之病，本案患者由于辨证清晰，用药精准，理法方药丝丝相扣故短时间获得痊愈。

四十四、痿　证

案1　痿证（进行性肌无力）

和某，男，58岁，干部。初诊日期：1991年4月9日。

主诉：双下肢麻木乏力半年余。

现病史：半年前无明显诱因出现两腿麻木伴困乏无力，行走不能，初始可依靠拐杖自己行走，现已不能下床。曾于当地县医院以及解放军某医院住院治疗，均诊断为多发性神经炎，进行性肌无力等，经治疗效果不佳（具体用药不详）。后经人介绍，来我院求李老诊治。患者体质肥胖，就诊时神志清晰，回答清楚准确，不能行走，自觉双下肢发麻，身困乏力，平时口角流涎不能自制，痰多色白，半年来食欲不佳，舌质淡红，体胖大，边有齿痕，苔薄黄腻，脉沉滑。

中医诊断：痿证（脾虚湿盛、痰湿阻络）。

西医诊断：进行性肌无力。

治法：健脾利湿、祛痰通络。

方药（李老自拟方）：祛湿通络汤加减。

白术12g，茯苓15g，橘红10g，旱半夏10g，泽泻10g，节菖蒲10g，黄芩10g，地龙20g，鸡血藤30g，木瓜20g，乌蛇15g，蜈蚣3条，甘草3g。6剂，水煎服。

医嘱：适度加强肢体功能锻炼，注意休息，清淡饮食，忌辛辣油腻食物。

二诊：1991年4月16日。身重乏力等症状明显减轻，食欲有所增加，觉肢体活动较前有力，痰涎较以前减少，舌质淡红，舌体仍大，边有齿痕，苔黄腻，脉沉滑。守上方加牛膝10克。30剂，水煎服。

三诊：1991年7月25日。诸症消失，患者已能下地自主活动，舌质淡红，舌体不大，苔薄白，脉沉缓。诸症悉平，故改用健脾和胃之品，予香砂六君子汤加减善后。

治疗结果：服用香砂六君子汤30剂，诸症消失停药。

追访结果：半年后追访未复发。

按语 李老强调，痿证之辨治，需注意以下三点：①痿者，痿弱而不用也，非萎也，是指肢体筋脉弛缓，软弱无力，不能随意运动而言，肌肉萎缩并不是必有之征。②虽五脏皆能使人痿，但与阳明关系最为密切，因"阳明者，五脏六腑之海，主润宗筋，宗筋主束骨而利机关也"。③痿证通常病程较长，肢体筋脉久而失用，经络之中必有瘀滞，故活血通络往往是必用之品，即如吴师机所言："气血流通即是补"。本案患者四诊合参，辨为脾虚湿盛，湿邪下注，阻滞经络而发为本病，治用李老自拟方祛湿通络汤加减，待湿祛络通，又以香砂六君子汤调理脾胃以善后，使阳明实而疾病愈。

案2 痿证（进行性肌营养不良病）

李某某，男，5岁。初诊日期：2007年8月7日。

主诉：双下肢无力4月余。

现病史（家长代诉）：今年4月份发现患儿双下肢无力并逐渐加重，经北京301医院诊为：进行性肌营养不良病。用肌劲和APT等治疗1个半月效果不佳。现症见：患儿双下肢无力，走路易跌倒，不能跳起、跑步及上下楼梯，上楼需爬行，行走稍久即觉无力，面色萎黄，饮食、二便皆正常。舌质黯淡，苔白，舌体稍肥大，脉沉细无力。

中医诊断：痿证（脾胃虚弱，瘀阻脉络）。

西医诊断：进行性肌营养不良病。

治法：益气健脾，化瘀通络。

方药（李老自拟方）：健脾通络汤。

黄芪8g，党参5g，白术5g，苍术5g，厚朴5g，砂仁3g，茯苓6g，炒薏苡仁10g，穿山甲3g，木香2g，桂枝4g，蜈蚣1条，乌梢蛇4g，木瓜5g，丹参5g，甘草2g，生姜2片，大枣2枚。20剂，水煎服。

二诊：2007年8月29日。患儿诸症均略有好转，行走时间较前略有延长，舌脉同上。效不更方，加鸡血藤9g以养血活血，全蝎3g以增通络之功。

三诊：2007年9月16日。诸症又有减轻，行走时间延长，跌倒次数减少。舌脉同上。上方去厚朴，加当归、川芎、赤芍以增养血活血、化瘀通络之力。

方药：黄芪10g，党参8g，白术5g，茯苓6g，苍术5g，当归5g，川芎5g，赤芍6g，桂枝4g，蜈蚣1条，乌梢蛇4g，全蝎3g，木瓜6g，鸡血藤9g，丹参6g，穿山甲3g，生薏苡仁 10g，砂仁 3g，木香 3g，甘草 2g。20 剂，水煎服。

四诊：2007 年 10 月 7 日。行走好转，上下楼梯已不用扶，然跑、跳仍然困难。舌黯，苔白，脉沉细弱。病程较长，非短时可以治愈，当守方继进，以待脾胃功能渐复，气血渐通。20 剂，水煎服。

五诊：2007 年 11 月 1 日。行走基本正常，可跑、跳，唯跳起高度低于同龄儿童。舌略红，苔白，脉沉细弱。去乌梢蛇、木瓜、生薏苡仁、砂仁，加香附疏肝理气，泽泻渗湿泄热，以防脾胃久虚，水湿不运，肝郁化火。

方药：黄芪 15g，党参 10g，白术 6g，茯苓 8g，苍术 6g，当归 5g，川芎 6g，赤芍 6g，桂枝 4g，蜈蚣 1 条，全蝎 3g，鸡血藤 12g，丹参 8g，穿山甲 4g，香附 6g，泽泻 8g，木香 3g，甘草 2g。20 剂，水煎服。

按语 此患儿初始发育正常，行动自如，无先天之疾患，故起病责之于后天失养。脾胃为后天之本，脾胃虚弱，健运失职，化源不充，四肢肌肉失养而致萎废；阳明为多气多血之经，又为宗筋总会，阳明虚则宗筋纵，不能束骨而利机关，故足萎不能用也；故《内经》提出"治痿者独取阳明"的基本治则，久病气血亏虚，更兼脉络瘀阻，加重病情。治疗当补益后天，以健脾益气之法，脾健胃纳，气复血生，肌肉得养则萎废自起；兼通经络，化瘀血，则肢体自利。故治用经验方健脾活络汤，用砂仁、木香、厚朴于大队益气养血药中使之补而不滞，又可行气通络；桂枝温经通络；木瓜舒筋活络；小儿脏腑柔弱，故蜈蚣、乌梢蛇、穿山甲用量虽少，然具有较强的通络化瘀之功，配生姜、大枣护卫脾胃，可扫顽疾，祛余邪。

四十五、闭　　经

案　女子不月（继发性闭经）

张某，女，23 岁。初诊：2000 年 9 月 23 日。

主诉：月经闭止 2 年余。

病史：两年前因经期淋雨受凉后月经未再至，当时由于年龄小，未引起重视。3 个月前于郑大一附院查彩超提示子宫内膜偏薄，内分泌结果未见明显异常，诊断为"继发性闭经"，给予黄体酮（具体用法不详）后月经至，但之后又 2 月余未潮。家人担心影响生育，遂来我门诊要求中药治疗。就诊时症见：腹胀，大便稍干，2～3 日一行，纳少，眠差，面色晦暗无光泽，口唇紫暗。平素脾胃虚弱。13 岁初潮，16 岁月经规律。舌质淡，体胖大，苔白腻，脉细涩。

中医诊断：闭经（脾虚肝郁，寒凝血瘀）。

西医诊断：继发性闭经。

治法：健脾疏肝，温经散寒，理气活血。

方药：白术 10g，茯苓 15g，陈皮 10g，半夏 10g，砂仁 10g，青皮 10g，香附 10g，柴胡 6g，郁金 10g，乌药 10g，益母草 15g，红花 10g，西茴 10g，桂枝 5g，佛手 10g，佩兰 10g，甘草 3g。15 剂水煎服。

二诊：2000 年 10 月 8 日。腹胀减轻，食欲增加，舌质淡，苔薄白，可见湿邪渐去。芳香之品中病即止，故守上方去佛手、佩兰；加莪术 10g 以增强活血行气之力。15 剂水煎服。

三诊：2000年10月25日。腹胀止，月经仍未至，舌质淡红，苔薄白。守上方加大黄8g，木香6g以加强逐瘀行气通经之效。7剂水煎服。

四诊：2000年11月2日。服上药5剂后月经来潮，但量少，有血块，2天净。守10月8日方继服15剂。半个月后服逍遥丸巩固治疗2个月。

随访治疗结果：其后月经规律，周期正常，量色可，纳眠正常。于2003年结婚，育1女，并来电致谢。

按语　月经的产生和应时而下，是天癸、脏腑、气血、经络协调作用于子宫的生理现象。《素问·评热病论》说："月事不来者，胞脉闭也……"。本案患者月经闭止源于经期淋雨感受风冷之邪，《妇人大全良方·月水不通方论》云："风冷伤其经血，血性得温则宣流，得寒则涩闭。"风寒血气相搏，血结于内，使冲任瘀阻，胞脉闭塞，经水阻隔而不行，故月经闭止。瘀血不去，新血难生，且患者素体脾胃虚弱，运化不及，气血生化乏源，血海干涸，故两年余月事不能自潮。经闭日久，患者担心忧虑，思则气结，肝气不舒，克犯中土，脾胃运化和升降功能失职，故见纳差、腹胀、大便干；"胞脉者属心而络于胞中"，胞脉闭则心脉瘀阻，心血不能上荣，故见面色晦暗无泽，口唇紫暗；脾虚血亏，子病及母，心神失养，故眠差。舌体胖大，舌质淡，苔白腻，脉细涩为脾虚湿蕴血瘀之征。李老指出，本案脾胃虚弱是其病本，寒湿外侵是其诱因，寒则收引，湿则凝滞，故而胞脉气血被困，经闭不行。所以以香砂六君子汤化裁健脾和胃，益气血生化之源；"血赖气行"，故以青皮、香附、柴胡、郁金疏肝理气；"血得温则行"，以乌药、西茴、桂枝温经散寒；益母草、红花活血通经；佩兰、佛手醒脾理气，温中化痰。待脾胃功能渐复，寒散湿消气行，又加入李老治疗闭经的经典药对大黄、木香以及莪术等加强活血理气通经之力，终获良效。本例与一般治疗闭经以通为主不同，突出扶正固本为先，并贯穿始终，培本以益经血之源；又施以温经行气化瘀之品，使阻隔胞脉之邪尽去，经脉畅通而月事如期。

四十六、痛　　经

案1　痛经（原发性痛经）

于某，女，18岁。初诊：2008年7月28日。

主诉：经期腰痛2月余。

病史：患者近2月来无明显原因出现月经期间腰痛，并伴有小腹隐隐胀痛，月经量少，色暗，夹有血块。平素白带量多，易出汗，手足心热，血压80/50mmHg。舌质暗红，舌体胖大，苔薄白，脉弦。未系统诊治，后经人介绍来我处就诊。

中医诊断：痛经（肝郁脾虚，气血不和）。

西医诊断：原发性痛经。

治法：疏肝解郁，养血理气，健脾利湿。

方药：逍遥散加减。

柴胡6g，郁金10g，香附10g，乌药10g，元胡10g，当归12g，炒白芍15g，白术10g，茯苓15g，炒薏苡仁30g，焦栀子10g，浮小麦15g，龙齿15g，枳壳10g，砂仁10g，甘草 3g，生姜 10g。7 剂水煎服。

嘱：忌食生冷、辛辣等刺激性食物。

二诊：2008 年 8 月 6 日。手足心灼热感已不明显，月经 3 天前至，腰痛较前明显减轻。

白术 10g，茯苓 15g，生薏苡仁 30g，当归 12g，炒白芍 15g，柴胡 6g，郁金 10g，香附 10g，黄芪 15g，菊花 12g，天麻 10g，龙齿 15g，地骨皮 12g，砂仁 10g，甘草 3g，生姜 10g。7 剂水煎服。嘱患者汤剂服用完后继服逍遥丸以巩固治疗。

按语 痛经之病，乃伴随经期前后出现周期性小腹疼痛，或痛引腰骶者。之所以随月经周期发作，是由于经期血海由满至虚，气血变化急骤，易出现气血瘀滞，不通而痛；或气血亏虚，不荣而痛，临床上常常虚实并见。李老认为，本例痛经月经量少色暗有血块，舌质暗红，脉弦均为肝气郁滞，血脉瘀阻之象；而平时白带量多，易出汗，手足心热，舌体胖大，苔薄白，为脾虚气弱，湿郁化热之征。故辨证为肝郁脾虚，气血不和。肾、肝、脾与冲任督脉有着密切的经络联系，而冲任督脉皆起于胞宫，因而三阴经借助于冲任督脉和胞宫胞脉建立联系。腹部为三阴经循行所过，腰为肾之外府，胞络者系于肾。本有肝气郁结，当经行之时，血聚胞宫，气机郁滞加重，以致冲任瘀阻，胞脉不畅，故每逢经期出现腰腹疼痛。治疗重点在于疏肝健脾、调理气血。治以逍遥散为基础化裁，加香附、郁金、乌药、延胡索、砂仁、枳壳疏肝解郁，理气止痛为主，意在疏通气机，气行则血行而疼痛自止。李老指出，肝气郁滞之痛经，应于经前 3~7 天服药，效果好于平时；即使伴有气血亏虚，也不可急于补益，应先以理气为主，或行中有补，以免加重气血壅滞；收效之后不可马上停药，宜以逍遥丸继续巩固以防复发。

案 2 痛经（原发性痛经）

王某，女，19 岁。初诊：2008 年 8 月 2 日。

主诉：经期腹痛半年余。

病史：患者于半年前因经前进食寒凉食物导致月经期腹痛，遂至附近诊所就诊，经给予解痉止痛药（具体不详）后，症状缓解。此后，每逢经期则小腹绞痛，痛甚者面色苍白，不能站立，并伴有恶心、呕吐，平素月经量少，色暗，夹有血块。舌质暗，舌边尖红，舌体胖大，苔薄黄，脉弦。

中医诊断：痛经（血瘀气滞，肝郁脾虚）。

西医诊断：原发性痛经。

治法：活血止痛，行气解郁，益气健脾。

方药：桃红四物汤合逍遥散化裁。

桃仁 10g，红花 10g，当归 12g，炒白芍 15g，延胡索 10g，生山楂 12g，柴胡 6g，郁金 10g，香附 10g，乌药 10g，青皮 10g，陈皮 10g，砂仁 10g，白术 10g，茯苓 15g，甘草 3g，生姜 10g。7 剂水煎服。

嘱：忌食生冷、辛辣食物，经期勿受凉。

二诊：2008 年 8 月 9 日。月经 8 月 4 日至，小腹仍感隐隐胀痛，但程度较前明显减轻。按上方去桃仁。7 剂水煎服。

三诊：2008 年 8 月 22 日。患者服药后无明显不适。白术 10g，茯苓 15g，陈皮 10g，半夏 10g，香附 10g，砂仁 10g，厚朴 10g，枳壳 10g，柴胡 6g，郁金 10g，乌药 10g，生山楂 12g，红花 10g，延胡索 10g，甘草 3g，生姜 10g。7 剂水煎服，以巩固治疗。

追访结果：后其母因胃病来诊时诉说患者经期偶有隐痛，余无不适。

按语　女性每逢经期或行经前后，出现周期性小腹疼痛，或痛引腰骶，甚则剧痛昏厥者，称为痛经。经前阴血下聚血海，以行为顺，宜温宜通。本例患者经前进食寒凉，"寒则血脉凝涩"，经脉拘挛，冲任瘀阻不畅，故见经期小腹绞痛，经少色暗有血块；寒伤脾胃，胃气不和，经行冲气偏旺，挟胃气上逆则恶心呕吐；舌脉为血瘀气滞兼脾虚之象。治宜活血通经，行气解郁以止痛。药用桃仁、红花、当归、延胡索、生山楂活血祛瘀，行气止痛；柴胡、郁金、香附、乌药、青皮疏肝解郁，调经止痛；陈皮、砂仁、白术、茯苓理气健脾，培土抑木；生姜暖胃止呕，甘草补脾缓急，调和诸药。李老认为治疗痛经重在经前用药，疏肝理气常用香附、乌药、木香、青皮、小茴香等；活血化瘀常用延胡索、五灵脂、桃仁、红花；寒湿凝滞胞宫可加桂枝、吴茱萸、艾叶。"通则不痛"，所以应注意理气化瘀通络为主，不可急于补益，以免犯"实实之戒"。只有辨明虚实，掌握主次先后，方能药到病除。

四十七、经 期 延 长

案　经期延长（功能失调性子宫出血）

梁某，女，46 岁。初诊：2013 年 1 月 9 日。

主诉：月经淋漓不尽 13 天。

病史：患者于 2012 年 12 月 28 日月经来后至今未止，淋漓不尽，每天月经量少，色暗，小腹部隐隐坠痛，腰部酸困，乏力，纳眠稍差，便溏，日行 1～2 次。舌质淡，苔薄白，脉沉弱。

中医诊断：经期延长（脾虚气陷）。

西医诊断：功能失调性子宫出血。

治法：益气健脾，摄血调经。

方药：补中益气汤加减。

黄芪 20g，党参 15g，白术 10g，茯苓 15g，陈皮 10g，炒山药 20g，生薏苡仁 30g，砂仁 10g，厚朴 10g，香附 10g，枳壳 10g，柴胡 6g，郁金 10g，乌药 10g，升麻 5g，生地炭 12g，地榆炭 12g，甘草 3g，生姜 10g。10 剂水煎服。

嘱：多休息，忌食生冷、辛辣等食物。

追访结果：患者打电话说服药 5 天后阴道出血已止。

按语　肾主封藏，冲任之本在肾，肝藏血，主疏泄，脾主生血和统血，共同调节月经的正常周期。故月经的正常潮止与肾肝脾三脏关系最为密切。李老指出，本例年近七七，为围绝经期患者，此期除肾气渐衰，冲任亏虚外，往往由于工作生活压力大，思虑较多，致肝气郁结，木旺克土，脾气虚弱，无力升举，失其统摄之职，致经血不循常道，月水淋漓不绝，量少色暗。小腹坠痛，腰酸乏力，纳眠差，便溏，舌脉均为脾肾亏虚之征。治宜补中益气汤加减为主以补气摄血，佐以疏肝解郁，止血固冲。是方补中有行，行中有止，补不壅滞，行不耗散，止不留瘀，意在调和肝脾，使脾健气足血旺，复其统摄之职；肝舒气顺血盈，正其疏泄之功，则经候如常。

四十八、月 经 过 多

案 月经过多（功能失调性子宫出血、子宫肌瘤）

祖某，女，43 岁。初诊：2011 年 6 月 29 日。

主诉：月经量多 2 年余。

病史：患者于 2009 年春无明显原因出现月经量多，行经时间长（7~10 天），遂至当地医院诊治，经彩超检查提示为多发性子宫肌瘤，行子宫肌瘤剥除术。术后上述症状无明显缓解，近期彩超检查提示仍为多发性子宫肌瘤。现症见：此次月经已行 7 天余，仍淋漓不尽，色暗，乏力，小腹及腰部隐痛，胃脘部时有胀痛，咽部异物感，纳眠差，大小便无明显异常。舌体胖大，舌质淡，舌边尖红，苔薄白，脉弦细。患者既往有乳腺小叶增生及右甲状腺肿大病史。

中医诊断：月经过多（脾虚肝旺），经期延长（气虚血瘀），癥瘕（气滞血瘀）。

西医诊断：功能失调性子宫出血，多发性子宫肌瘤。

治法：健脾疏肝，调理冲任。

方药：香砂六君子汤加减。

白术 10g，茯苓 15g，陈皮 10g，半夏 10g，砂仁 10g，厚朴 10g，香附 10g，青皮 10g，枳壳 10g，柴胡 6g，郁金 10g，乌药 10g，莪术 10g，鳖甲 10g，红花 10g，桔梗 10g，甘草 3g，生姜 10g。15 剂水煎服。

嘱：忌食生冷、辛辣、油腻食物。

二诊：2011 年 7 月 12 日。阴道出血已止，但咽部仍有异物感。按上方加山豆根 10g，赤芍 15g 利咽消肿散瘀。15 剂水煎服。

三诊：2011 年 7 月 29 日。本次月经基本正常，行经 5~7 天，时有腹胀，睡眠差。按上方去红花，加西茴 10g 理气暖胃，合欢皮 15g 解郁安神。15 剂水煎服。

四诊：2011 年 8 月 19 日。乏力、饮食及睡眠好转。按上方去赤芍，茯苓改为 18g，鳖甲改为 15g，加桂枝 5g，牡蛎 15g 以增强软坚散结，温经消癥之力。15 剂水煎服。

五诊：2011 年 9 月 7 日，睡眠明显好转，余无不适，按上方加山慈菇 8g 加强消癥散结之效。15 剂水煎服。嘱患者中药汤剂服用完后，改服逍遥丸，以巩固疗效。

按语 刘完素在《素问病机气宜保命集·妇人胎产论》中说："……天癸既行，皆从厥阴论之……"。李老也认为，月经病主要与肝、脾、肾三脏密切相关，月经的产生以肾为主导，月经周期和经量的控制和调节主要与肝脾相关。本案患者时值中年，往往承受工作、家庭等多重压力，易于肝气郁结，气滞血瘀，故而乳腺增生、甲状腺肿大及反复发生子宫肌瘤；瘀阻脉道，血不循经而妄行，或气郁日久化火，疏泄过度，血海蓄溢失常，致月经量多、经期延长；肝旺横克脾胃，脾虚统血无权亦致经行无度。根据经色暗，腰腹隐痛，纳差乏力，胃胀，咽部异物感等症，显为肝郁脾虚，气滞血瘀之象；舌体胖大，边尖红，脉弦细也符合脾虚肝旺之辨证。治宜健脾疏肝，调理冲任气血。方选香砂六君子汤为基础健脾益气和胃，加厚朴下气消痰，桔梗利咽，取"半夏厚朴汤"治"咽中如有炙脔"之意；以柴胡、香附、青皮、枳壳、郁金、乌药疏肝解郁理气，此为李老善用之药物组合；《金匮要略》言："所以血不止者，其癥不去故也"，故加莪术、红花、鳖甲祛瘀散结消癥。全方紧扣病机，着眼肝脾，扶土抑木，使土旺自能摄血，木疏滞消瘀散，血循经而应期。

四十九、闭　　经

案　闭经（月经不调）

张某，女，24 岁，初诊：2010 年 7 月 7 日。

主诉：月经 2 月未至。

病史：患者因过食寒凉食物，导致月经自 5 月 7 日至今未至，末次月经量多，色淡红。未经系统诊治，后经邻居介绍来我处寻求中医治疗。现症见：胃脘部胀闷不适，进食后尤甚，睡眠差，大便溏，日行 3 次。舌质暗红，舌体胖大，苔白稍腻，脉弦细。

中医诊断：闭经（脾虚肝郁）。

西医诊断：月经不调。

治法：益气健脾，疏肝解郁。

方药：逍遥散加减。

白术 10g，茯苓 15g，青陈皮各 10g，半夏 10g，香附 10g，砂仁 10g，厚朴 10g，枳壳 10g，乌药 10g，生山楂 12g，红花 10g，莪术 10g，炒薏苡仁 30g，生大黄 10g，木香 6g，柴胡 6g，桃仁 10g，三棱 10g，蒸首乌 20g，甘草 3g，生姜 10g。七剂，水煎服。

医嘱：忌食生冷、辛辣食物。

二诊：2010 年 7 月 14 日。服药后月经仍未至，舌质暗红，苔薄白。

当归 12g，赤芍 15g，白术 10g，茯苓 15g，柴胡 6g，郁金 10g，香附 10g，乌药 10g，枳壳 10g，砂仁 10g，桃仁 10g，红花 10g，生山楂 12g，炒薏苡仁 30g，莪术 10g，甘草 3g，生姜 10g。十剂，水煎服。

三诊：服药后月经今至，腹胀症状已不明显，纳眠可，大便日行 2 次，舌质红，舌体胖大，苔薄白。按上方去赤芍，加青陈皮各 10g、益母草 12g。六剂，水煎服。

四诊：2010 年 8 月 3 日。今日月经干净，此次行经 6 天，月经量、色基本正常。按上方去益母草，砂仁改为 8g，加桃仁 10g，丹参 15g。七剂，水煎服，以巩固治疗。

按语　闭经，中医学中亦称"闭经"，最早记载于《素问·阴阳别论》中，称之为"女子不月"、"月事不来"、"血枯"等。并记载了第一张妇科处方四乌贼骨一藘茹丸，用以治疗"血枯经闭"。另外《素问·评热病论》曰："月事不来者，胞脉闭也"，并解释其病机为："今气上迫肺，心气不得下通，故月事不来也"。此后，历代医家对闭经的论述颇多，《景岳全书·妇人规》以"血枯"、"血隔"立论，即将闭经分为虚、实两类。虚者多因先天不足或后天损伤，致经源匮乏，血海空虚，无余可下；实者多因邪气阻隔，肝郁气滞，胞脉壅塞，冲任阻滞，血海不满不溢。本方是李老运用逍遥散加生大黄、木香疏肝理脾，活血通经。《叶氏女科证治》云："心为气血之主，而脾为气血之本也，若忧虑伤心，心气虚耗，不能生血，脾乃心之子，脾失所养，则不嗜饮食，绝生化之源矣。"方中白术、茯苓、青陈皮、半夏、厚朴益气健脾，香附、砂仁、枳壳、乌药、柴胡以疏肝理气，炒薏苡仁以祛湿，桃仁、红花、三棱、莪术活血通经，全方共奏益气健脾，疏肝解郁之功而经闭自愈。

五十、缺 乳

案 缺乳

孙某，女，29 岁。初诊：2009 年 5 月 6 日。

主诉：乳汁量少月余。

病史：患者于 46 天前顺利产下一对双胞胎女儿，产后乳汁一直稀少，不能满足婴儿的需要，虽采用多种食疗方催乳但效果不明显，故慕名来诊。症见：乳汁量少，色淡质稀，时有乳汁自溢，神疲乏力，易出汗，纳眠可，大小便正常。面色萎黄，乳房较柔软，可触及散在小硬结。舌质淡，舌体胖大，边有齿痕，苔薄腻，脉弦细。

中医诊断：缺乳（脾虚肝郁）。

治法：益气健脾，疏肝通乳。

方药：黄芪 15g，白术 10g，炒山药 20g，当归 12g，香附 10g，柴胡 6g，郁金 10g，乌药 10g，砂仁 10g，王不留行 15g，路路通 10g，通草 12g，穿山甲 10g，甘草 3g。5 剂水煎服。

嘱：饮食以富于营养、易消化的食物为主，保持心情舒畅。

追访：其家人来看肠胃病时诉说患者服药后乳汁较前明显增多。

按语 《妇人大全良方》认为"乳汁乃气血所化"，"妇人乳汁不行，皆由气血虚弱，经络不调所致"。李老认为，由于乳汁化生于气血，而脾胃互为表里，为气血生化之源，肝又为藏血之脏，主条达气机，且从经络循行上乳房与肝胃二经关系密切，故缺乳多责之于肝和脾（胃），且虚多实少，更多虚实夹杂。本案产妇分娩双胎，气血大耗，使乳汁化生乏源，故产后乳汁一直稀少，且色淡质稀；乳少不能满足乳儿需要，不免使产妇忧虑，肝气不舒，乳络涩滞，乳汁下而不畅而更加量少，气滞乳积则成硬结。神疲乏力、面色萎黄、汗出乳溢均为气血虚弱，失摄失养之征。舌质淡，舌体胖大，边有齿痕，苔薄腻，脉弦细为脾虚肝气郁结之象。故本例辨为脾虚肝郁，虚实并见。缺乳的治疗，《景岳全书》指出"治当补化源而兼通利"，李老主张应以补益气血生乳为主，佐以通乳，切不可一味通利。方中黄芪、白术、山药益气健脾，当归养血活血，使气充血足，以资乳汁化源；柴胡、香附、郁金、乌药疏肝解郁，穿山甲、王不留行、路路通、通草通经下乳，以使郁解肝舒，乳络通畅而乳下；砂仁行气温中，醒脾调胃，顾护中焦，防行散过度伤胃或补而壅滞气机；甘草既助补脾益气，又能调和诸药。全方气血双补，补通并行，补益而不滞碍，通利而不耗散，故能使脾胃气壮，肝木得舒，乳汁充足而畅下。李老特别指出，本病除药物治疗外，饮食和情绪的调适也很重要，因乳汁化生于气血，气血来源于五谷；乳汁畅行有赖肝气条达，情志调和才能肝舒气顺，乳络通畅。只有加强饮食营养，保持良好的情绪，才能使疗效持久而减少复发。

五十一、乳 癖

案 乳癖（乳腺增生）

卢某，女，45 岁，许昌市人，干部。初诊：2012 年 3 月 7 日。

主诉：双侧乳房胀痛两年余，右侧触之觉有鸭蛋大结块。

病史：2010年3月初因工作劳累，与家人生气，始感双侧乳房胀痛，时轻时重，两个月后许昌市某医院诊治，经乳腺B超诊断为乳腺增生，服用中西药物效果不佳。2012年3月7日经病友介绍求李老诊治。现双侧乳房胀痛，尤以右侧疼痛难忍，月经来潮前疼痛加重，平常性情急躁，心烦易怒亦加重，睡眠多梦。舌质淡，边有齿痕，苔薄白，舌边尖红，脉弦细。

中医诊断：乳癖（肝郁痰凝，气血郁滞）。

西医诊断：乳腺增生。

治法：疏肝健脾，化痰软坚散结，活血通络。

处方：当归10g，白芍15g，白术10g，茯苓15g，柴胡6g，香附12g，郁金12g，西茴10g，乌药10g，节菖蒲10g，枳壳10g，旱半夏10g，山甲10g，昆布10g，海藻10g，木香10g，元胡10g，公英15g，王不留行15g。30剂，水煎服。另每日服巴腊丸，每日3次，每次2~3粒。

嘱：保持心情舒畅，戒郁怒。

巴豆的炮制方法：用木棍敲烂巴豆外壳，去壳，用黄蜡化成水和药丸搅匀。放置玻璃板上，蜡把巴豆包好，这样即可防止巴豆的毒性又保持巴豆不泄肚的功效。注意切勿咬摔药丸。

二诊：2012年4月17日。右侧乳房疼痛消失，结块亦明显减小。舌质淡暗，脉弦细，苔薄白。大便稍干，睡眠较差。上方白术改为生白术，加牙皂6g，桃仁10g，泽泻12g，合欢皮18g，龙牡各15g。继服20剂。

三诊：2012年5月14日。乳房疼痛消失，结块基本消失，无其他不适。舌质淡红，脉沉细。上方去龙牡、合欢皮、泽泻、桃仁。继服20剂，巩固疗效。

按语 本例患者性情急燥，遇事易怒，脉弦舌边尖光红显系内伤情志，肝气郁结，气血痰凝积聚，阻滞乳房脉络，冲任不调，致乳房脉络不畅，胀痛，并且常因生气及月经来潮时加重。舌质淡，边齿痕，脉弦细，均为肝郁脾虚痰凝之征。治当疏肝健脾，化痰软坚，活血通络。药取当归，白芍配柴胡疏肝以养肝；白术、茯苓补中健脾祛湿，并防肝木乘土；柴胡、香附、木香、合欢皮，解郁止痛，调摄冲任；郁金、炮山甲、旱半夏、牙皂、昆布、海藻、节菖蒲、龙牡，通络止痛，化痰软坚散结，以此诸药加减治疗，使肝得疏，脾得健，痰得化，郁得解，冲任调和，血络畅达，病获痊愈。

五十二、肝 着

案 肝着（妊娠期肝功能异常）

王某，女，38岁。初诊：2011年7月18日。

主诉：孕19周，发现肝功能异常一周。

病史：患者宫内孕19周，一周前即2011年7月12日在外院常规孕检时发现肝功能异常：ALT 334 U/L，AST 194 U/L，TBIL 12.1umol/L，彩超示肝胆脾胰未见明显异常，血压正常，无病毒性肝炎史，无恶心，无发热。当时医生建议终止妊娠。但患者已38岁，此次怀孕不易，遂来我门诊要求中药治疗。就诊时无明显临床表现，体型偏胖，时感腰酸，纳食一般，小便频数，大便日 1~2 次。舌边尖红，苔薄白，脉沉滑。

中医诊断：肝着（肝肾不足，痰湿内蕴）。

西医诊断：妊娠期肝功能异常。

治法：滋补肝肾，健脾除湿。

方药：蒸首乌15g，枸杞子10g，山茱萸15g，黄精10g，桑寄生12g，太子参10g，山药20g，茯苓15g，炒黄芩10g，生薏苡仁30g，砂仁6g，五味子10g，甘草3g。7 剂水煎服。

嘱：注意休息，少食油腻之品，勿劳累，放松心情。

二诊：2011 年 7 月 26 日。服上药后，无明显不适，纳食可，无恶心，时感腰酸，守上方加菟丝子10g。15 剂水煎服。

三诊：2011 年 8 月 11 日。服上药后，无不适，大便正常，小便次数多（与孕期有关）。守上方继服30 剂。

治疗结果：一个月后复查肝功能正常，孕晚期时血压偏高，再次服药后血压稳定，并于当年年底顺产一女，母女平安，满月后前来致谢。

按语 肝藏血，主疏泄，体阴而用阳；肾藏精，乙癸同源，精血互化，柔养肝体；若肝肾精血不足，则肝体失养，肝用失常；患者形体偏胖，乃脾虚运化不及，痰湿内聚，湿盛土壅则反侮肝木，肝失疏泄之职，肝体受损。李老认为，孕后阴血聚下养胎，机体会呈现阴血相对不足的状态，肝肾精血更为亏虚，且随胎体渐长进一步发展。加之本案患者平素脾虚，生化乏源，精血无以为继，所以导致肝体失养，肝用异常。本案无明显临床表现，根据体形和舌脉辨为肝肾不足，痰湿内蕴。《金匮要略》曰："夫肝之病，补用酸，助用焦苦，益用甘味之药调之。""损其肝者缓其中"。李老选用蒸首乌、枸杞子益精补血养肝体；菟丝子、桑寄生平补肝肾且安胎，乃遵"治病与安胎并举"之旨；太子参、白术、茯苓、薏苡仁健脾利湿，疏土益木，以强肝用；山药、黄精健脾益肾，先后天同补；山茱萸、五味子酸以柔肝养肝，补益肝体；砂仁行气化湿，既防他药滋腻，又能安胎；黄芩苦寒，清上焦肺热燥中焦脾湿，与白术配伍又为安胎圣药。药理实验表明，五味子能保肝降肝酶，枸杞子、黄芩也有保肝作用。综观全方，以甘味药补肝益肾健脾为主，稍佐酸苦，一以柔肝体，强肝木之用；一以健脾气，免土壅木郁；一以清肺热，防金旺克木。《素问·五运行大论》中曰："其不及，则己所不胜侮而乘之，己所胜轻而侮之。"据此李老灵活运用五行生克乘侮规律遣药组方，使肝体肝用阴阳协调，刚柔相济而获良效。

五十三、蛇 丹 痛

案 蛇丹痛（带状疱疹后遗神经痛）

张某，女，74 岁，退休。初诊：2007 年 11 月 7 日。

主诉：右胁烧灼样疼痛一月余。

病史：一个月前患者因受凉感冒后感到右胁部阵发性烧灼样疼痛，痛及腰部，并见簇状水疱，如黄豆大，伴瘙痒不适，就诊当地医院，诊断为"带状疱疹"，予维生素 B_1、B_{12}、三磷酸腺苷、卡马西平早晚各半片及抗病毒等治疗 5 天后，患处结痂，但疼痛逐渐加重，食欲不振，为求中药治疗，遂来我门诊求治。就诊时症见：右胁及腰部患处有结痂，疼痛剧烈，呈烧灼针刺样，纳差，食欲不振，伴口疮，痛苦病容，眠差，便可，舌质淡暗，体胖大，边有齿痕，舌苔黄腻，脉弦滑数。

中医诊断：蛇丹痛（脾胃虚弱，痰湿阻络）。

西医诊断：带状疱疹后遗神经痛。

治法：健脾渗湿，疏肝清热，理气止痛。

方药：香砂六君子汤加减。

白术10g，土茯苓15g，生薏苡仁30g，泽泻15g，陈皮10g，半夏10g，木香6g，白蔻仁10g，厚朴10g，枳壳10g，郁金10g，乌药10g，桔梗10g，炒黄芩10g，佛手10g，元胡10g，甘草3g，生姜3片为引。五剂，水煎服，日一剂。

医嘱：禁食辛辣刺激性食物。

二诊：2007年11月14日。服上药后，疼痛缓解，食欲增加，口疮消失，舌质淡稍暗，体胖大，苔黄稍腻，脉弦滑稍数。可见痰湿大去，仍有瘀血阻络，故改为桃红四物汤加减，以助调气活血。七剂，水煎服，日一剂。

当归10g，赤芍15g，桃仁10g，红花10g，川芎10g，香附10g，丹参15g，元胡10g，青陈皮各10g，砂仁10g，土茯苓15g，枳壳10g，乌梢蛇10g，地龙10g，甘草3g，生姜3片为引。

医嘱：同上。

三诊：2007年11月21日。服上药后，患处疼痛较前明显减轻，精神明显好转，基本无不适，守上方加莪术10g，以增强活血通络之力，继服七剂，水煎服，日一剂。

医嘱：同上。

四诊：2007年11月27日。服上药后，患者恢复正常生活，疼痛消失，纳眠可，守上方去茯苓，加乌药10g，赤芍改为12g，莪术改为8g，继服十剂，水煎服，日一剂。巩固疗效。

三个月后电话随访，右胁及腰部疼痛止，未再复发，治疗满意。

按语 蛇丹痛本为湿热毒邪虽退，瘀血未解，不通则痛而发本病。李老认为本案症见右胁及腰部有结痂，剧痛、烧灼针刺样、纳差、食欲不振、口疮、舌淡暗、体大、苔黄腻、脉弦，显为脾胃虚弱，痰湿阻滞脉络之证。治疗方面，李老根据数十年经验，在香砂六君子汤基础上加减，旨在健脾渗湿，疏肝清热，理气止痛。药物除健脾疏肝药物外又加入了黄芩、佛手、元胡以疏肝清热，理气止痛，这是李老的用药经验和特色。待疼痛缓解，食欲增加，口疮消失，改为桃红四物汤加减以助调气活血。李老指出：蛇丹痛治疗要审症求因，湿热毒邪侵袭，中焦不运，以健脾疏肝清热，理气止痛为主。待脾胃健运，痰湿大去，可以活血化瘀为主，调畅气血，瘀去脉络通，疼痛止。

五十四、脱　发

案　脱发

李某，女，40岁，工人。初诊：2011年12月10日。

主诉：脱发1年余。

病史：1 年前患者因全身湿疹而服药后出现脱发，并且逐渐明显，2010 年 10 月出现片状脱落，尝试过生姜汁外用，章光 101 乌发生发等及中药养血、补肝肾之品（具体不详）治疗，但无明显改善。至 2011 年元月脱发更甚，几乎全脱，并出现性急暴躁，心烦易怒，眠差，甚至彻夜难眠。治疗无方时，曾考虑焦虑抑郁，给予黛力新等药物，情绪稍稳定，但头发难以再生。为求中药治疗，遂来我门诊求治。就诊时症见：头发几乎全脱，纳差，稍食即腹胀，偶头晕，胸闷气短，眠差，形体消瘦，面色晦暗，性急，二便正常，舌质红，边有齿痕，体胖大，舌根部苔稍腻，脉弦细。

中医诊断：脱发（血虚兼血瘀）。

西医诊断：脱发。

治法：养血活血，平肝熄风。

方药：桃红四物汤汤加减。

当归 12g，赤芍 15g，桃仁 10g，红花 10g，川芎 10g，香附 10g，郁金 10g，九节菖蒲 10g，白芷 10g，天麻 10g，荆芥 8g，蒸首乌 20g，生薏苡仁 30g，牡丹皮 10g，茯神 15g，甘草 3g，生姜 3 片，葱白 3 寸为引。十剂，水煎服，日一剂。

医嘱：放松心情，配合治疗，生活规律。

二诊：2011 年 12 月 20 日。服上药后，头晕、睡眠好转，但头发无改变，根据患者症状、体征及舌脉分析，欲使其发再生非短时间之功，"发为肾之余"，必须肾气充足，发始生。但目前舌苔腻，舌质红，有湿有肝火不能妄加滋补肝肾之品，以免壅补。随症加减，如肝火明显伴头晕，加菊花 10g，细辛 3g，蝉衣 10g；如肝郁明显加青皮 10g，柴胡 6g；如大便偏稀加炒山药 20g，芡实 10g，炒薏苡仁 30g；如腹胀加枳壳 10g，甚或枳实 10g；如眠差明显，加合欢皮 15g 等。

医嘱：同上。

三诊：2012 年 2 月 14 日。按上药加减治疗 2 月后，基本无不适，并见头皮上有白色绒毛状头发出现，患者极为高兴。舌质淡红，苔薄白，体稍胖大，稍眠差。具体方药如下：

当归 15g，赤芍 10g，桃仁 10g，红花 10g，川芎 10g，香附 10g，郁金 10g，九节菖蒲 10g，荆芥 8g，蒸首乌 20g，黄精 15g，枸杞子 15g，山茱萸 15g，炒山药 20g，炒杜仲 10g，青陈皮各 10g，砂仁 10g，合欢皮 15g，甘草 3g，生姜 3 片为引。十剂，水煎服，日一剂。

医嘱：同上。

四诊：2012 年 5 月 30 日。上药随症加减治疗 3 个多月后，头发逐渐生长，约 10cm 左右，但色发白，发根黑，大便偏稀，日 2～3 次，近日纳差。根据目前的情况，具体方药如下：

当归 12g，赤芍 15g，桃仁 10g，红花 10g，川芎 10g，香附 10g，郁金 10g，九节菖蒲 10g，荆芥 8g，蒸首乌 20g，黄精 15g，陈皮 10g，砂仁 10g，焦三仙各 10g，芡实 15g，甘草 3g，生姜 3 片为引。十剂，水煎服，日一剂。

医嘱：同上。

五诊：2012 年 6 月 19 日。服上药后，头发逐渐变黑，大便正常，纳食好转，守上方去陈皮，加炒山药 20g，熟地黄 15g，荆芥改为黑荆芥 10g，有六味地黄汤之意，增强滋补肝肾之力。十剂，水煎服，日一剂。

治疗结果：按上方随症加减坚持服药再三个月，共治疗近十个月。目前，头发基本恢复正常，发黑，质可。

按语 李老认为本案症见脱发、纳差、头晕、胸闷、气短、眠差、形体消瘦、面色晦暗、性急，显为血虚兼血瘀证。治疗方面，李老根据数十年临证经验，在桃红四物汤基础上加减，旨在养血活血，又重点加入了天麻、荆芥平肝熄风；加入薏仁、生姜、香附、郁金以疏肝健脾和胃，使气血生化有源；加入蒸首乌，取"发为肾之余"，肾气充足发使生，这是李老的用药经验和特色。待头发生长，加入枸杞子、黄精、山茱萸、山药、杜仲、熟地有六味地黄汤之意，增强滋补肝肾之力。李老指出：服用本方养血活血同用，先天后天同治，才能使得先天得充，后天得补，气机畅通，新发生长。

五十五、湿　疹

案　湿疹（过敏性皮炎）

石某，男，45 岁，工人。初诊：2008 年 11 月 8 日。

主诉：双下肢皮肤瘙痒半月余。

病史：半个月前因饮食不当后出现双下肢皮肤瘙痒剧烈，局部皮肤因挠抓以破损流黄色液体，伴急躁易怒，纳眠差，已局部涂抹皮炎平，内服扑尔敏以抗过敏、祛湿止痒，但效果不佳，时轻时重，就诊时见挠抓后结痂的痕迹。查血象正常。大便正常。舌边尖红，苔黄稍腻，脉弦滑。

中医诊断：湿疹（血气不和，兼湿热蕴结）。

西医诊断：过敏性皮炎。

治法：活血祛风，除湿清热。

方药：桃红四物汤加减。

当归 12g，赤芍 15g，桃仁 10g，红花 10g，川芎 10g，香附 10g，牡丹皮 10g，荆芥 8g，防风 6g，生薏苡仁 30g，泽泻 12g，盐黄柏 10g，土茯苓 20g，地肤子 15g，蛇床子 12g，甘草 3g，生姜 3 片为引。7 剂水煎服，日 1 剂。

医嘱：保持皮肤干燥，勿挠抓，防皮肤摩擦。

二诊：2008 年 11 月 18 日。服上药后，皮肤瘙痒及流黄水均较前减轻，稍感乏力，余无变化。守上方加黄芪 15g，白术 10g，玄参 10g。继服，10 剂水煎服，日 1 剂。

医嘱：保持皮肤干燥，勿挠抓，防皮肤摩擦。

三诊：2008 年 11 月 29 日。服上药后，上述症状基本消失，皮损处有色素沉着。守上方加川牛膝 12g，鸡血藤 30g。继服，10 剂水煎服，日 1 剂。巩固疗效。

停药 3 个月后电话随访，湿疹未复发，余无不适。

按语 本例湿疹患者，双下肢皮肤瘙痒剧烈，局部皮肤挠抓破损流黄色液体，伴见急躁易怒，舌边尖红，苔黄腻，脉弦滑等症，属血气不和，风邪留滞，兼湿热蕴结。分析湿疹表现，瘙痒属风邪，渗液属湿浊。中医有云："治风先活血，血活风自灭"之说。针对此症，治宜活血祛风，除湿清热。李老用桃红四物汤加减治之。方中当归、赤芍、桃仁、红花、川芎、丹皮、香附，合以荆芥、防风、地肤子、蛇床子活血理气，祛风止痒；生苡仁、土茯苓、泽泻、黄柏，除湿清热；甘草、生姜和中。复诊皮肤瘙痒减轻，渗流黄水减少，加黄芪、白术益气健脾，巩固疗效。末加川牛膝、鸡血藤化瘀通络，以治皮损处色素沉着。本证治疗，李老针对病情表现，分析病机，用药中的，方证相合，而收佳效。

五十六、风　疹

案1　风疹（荨麻疹）

花某，男，26岁，初诊：2013年9月30日。

主诉：间断性皮肤瘙痒8年余。

病史：自2004年上学期间无明显诱因出现双下肢皮肤瘙痒，逐渐波及全身，伴有抓痕，可自行消退，未重视。2008年开始发作频繁并加重，影响睡眠，至郑州市五院按荨麻疹治疗，给予氮䓬斯汀、仙利特、依巴斯汀片等抗过敏药物稍缓解，但停药后即发。2010年下半年不间断服开瑞坦，但不见缓解，甚至抓破出血等。今为求进一步彻底治疗，遂来我门诊。就诊时见全身多处皮肤抓痕，已结痂，夜间皮肤瘙痒严重，不能眠，咽部不适，受凉后易咳嗽，纳可，二便调，舌质淡红，苔稍黄腻，舌体胖大，脉弦滑。

中医诊断：风疹（脾虚湿盛，气血不和，风邪阻络）。

西医诊断：荨麻疹。

治法：益气健脾，理气活血，祛风止痒。

处方：黄芪15g，白术10g，茯苓15g，生薏苡仁30g，香附10g，当归12g，赤芍15g，桃仁10g，红花10g，川芎10g，牡丹皮10g，防风5g，地肤子12g，蛇床子10g，白鲜皮10g，荆芥8g，徐长卿8g，桔梗10g，杏仁10g，地骨皮12g，甘草3g。7付，水煎服，日1付。

医嘱：忌食海鲜、辛辣刺激性食物。

二诊：2013年9月18日。上症明显减轻，能正常休息，精神好转，已不再服开瑞坦。守上方不变，继服10付，水煎服，日1付。

三诊：2013年9月30日。服上药第二天无不适，自行停中药，停药2天受风后皮肤瘙痒发作，但较前减轻，临时服开瑞坦一片，后坚持服中药，近一周皮肤未再瘙痒，舌苔稍腻，咽部不利。方药如下：

黄芪20g，白术10g，茯苓20g，橘红10g，半夏10g，香附10g，白蔻仁10g，厚朴10g，生薏苡仁30g，荆芥8g，防风6g，地肤子12g，蛇床子12g，桔梗10g，山豆根10g，地骨皮12g，牡丹皮10g，蝉蜕10g，甘草3g。继服15付，水煎服，日1付。

四诊：2013年10月17日。服上药后，基本无不适，皮肤抓痕基本消失，未再发作。嘱守上方去厚朴、地肤子、蛇床子，橘红改陈皮10g，白蔻仁改砂仁10g，继服20付，可隔日1付，水煎服，以巩固治疗。

治疗结果：三个月后，患者陪同事就诊时问及其病情，述已痊愈，未再复发。

按语　本例风疹患者，双下肢皮肤瘙痒8年余，反复发作，服西药抗过敏药物稍缓解，停药则发作，后至服抗过敏药物也不见缓解，而来求中医诊治。观其脉症，皮肤瘙痒甚，舌体胖大，苔稍腻，脉弦滑。乃知其病证为久病脾虚湿盛，风邪阻络所致。脾虚湿盛有风而致气血不和是本病长期不愈的原因。祛湿必健脾，祛风先活血。李老治以益气健脾，理气活血，祛风止痒之法。药物用黄芪、白术、茯苓、生薏苡仁、甘草益气健脾祛湿；香附、当归、赤芍、桃仁、红花、川芎、牡丹皮理气活血；防风、荆芥、地肤子、蛇床子、白鲜皮、徐长卿祛风止痒；佐以桔梗、杏仁治咽部不适、受凉咳嗽；夜间皮肤瘙痒严重加地骨皮以滋阴清虚热。坚持服药治疗，皮肤不再瘙痒时，黄芪增量，加橘红、半夏、厚朴、白蔻仁以至砂仁、蝉蜕等加重益气除湿祛风之力，在服法上且可隔日1剂以巩固治疗。收到了良好的效果，是李老治风疹运用益气扶正、健脾祛湿、活血祛风法的典型病例。

案2 风疹（荨麻疹）

王某，女，18岁。初诊：2008年8月18日。

主诉：间断性皮肤瘙痒9年余。

现病史：患者近9年来无明显原因出现皮肤瘙痒，甚者难以忍受，痛苦不堪，经多方治疗后症状时轻时重。现症见：周身皮肤瘙痒，皮肤划痕症（+），纳差，稍进食则觉腹胀，胸胁胀满，睡眠差（有时因皮肤瘙痒而难以入睡），大便稍干，日行1次。舌质淡，舌边尖红，舌体胖大，苔白稍腻，脉弦细。

中医诊断：风疹（脾虚肝郁，气血不和）。

西医诊断：荨麻疹。

治则：健脾疏肝，活血疏风止痒。

方药：血府逐瘀汤合香砂六君子汤加减。

当归12g，赤芍15g，桃仁10g，红花10g，川芎10g，香附10g，砂仁10g，地肤子12g，荆芥8g，防风6g，丹参15g，玄参12g，陈皮10g，炒薏苡仁30g，泽泻12g，黄芪15g，白术10g，甘草3g，生姜10g。7剂，水煎服。

医嘱：忌食腥膻、辛辣、油腻等食物。

二诊：2008年8月25日：皮肤瘙痒感明显减轻，咽部异物感、饮食及睡眠好转。白术10g，茯苓15g，炒薏苡仁30g，泽泻12g，陈皮10g，半夏10g，香附10g，荆芥8g，防风5g，丹皮10g，桃仁10g，红花10g，地肤子15g，炒黄柏10g，当归12g，赤芍15g，桔梗10g，甘草3g，生姜10g。7剂，水煎服。

三诊：2008年8月30日：皮肤瘙痒感已不明显，纳眠可，二便无明显异常，上方去黄芪15g。10剂。水煎服。

四诊：2008年9月12日：皮肤瘙痒感偶有发生，余无明显不适。黄芪15g，白术10g，茯苓15g，陈皮10g，半夏10g，香附10g，砂仁10g，枳壳10g，郁金10g，防风5g，丹皮10g，红花10g，地肤子12g，炒薏苡仁30g，佛手10g，甘草3g，生姜10g。10剂，水煎服。

五诊：2008年9月22日：皮肤瘙痒感近日未再发生，偶有腹胀，食欲稍差，上方加焦三仙各12g。10剂，水煎服。

按语 本案患者脾虚气弱，卫外不固，营卫失和，汗出当风，风邪郁于皮毛腠理之间而发瘙痒；脾虚无以运化水谷则纳差；脾失健运，土壅木郁，使肝失畅达，则胸胁胀满；肌肤瘙痒，使心神不宁而致失眠。气郁化热，肠道失润则便干。舌质淡，舌边尖红，舌体胖大，苔白稍腻，脉弦细，辨证为脾虚湿盛，肝郁化热，气血不和之象。方取赤芍、桃仁、红花、丹参、当归活血祛瘀补血；香附、陈皮、砂仁、泽泻、半夏疏肝行气，化湿利湿；白术、黄芪、薏苡仁健脾补气；荆芥、防风、地肤子疏散风邪止痒，玄参泻火凉血，甘草调和诸药。

药后患者皮肤瘙痒明显减轻，失眠有所好转，加炒黄柏清热燥湿，桔梗开宣肺气。三诊患者皮肤瘙痒已不明显，纳眠可，二便调，故去黄芪继服。四诊皮肤瘙痒偶有发生，去当归、赤芍、丹参、玄参，加枳壳、郁金、佛手疏肝理气，丹皮活血凉血。五诊仅偶有腹胀、纳差，故加焦三仙健脾和胃以巩固疗效。

五十七、口　　疮

案1　口疮（复发性口疮）

麻某，男，40 岁。初诊：2012 年 12 月 28 日。

主诉：频发口疮 1 月余，加重 2 天。

病史：患者近 1 月来无明显原因出现口疮反复发作，经附近诊所治疗后，症状时轻时重，痛苦不堪，2 天前因过食辛辣食物导致口疮再次发作。现症见：口腔黏膜可见 3 个如黄豆大小的溃疡点，疼痛剧烈，周身皮肤时有瘙痒，纳差，稍进食则觉腹胀，睡眠稍差，大便溏，日行一次，小便无明显异常。查舌体胖大，舌边尖红，苔黄腻，脉弦滑。

中医诊断：口疮（湿热阻滞）。

西医诊断：复发性口疮。

治则：益气健脾，清热利湿。

方药：香砂六君子汤加减。

白术 10g，茯苓 15g，炒薏苡仁 30g，泽泻 15g，木香 6g，半夏 10g，陈皮 10g，白豆蔻 10g，厚朴 10g，枳壳 10g，郁金 10g，乌药 10g，桔梗 10g，炒黄芩 10g，地肤子 12g，甘草 3g，生姜 10g。15 剂，水煎服。

医嘱：饮食宜清淡，忌食辛辣、油腻食物，勿饮酒。

二诊：2013 年 1 月 12 日。服药后口腔溃疡面已愈合，未见新的溃疡点，皮肤瘙痒感已不明显，偶有腹胀。上方加刘寄奴 12g，15 剂，水煎服，以巩固治疗。

按语　李老指出本案患者过食辛辣，内生热邪，邪热上乘于口，则口疮频发，迁延反复，如《诸病源候论·口舌疮候》载："心气通于舌，脾气通与口，热乘心脾，气冲于口与舌，故令口舌生疮也。"又因脾虚失于健运，中焦升降失司，则纳差，腹胀；脾虚无以运化水湿，湿邪内盛则便溏。方取香砂六君子加减，药以白术、茯苓、炒薏苡仁健脾益气，燥湿行水；泽泻清利热邪；木香、陈皮、乌药、郁金行气消胀；厚朴、白豆蔻、温中化湿；地肤子清热止痒；桔梗以为舟楫，载药上行；生姜辛散；甘草调和诸药，共奏益气健脾，清热利湿之效。二诊口腔溃疡面已臻愈合，皮肤瘙痒已不明显，仅偶有腹胀，再加刘寄奴，李老认为刘寄奴有活瘀消食的功用。

案2　口疮（口腔溃疡）

雷某，男，16 岁，学生。初诊：2013 年 1 月 28 日。

主诉：反复口疮半年余。

病史：半年前因过食冷饮、辛辣刺激性食物后口腔黏膜出现溃疡，大小如黄豆大，进食时稍接触溃疡面即疼痛，甚则不敢食，夜间难以入睡。在社区医院就诊，给予黄连上清片、华素片等清热泻火类药物，服药一周后稍缓解。但停药后易反复，时轻时重，尤其熬夜、学习压力大时，为求进一步中药治疗，遂来我门诊求治。现症见：口腔黏膜见多个大小不等的溃疡，咽部不适，纳差，眠一般，大便偏干1~2日一次，舌质稍红，体胖大，苔薄白稍腻，脉弦滑稍数。

中医诊断：口疮（脾虚肝郁，肝火上炎）。

西医诊断：口腔溃疡。

治法：健脾疏肝，理气和胃，佐以清热。

处方：香砂六君子汤加减。

白术10g，茯苓15g，陈皮10g，半夏10g，木香10g，砂仁10g，厚朴10g，枳壳10g，郁金10g，乌药10g，焦三仙各12g，桔梗10g，炒黄芩10g，刘寄奴15g，姜竹茹10g，甘草3g，生姜3片为引。七剂，水煎服，日一剂。

医嘱：忌服辛辣刺激性食物，注意休息。

二诊：2013年2月7日。服上药后，口疮基本消失，纳食明显好转，大便稍干，舌苔薄白。继服十剂，水煎服，日一剂，以巩固治疗。

医嘱：同上。

按语 李老认为口腔溃疡除外感六淫燥火，内伤脏腑热盛为致病主因，主病之脏在于心和脾（胃），关键是要调理脾胃。患者饮食、思虑伤及心脾，情绪紧张则肝郁，气郁化火，心开窍于舌，脾开窍于口，心肝火旺则生疮，《内经》云："诸痛痒疮，皆属于心"，而脾胃阴火随肝火上升为主因，因此治疗关键在脾胃，脾胃为枢机，脾升胃降，则火升已而降，不去火则火自除，口疮得愈。用香砂六君子汤健脾和胃，厚朴、枳壳、郁金、乌药疏肝理气，郁金、炒黄芩、刘寄奴、姜竹茹清心肝之热止痛，桔梗载药上行，焦三仙和胃消食，通过健脾疏肝，理气和胃，佐以清热之法，疾病而愈。

五十八、痤　疮

案1　痤疮（慢性炎症性毛囊炎）

黄某，女，20岁。初诊：2008年7月19日。

主诉：面部痘疹2年余。

病史：患者于2年前无明显诱因出现面部痘疹，月经前尤甚，经多方治疗症状时轻时重。现症见：面部多发痘疹，如绿豆大小，时有瘙痒感，纳差，稍进食则觉腹胀，睡眠稍差，大便稍干，1~2日一行。舌质淡，舌体胖大，苔薄黄。

中医诊断：痤疮（脾虚肝旺）。

西医诊断：慢性炎症性毛囊炎。

治则：益气健脾，疏肝解郁。

方药：逍遥散加减。

当归12g，炒白芍15g，白术10g，茯苓15g，柴胡6g，郁金10g，香附10g，乌药10g，枳壳10g，砂仁10g，红花10g，桔梗10g，炒黄芩10g，九节菖蒲10g，薄荷8g，菊花12g，甘草3g，生姜10g。十剂，水煎服。

医嘱：忌食生冷及辛辣、油腻食物。

二诊：2008 年 8 月 2 日。自 6 月 18 日至今月经未至，舌质淡，舌体胖大，苔黄稍腻。按上方去薄荷，加生山楂 12g、桃仁 10g。十五剂，水煎服。

三诊：2008 年 9 月 1 日。服十剂药后月经已至，面部痘疹明显减轻。白术 10g、半夏 10g、香附 10g、砂仁 10g、郁金 10g、九节菖蒲 10g、丹参 15g、焦栀子 10g、桔梗 10g、炒黄芩 10g、地肤子 12g、红花 10g、枳壳 10g、甘草 3g、生姜 10g。二十剂，水煎服。并嘱中药汤剂服用完后继服逍遥丸以巩固治疗。

按语 本案患者症见纳差，稍进食则觉腹胀，睡眠稍差，大便稍干，1~2 日一行。舌质淡，舌体胖大，苔薄黄，为脾虚之证，脾虚不能运化水湿，结于面部出现痤疮；肝失疏泄，冲任不调，冲为血海，任主胞胎，冲任不调，以致月经紊乱和月经前尤甚。本患者为脾虚肝郁之证，治当以益气健脾，疏肝解郁，方用逍遥散加减。白术、茯苓、枳壳、砂仁、炒黄芩、九节菖蒲等益气健脾，祛湿和胃；柴胡、郁金、香附、乌药等疏肝解郁；当归、炒白芍养血柔肝；薄荷、菊花清肝疏肝。全方共达益气健脾，疏肝解郁之功效。

案 2 痤疮

高某，女，24 岁，郑州市人，学生。初诊：2012 年 2 月 17 日。

主诉：近日因学习压力大，面部出现大片痤疮，并感觉烦躁。久治不效。现面部痤疮连片，面部潮热略肿发红，有痒痛感。腿凉，舌质淡红，边齿痕，检查舌体胖，脉弦滑。

中医诊断：痤疮（肝脾失调）。

治法：健脾祛湿，凉血活血，清热止痒。

处方：四物汤和四君子化裁。

当归 10g、赤芍 15g、生地 15g、丹皮 10g、白术 10g、土茯苓 25g、苍术 10g、公英 15g、地肤子 15g、蛇床子 20g、生薏苡仁 30g、地骨皮 15g、丹参 15g、白芷 10g、川牛膝 15g、甘草 3 g。10 剂，水煎服。

二诊：2012 年 2 月 26 日。面部痤疮明显减轻，红肿减退，仍出新的痤疮，痒痛感减轻。舌质淡，体胖脉弦细略数。

上方去地骨皮、生地、加白鲜皮、乌药、川朴，继服 10 剂。

2012 年 3 月 18 日，其父来李老家诊病，诉患者已痊愈，返回学校正常上课。

按：本患者素体较弱，舌质淡，边见齿痕，系脾虚之征。由脾虚导致土壅木郁，肝火旺盛，肝主藏血，肝气上逆，气血郁滞，日久化热，热伏营血所致痤疮。故本病多发于面部。因脾虚，运化无力，水湿内停，阻滞中焦，土壅木郁，肝气上逆，营卫不和，湿邪郁于肌表，不能透达，故皮肤瘙痒，其症颜面丘疹，以口鼻及两眉间为多，血阻气升，故面部潮热色红，月经前后丘疹增多，舌胖舌边尖红，脉弦细数等均为肝郁血热，脾虚有湿之象。方药中当归，赤芍，生地，丹皮，丹参，养血活血凉血；白术，苍术，生薏苡仁，地骨皮，蛇床子，土茯苓，地肤子，川朴燥湿健脾止痒；公英，白芷清热解毒，消肿。诸药共奏健脾祛湿，凉血活血，清热止痒而收效。

五十九、唇 风

案 唇风（脱屑性唇炎）

陈某，女，34 岁，个体经商。初诊：2010 年 12 月 11 日。

主诉：唇周干燥10余年。

病史：10年前无明显诱因出现唇周干燥，脱屑，偶有瘙痒感，始发于下唇中间部位，后累及上、下唇，整个口唇干燥，时肿痛发胀，有灼热感，严重时有糜烂渗出液，结痂后鳞痂脱落，受日晒后易发作，无发热，先后于省医、北京等医院就诊，查免疫及唇活检未见明显异常，给予维生素B族、抗生素及抗组胺类药物、局部用药皮质类固醇软膏及激光等治疗后缓解，但效果不佳，经人介绍来我门诊求治。现症见：口唇干燥，饮水后无缓解，有脱屑，伴瘙痒，发胀不适，局部有结痂，乏力，夜尿频数4~5次/夜，大便不爽，日1~2次，眠可，舌质淡，体胖大，边有齿痕，脉弦稍数。

中医诊断：唇风（脾胃气虚）。

西医诊断：脱屑性唇炎。

治法：益气健脾，疏肝理气，清热生津。

方药：香砂六君子汤加减。

黄芪20g，党参12g，白术10g，茯苓15g，陈皮10g，山药20g，香附10g，砂仁10g，厚朴10g，枳壳10g，郁金10g，乌药10g，益智仁12g，桔梗10g，天花粉12g，甘草3g，生姜3片为引。十剂，水煎服，日一剂。

医嘱：清淡饮食，忌服辛辣刺激性食物及富含卟啉的食物如油菜、胡萝卜、无花果等。

二诊：2010年12月22日。服上药后，上症有所缓解，大便偏干，舌苔稍厚，守上方去山药，加半夏10g，防风5g，草决明15g，黄芩10g，鸡内金10g。继服二十剂，水煎服，日一剂。

医嘱：同上。

三诊：2010年2月20日。服药期间因有事而停药几日，唇干明显改善，稍微干燥，已无脱屑，略感乏力，余无不适。守上方去黄芪、党参、半夏、枳壳，加太子参10g，山药20g，枳实10g，当归12g，桃仁10g以增加益气健脾，养血活血之力。继服三十剂，水煎服，日一剂，巩固治疗。

医嘱：同上。

半年后，患者的朋友就诊时提及本患者，停药至今，未再复发，恢复如前。

按语 《内经》云："脾气开于口，其华在唇，脾主肌肉。"脾胃后天之本，气血生化之源，上注于口，则口唇红润。若湿热或心脾火旺生风，出于口唇则可成唇风，表现为口唇糜烂，起泡，脱屑，发痒。本案发病日久，出现虚实夹杂，脾气不足，阴液耗伤，土虚木乘而生风，血行不畅，气虚不能化精上荣于口则生唇风。李老认为本案脾虚失健是本，津血不润生风是标，治疗以健脾益气为主，养血活血，生津润燥为辅，用芪、参、术、苓、草、陈皮健脾益气，以资气血生化之源，山药、天花粉养阴生津，香附、砂仁、厚朴、枳壳、乌药疏肝理气，当归12g、桃仁、郁金养血活血熄风，桔梗为舟楫之药，载药上行，全方具有益气健脾，疏肝理气，清热生津，养血活血熄风之效，药证相符而获愈。

典型病案（附李老点评）

案1　胃痛·杨案

杨某，女，53岁，教师。初诊：2005年3月3日。

主诉：间断性胃脘隐痛8年余。

病史：自述于8年前因工作繁忙，饮食不调，饥饱失宜，终致胃病。虽长期间断性服用多种中西药物治疗，但病情时轻时重，反复发作，终未治愈。2005年春节因饮食不当而致病情加重，许昌市中心医院胃镜检查提示：慢性红斑性胃炎。来诊时症见胃脘隐痛，喜暖喜按，腹胀纳差，嗳气，身倦乏力，四肢欠温，大便溏薄，日行2~3次。望之面色萎黄，呈慢性病容。舌质淡，体胖大，边见齿痕，苔白腻，脉沉细。2005年1月9日，许昌市中心医院胃镜诊断为慢性红斑性胃炎；B超诊断为慢性胆囊炎；血常规检查：正常。

中医诊断：胃痛（脾胃虚寒）。

西医诊断：慢性红斑性胃炎。

治法：温中健脾，理气和胃。

方药：香砂六君子汤加减。

党参10g，白术10g，茯苓15g，橘红10g，半夏10g，木香6g，砂仁8g，厚朴10g，枳壳10g，桂枝5g，干姜6g，炒薏苡仁30g，泽泻12g，柿蒂15g，甘草3g。20剂，水煎服。

嘱：忌生冷、油腻食物，勿过劳。

二诊：2005年3月26日。胃脘隐痛，喜暖喜按，腹胀，嗳气，四肢欠温等症较前减轻，纳食较前增加，日进主食半斤以上。身体较前有力，大便仍溏薄，但次数较前有所减少，日行1~2次。舌质淡，体胖大，边见齿痕，舌苔白稍腻，脉沉细。

二诊辨证论治：药后胃脘隐痛、腹胀、嗳气、四肢欠温等症较前减轻，纳食、体力较前好转，大便虽仍不成形，但次数已较前减少，表明中阳渐复，中气渐充，中寒渐散，脾胃运化吸收功能得以增强。上方加焦三仙各12g，以健胃消食，助脾运化。20剂，水煎服。

三诊：2005年4月20日。胃脘隐痛、喜暖喜按、腹胀、嗳气、四肢欠温等症消失，纳食、体力基本正常，面色红润，大便时成形时溏薄，日行1次。舌质淡红，体胖大，苔薄白，脉沉细。

三诊辨证论治：患者服药后，使中阳得充，纳运渐以正常，故诸症消失，病情得以好转。但患者病程日久，非短时之功能使脾胃运化之功能得以强健，因此每遇饮食不调之诱因，即损渐复之中气，见大便溏薄。治疗仍需健脾益气，方用香砂六君子汤加减。

处方：香砂六君子汤加减。

党参 12g，白术 10g，茯苓 15g，陈皮 10g，半夏 10g，木香 6g，砂仁 10g，厚朴 10g，枳壳 10g，郁金 10g，山药 20g，炒薏苡仁 30g，焦三仙各 12g，甘草 3g，生姜 3 片，大枣 3 枚。20 剂，水煎服。

四诊：2005 年 5 月 17 日。患者无特殊不适，面色红润，饮食、大便正常，体重较前增加 1~5 公斤。舌质淡红，舌苔薄，脉弦细。2005 年 5 月 14 日，许昌市中心医院胃镜检查提示：慢性萎缩性胃炎；B 超检查提示：肝、胆、脾、胰未见异常。

四诊辨证论治：诸症消失，病获痊愈。李老强调，久病初愈，仍需固护胃气，应注意饮食调理，保持心情舒畅，避免过度劳累，当继服香砂六君子丸以健脾和胃，巩固疗效。

处方：香砂六君子丸。

按语 李老认为本案症见胃脘隐痛，喜暖喜按，腹胀纳差，嗳气，身倦乏力，四肢欠温等，显为胃痛之脾胃虚寒证。治疗方面，老师根据数十年临证经验，在香砂六君子汤基础上加减变化而成香砂温中汤，旨在温中健脾，理气和胃。药物除香砂六君子汤益气健脾和胃外，又重点选用了干姜、桂枝，这是老师的用药经验和特色。用温中散寒之干姜，配党参、白术、甘草，亦即理中汤可专攻中焦之虚寒；用辛温之桂枝以振奋脾阳而助膀胱之气化，配茯苓、去薏苡仁、泽泻等，取"治湿不利小便非其治也"，以助脾运。待诸症消失，病获初愈，李老嘱其注意饮食调理，避免过度劳累，并改服香砂六君子丸善后治疗，巩固疗效。患者坚持服药近三个月，使八年余之胃痛痼疾得以痊愈。

李老点评见图 1。

案 2　胃痛·王案

王某，男，52 岁，干部。初诊：2005 年 3 月 21 日。

主诉：间断性胃脘痛 10 余年。

病史：患者自述于 10 年前因饮食不节，过食生冷、油腻之品致胃脘隐痛，虽长期服用多种中西药物治疗，但病情时轻时重，反复发作。且每因饮食不调或情志不遂而使病症加重。2005 年 1 月因情志不畅加之饮酒致病情加重，经洛阳市 150 医院胃镜、胃黏膜组织活检诊断为浅表-萎缩性胃炎。来诊时症见胃脘疼痛连及两胁，腹胀，食后胀甚，嗳气频作，少食，日进食半斤许，大便溏薄，日 1~2 次，身倦乏力。望之面色萎黄，呈慢性病容，形体消瘦。按压上腹部感轻微疼痛。舌质淡，体胖大，苔白腻，脉弦滑。

中医诊断：胃痛（脾虚肝郁）。

西医诊断：慢性萎缩性胃炎。

治法：健脾益气，疏肝和胃。

方药：香砂六君子汤加减。

党参 10g，白术 10g，茯苓 15g，陈皮 10g，半夏 10g，木香 6g，砂仁 8g，厚朴 10g，枳壳 10g，郁金 10g，元胡 10g，乌药 10g，焦三仙各 12g，甘草 3g，生姜 3 片，大枣 3 枚。15 剂，水煎服。

嘱：忌食辛辣、生冷、油腻之品，调畅情志，勿过度劳累。

二诊：2005 年 4 月 7 日。药后胃脘疼痛连及两胁、腹胀、食后胀甚、嗳气频作等症减，纳食较前增加，日进食 7 两左右，自感身体较前有力，仍大便溏薄，日行 1~2 次。舌质淡，体胖大，苔白稍腻，脉弦。

杨某某胃痛病案

点评

本病案胃痛时轻时重，反复发作已八年余。据四诊重点是：胃部隐痛，喜暖喜按、食少腹胀，嗳气便溏，身倦乏力，四肢欠温，面色姜黄，舌质淡，舌体胖边有齿痕，苔白腻，脉沉细等，显系脾胃虚寒证。故治以温中健脾，理气和胃法。方用本师六君子汤加味而治愈。在用前方时，除本师六君子汤益之健脾和胃外，重其前是用守而不走、温中散寒之干姜，配党参、白术、甘草亦即理中汤以专攻中焦之虚寒；用辛温之桂枝以振脾阳而助膀胱之气化，配茯苓、泽泻等以"祛湿不利小便非其治也"。治慢性病症有方有守，本病案以本师六君子汤为基础，连服两月余，将八年余之胃痛痼疾而治愈。

李振华

2006.6.18.

图1

二诊辨证论治：药后胃脘胀痛等症大减，纳食、体力较前好转，为脾胃之气渐复、肝气趋于条达之象；仍见大便溏薄，为脾胃虚弱日久，非短时可使运化之职恢复正常，原方加炒薏苡仁30g，以健脾祛湿，分清泌浊。25剂，水煎服。

三诊：2005年5月8日。诸症消失，精神、体力、纳食、大便均正常，面色趋于红润，体重较前增加两公斤。但每遇情绪不畅或进食生冷之品，感胃中胀闷不适。舌质淡红，体胖大，苔薄白，脉沉细。

三诊辨证论治：脾胃运化功能继续恢复，土不壅则木不郁，肝脾协调，纳化渐以正常，故诸症消失，病情好转。但每遇情绪不畅或进食生冷仍感胃中胀闷不适，为脾胃虚弱尚存，上方去半夏、元胡，加炒山药20g以健脾益胃。30剂，水煎服。

四诊：2005年6月15日。未感特殊不适，面色红润，饮食正常，体重较前增加3kg。舌质淡红，舌苔薄白，脉弦细。2005年6月10日，洛阳市150医院复查胃镜，病理结果提示：轻度浅表性胃炎。

方剂：香砂六君子丸。

复诊辨证论治：诸症消失，病获痊愈。因久病初愈，应调理饮食，调畅情志，继服香砂六君子丸2个月以强健脾胃之气，善后巩固。

按语 本案症见胃脘疼痛连及两胁，腹胀，食后胀甚，嗳气频作，少食，身倦乏力，大便溏薄，舌质淡，体胖大，苔白腻，脉弦滑。根据脉症，为脾虚肝郁之胃痛。形成肝脾不调的病因有两方面，一是饮食不节，饥饱失宜，损伤脾胃，脾失健运，水湿内停，气机郁滞，土壅木郁；二是情志不遂，恼怒伤肝，肝气郁滞，失于疏泄，木郁乘土。二者虽起因不同，却异途同归，临床上终致脾虚、肝郁、胃滞的病机变化，治疗上强调脾宜健，肝宜疏，胃宜和，处方选用香砂六君子汤加味，重在健脾益气，疏肝和胃。药物除香砂六君子汤补中益气、健脾和胃外，又重点选用了能疏肝解郁、理气和胃的郁金、元胡、乌药。诸药合用，使脾虚得健，肝郁得疏，胃滞得和。待诸症消失，病获初愈，嘱其调理饮食，调畅情志，并改服香砂六君子丸巩固疗效。患者坚持服药四月余，使十年余的胃病得以治愈。

李老点评见图2。

案3 胃痛·苏案

苏某，男，汉族，38岁，司机。初诊：2005年9月22日。

主诉：间断性胃脘痛4年余。

病史：自述4年前因工作过度劳累（开出租车），加之饮食不节，饥饱失宜，又喜食生冷、油腻、辛辣之品，导致胃脘疼痛，身体逐渐消瘦。虽长期服用多种中西药物治疗，但病情时轻时重，反复发作，终未治愈。2005年7月又因饮用冰镇啤酒而致病情加重，经郑州市第三人民医院胃镜、胃黏膜组织活检检查提示：慢性浅表-萎缩性胃炎。来诊时症见胃脘刺痛，痛处固定不移，腹胀，纳差，嗳气，身倦乏力，大便溏薄，日行4~5次。望之面色萎黄，形体消瘦，神情倦怠，呈慢性病容。舌质淡暗，体胖大，边见瘀斑，舌苔白腻，脉沉涩，按压上腹部感疼痛不适。

中医诊断：胃痛（脾胃气虚，瘀血阻络）。

西医诊断：慢性浅表-萎缩性胃炎。

治法：健脾和胃，益气活血。

王某某胃痞（慢性萎缩性胃炎）病案

慢性萎缩性胃炎属中医胃痞、痞等病范畴。本病系胃病日久，脾虚为主。由于脾虚土壅木郁，胃失和降，故治疗上脾宜健、肝宜疏、胃宜和。经二十余年余临床体会，此九字为治慢性萎缩性之法则。多年来经临床自拟之萎胃汤，即是在此病理、治法的基础上而拟定的。经十余例该病患在之治疗观察，凡坚持服药在半年左右，治愈率达70%以上。尤其未发现转为胃癌之病例，突破了国外医学谓因胃粘膜不可能逆转修复之见矣和终身不治之病。本病为慢性病，治疗时要注意：（一）坚持服药半年左右。（二）症状减轻，食欲增加，因胃粘膜未复消化功能尚差，要控制饮食，最好作到定时、定量、定性。（三）防止情绪冲动，保持乐观。

李振华

2006. 6. 14.

图2

方药：香砂六君子汤加减。

党参 15g，白术 10g，茯苓 15g，陈皮 10g，半夏 10g，木香 6g，砂仁 10g，厚朴 10g，枳壳 10g，郁金 10g，乌药 10g，焦三仙各 12g，元胡 10g，丹参 15g，刘寄奴 12g，甘草 3g，生姜 3 片。20 剂，水煎服。

嘱：忌食生冷、油腻、辛辣之品，注意休息，勿过度劳累。

二诊：2005 年 10 月 14 日。胃痛未作，腹胀，嗳气症状大减，身体较前有力，纳食较前增加，仍大便溏薄，日行 2~3 次。舌质淡暗，体胖大，边见瘀斑，舌苔白稍腻，脉沉细。

二诊辨证论治：患者服药后胃痛消失，腹胀，嗳气症状大减，纳食较前增加，身体较前有力，为脾胃之气渐充，运化之职渐复，脾升胃降，中焦气机通畅，血行趋于正常之象。但病程日久，非短时之功能使脾胃功能强健。大便溏薄，舌质淡暗，体胖大，边见瘀斑，舌苔白稍腻，脉沉细，均为气虚血瘀尚存之象，原方去木香，加香附 10g 以增理气活血之力。20 剂，水煎服。

三诊：2005 年 11 月 5 日。诸症消失，精神、体力、饮食、大便均正常，面色趋于红润，体重较前增加两公斤，但每遇进食生冷、辛辣之品即大便溏薄。舌质淡红，体胖大，舌苔薄白，脉沉细。

三诊辨证论治：诸症消失，病情得以控制，但根据舌脉及每遇进食生冷、辛辣之品即大便溏薄，表明脾虚未复，仍需健脾益气，方中去元胡、刘寄奴，加黄芪 15g，以增益气补中之力。30 剂，水煎服。

四诊：2005 年 12 月 10 日。无特殊不适症状，面色红润，体力、饮食正常，语声有力，体重较前增加 2.5kg，并能正常工作。舌质淡红，苔薄白，脉沉细。

四诊辨证论治：诸症消失，临床病获痊愈。李老强调，患者久病初愈，但疗程尚短，仍需健脾补中，继服三诊方药 30 剂，以强健脾胃功能，巩固疗效。

五诊：2006 年 3 月 11 日。身体自觉一切如常，体重较治疗前增加 3kg。春节少量饮酒及进食油腻之品亦未发现不适症状。舌质淡红，舌苔薄白，脉弦细。2006 年 3 月 6 日，郑州市第三人民医院复查胃镜提示：慢性浅表性胃炎。

五诊辨证论治：病获痊愈。继服香砂六君子丸以加强疗效。

按语 本例患者因工作过度劳累，加之饮食不节，饥饱失宜，又有喜食生冷、油腻、辛辣、烟酒等不良嗜好，损伤脾胃而致胃痛。虽经中西药物治疗，但病情反复发作，日久不愈，终致病情进一步加重。气是推动血液运行的动力，脾胃气虚，无力推动血行，以致气虚血瘀；脾虚失运，无以运化水湿，使湿聚痰生，加之血瘀阻滞，胃络不畅，则胃脘刺痛，痛处固定不移；正如叶天士所说："胃病久而屡发，必有凝痰聚瘀"。脾胃虚弱，气机升降失常，胃气上逆，则腹胀，纳差，嗳气；脾为后天之本，气血生化之源，主肌肉四肢，脾胃虚弱，气血生化之源，机体失于荣养，故面色萎黄，身倦乏力，形体消瘦；脾虚生湿下渗肠间，肠失传导，故大便溏薄；舌质淡暗，体胖大，边见瘀斑，苔白腻，脉沉涩，均为脾胃气虚，痰瘀阻络之象。治疗当以健脾理气和胃，化痰活瘀通络为法，方用香砂六君子汤加减。药以党参、白术、茯苓、甘草补中健脾；和陈皮、半夏寓二陈汤义以化痰和胃；木香、砂仁、厚朴、枳壳理气降逆；郁金、元胡、乌药、丹参、刘寄奴活血化瘀；焦三仙助以消食。诸药并用，使脾虚得健，胃气得和，气郁得疏，痰湿得化，血瘀得活。在本案的辨证中，李老依据胃脘剌痛，痛处固定不移，腹胀、纳差、嗳气、身倦乏力、大便溏薄，舌质淡暗，体胖大，边见瘀斑，苔白腻，脉沉涩，辨证为脾胃气虚，痰瘀阻络，为本虚标实之证。治疗方面，根据本案本虚标实之病机变化，方药在香砂六君子汤健脾和胃、行气化痰的基础上，又佐以活血化瘀之元胡、丹参、刘寄奴，诸方兼顾，灵活加减而使病愈。

李老点评见图3。

案4 胃痞·张案

张某，男，51岁，教师。初诊：2005年7月9日。

主诉：胃脘胀满已近2年半。

病史：患者自诉因长期教课、辅导学生、批改作业，常常深夜吃饭，自感身心疲惫，且睡眠不佳，入睡困难，2003年元月份始感胃脘部胀满，食量下降，未予重视，持续至8月份症状较前明显，自购复方鸡内金片、普瑞博思等药断续服用，症情时轻时重。12月24日至河南省中医学院一附院就诊，行电子胃镜检查，诊断为慢性萎缩性胃炎、幽门螺杆菌（弱阳性），先后给予中药汤剂（具体药物不详）及西药阿莫西林、甲硝唑、硫糖铝、西沙必利等药口服，按医嘱服完疗程停药后，症状基本消失，病情稳定。今年6月份，因学生准备高考而倍感忙碌，至病患再度复发，继服以上药物效果不显。现胃脘部胀满，时有隐痛，饭后上腹部不适感加重，食欲不振，每日主食不超过100克，胃脘得温则舒，便溏日1~2次，周身乏力，精神疲惫，面色不华，形体瘦弱，舌质淡，舌体胖大，舌苔白腻，脉沉弦。

中医诊断：胃痞（肝郁脾虚，胃失和降，中阳不振，痰湿阻滞）。

西医诊断：慢性萎缩性胃炎。

治法：健脾和胃，理气温中。

方药：香砂温中汤加减。

白术10g，茯苓12g，陈皮10g，旱半夏10g，香附10g，砂仁12g，厚朴20g，西茴10g，乌药10g，桂枝5g，白芍10g，枳壳10g，木香6g，沉香3g，泽泻15g，炒薏苡仁25g，吴茱萸6g，刘寄奴15g，甘草3g。20剂，水煎服。

嘱：忌食生冷肥甘，注意情志舒畅，适当活动。

二诊：2005年7月30日。胃脘隐痛消失，脘腹胀满及周身乏力较前减轻，纳差好转，大便日一次，不成形。舌质淡，舌体胖大，苔薄白腻，脉沉弦。

二诊辨证论治：药后脾气渐充，纳化渐至有常，故脘腹胀满好转，胃脘隐痛消失。脾气渐旺，气血生化有源，形体得养，则周身乏力好转。上方加焦三仙各10g，萝卜种15g，以增和胃促运、下气宽中之力。30剂，水煎服。

三诊：2005年9月3日。腹胀及周身乏力较前大减，饮食大增，偶有胃脘隐痛，畏食生冷。舌质淡红，舌体胖大，舌苔薄白，脉弦细。

三诊辨证论治：患者病情得以控制，主症基本消失，复查胃镜结果显示：浅表性胃炎。上方加知母10g以防温燥伤津，延胡索10g，丹参15g以活瘀通络。30剂，水煎服。

2005年10月21日患者专程来述，药尽诸症消失，现饮食、精神、体力均已恢复，亦未再复查胃镜。

按语 本例因长期饮食劳倦所伤，脾胃受损，且终日考虑学生成绩及升学问题，压

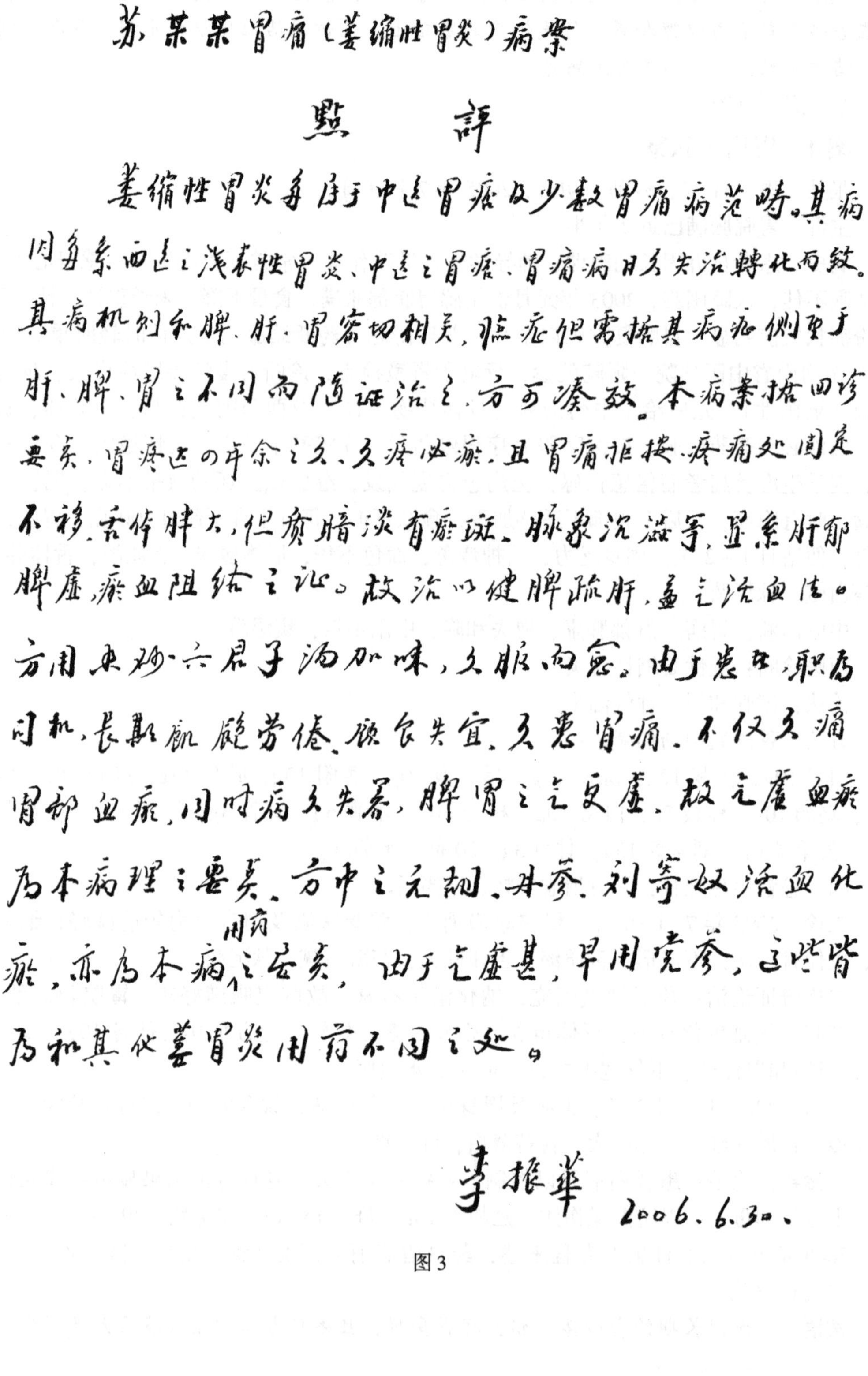

苏某某胃痛（萎缩性胃炎）病案

点　评

萎缩性胃炎多属于中医胃痞及少数胃痛病范畴。其病因多系西医之浅表性胃炎、中医之胃痞、胃痛病日久失治转化而致。其病机则和脾、肝、胃密切相关，临症但需据其病症侧重于肝、脾、胃之不同而随证治之，方可凑效。本病案据四诊要点，胃疼已四年余之久，久疼必瘀，且胃痛拒按，疼痛处固定不移，舌体胖大，但质暗淡有瘀斑，脉象沉涩等，显系肝郁脾虚，瘀血阻络之证。故治以健脾疏肝，兼之活血法。方用来妙六君子汤加味，久服而愈。由于患者职后司机，长期胼胝劳倦，饮食失宜，久患胃痛，不仅久痛胃部血瘀，同时病久失养，脾胃之气反虚，故气虚血瘀为本病理之要点。方中之元胡、丹参、刘等取活血化瘀，亦为本病之用药要点，由于气虚甚，早用党参，这些皆为和其他萎胃炎用药不同之处。

李振华

2006.6.30.

图3

力颇大，过思伤脾，思则气结，致肝郁气滞，不得疏泄，横逆犯胃乘脾。肝胃不和，肝郁脾虚而胃纳呆滞，满闷不适；脾胃气虚，纳化无力，故食后症状加重，食量减少；中气不足，气血亏虚，上荣于面，温煦全身，故精神疲惫，面色不华，周身乏力；脾虚不能运化水湿，湿停痰生，则舌苔白腻。舌质淡，体胖大皆脾胃虚弱，脾阳不振之象。治宜疏肝解郁，温中健脾，燥湿化痰，和胃降气。方用香砂温中汤加减，方中白术、茯苓、炒薏苡仁、陈皮、旱半夏、甘草健脾补气，燥湿化痰；香附、木香、枳壳、厚朴疏肝解郁，除痞调中；沉香、乌药、西茴、吴茱萸辛香温通，降气止痛；桂枝温经通阳，合白芍一散一收，而有缓急止痛之效；砂仁醒脾和胃，化湿行气；刘寄奴苦泄温通，行散止痛。综观本方，体现了行补、通补的原则。

李老点评见图 4。

案 5　胃痞·王案

王某，女，77 岁，干部。初诊：2005 年 6 月 18 日。

主诉：胃脘不适感已 6 年。

病史：1999 年夏季因工作紧张，饮食不规律，始感胃脘部胀满不适，食欲下降，食量减少，当时未曾介意，翌年病情有加重趋势，乃自购"胃必治"、"健胃消食片"等药服用约两个月，病有好转。停服后病情时轻时重，影响活动及生活。2002 年 9 月经市级医院诊治确诊为慢性浅表性胃炎，按常规治疗，病情无明显改善。延至 2004 年 4 月底，经省人民医院，电子胃镜检查提示慢性萎缩性胃炎，口服胶体次枸橼酸铋、阿莫西林、胃蛋白酶，病情有所好转。依照医嘱停服后月余，病情再次加重，继服上药效果不显。2005 年 9 月再次复查胃镜，提示慢性萎缩性胃炎。现胃脘痞满怕凉，不能进凉食，纳差，不思饮食，周身乏力，大便干结，劳累、心情不舒或饮食稍有不慎则病症加重。望之面色少华，神情倦怠，舌质淡，体稍胖大，边有齿痕，舌苔稍白腻；脉沉细弦。

中医诊断：胃痞（肝郁脾虚，胃失和降，中阳不振）。

西医诊断：慢性萎缩性胃炎。

治法：疏肝理气，健脾温中，通降和胃。

方药：香砂温中汤加味。

白术 10g，茯苓 12g，陈皮 10g，旱半夏 10g，香附 10g，木香 6g，厚朴 10g，乌药 10g，枳壳 10g，沉香 3g，郁金 10g，刘寄奴 15g，桂枝 5g，白芍 10g，西茴 10g，砂仁 6g，焦三仙各 12g，甘草 3g。20 剂，水煎服。

嘱：情志舒畅，饮食及生活规律，忌食油腻辛辣，勿过劳。

二诊：2005 年 7 月 5 日。大便每日一次，质软排便通畅，胃脘胀满及食欲好转，口干。舌质淡，体稍胖大，边有齿痕，苔稍黄腻，脉沉细弦。

二诊辨证论治：排便通畅，胃脘胀满及食欲好转，表明脾胃有健运之象，积滞渐化，大肠传导之职复常，口干、苔稍黄为方药稍嫌温燥，上方加知母 12g 滋阴润燥，以防阴伤；萝卜种 15g 下气宽中，加强消痞除胀之力。

三诊：2005 年 8 月 9 日。胃脘胀满感、口干消失，食欲增强。食凉菜、水果时仍感胃脘不适。舌质淡，体稍胖大，边有齿痕。舌苔薄白，脉沉细。

三诊辨证论治：主症消失，食欲转强，食生冷仍觉胃脘不适，为脾虚尚未完全复常，中焦仍有寒象，故遵原治则，上方加太子参 15g 增益气健脾之力，30 剂，水煎服。

104号
张某某胃痞案　　点评

　　本案患者，长期饥饱失宜，身心疲惫，以致脾虚胃失和降，因失于治疗，又而中阳不振，食而消瘦，脘后腹胀，面色不华，舌体胖大，舌质淡，舌苔白腻，脉象沉弦。证系脾虚而胃失和降之胃痞病。治疗原则宜脾宜健，肝宜疏，胃宜和为本。经云自拟养胃汤随证加减。本病西医名慢性萎缩性胃炎。无治愈病例，且胃黏膜不可能逆转修复，系癌前病变，即不癌变，亦是终身难愈。中药对本病有效，但由于本病以脾虚较甚及其主要病机，波及肝胃，故疗程较长。余通过近20年来临证观察，一般均需半年左右服药，且控制饮食、情绪乐观，方可治愈。

李振华　2006.4.12.

图4

2005 年 9 月 17 日，患者电话述症状均已消失；9 月 15 日复查胃镜见胃黏膜红白相间，呈片状分布，提示为慢性浅表性胃炎，因不愿再服中药，故嘱按说明用量服用香砂六君子丸、逍遥丸、理中丸，每日各服 1 次，以资巩固。2006 年元月 12 日电话随访，述又坚持服用丸剂 2 个月，现一切正常，平时生活遵从医嘱，病未复发。

按语 本例初因繁劳思虑，饮食失宜，致肝郁脾虚，中阳不运，胃失和降，痰湿阻滞，治宜疏肝健脾，温运中焦，消食和胃，燥湿化痰。以经验方药香砂温中汤治之。药以白术、茯苓健脾益气，以促运化；脾虚失运每致痰湿凝聚，故加陈皮、旱半夏、甘草取二陈汤义燥湿化痰，理气和中；香附、厚朴、乌药、木香、枳壳疏肝理气，调中除痞；乌药、沉香行气散寒，温降调中；气滞日久，经络必致不畅，故用郁金、刘寄奴苦泄行散，活血通络，且取刘寄奴芳香醒脾开胃，消食化积之功；桂枝温运脾阳，温化痰饮，合白芍使桂枝辛散而不致伤阴；西茴理气和胃，温中祛寒；砂仁、焦三仙醒脾开胃，消食化积。诸药共奏疏肝理气、健脾温中、通降和胃之功。

本案胃痞由萎缩性胃炎所致，其病理特点多为脾虚、肝郁、胃实，治疗当以脾宜健、肝宜疏、胃宜和为原则，但需随其偏盛而加减用药。因该病病程已久，当坚持服药半年左右。

李老点评见图 5。

案 6 胃痞·胡案

胡某，女，40 岁。于 2005 年 7 月 30 日来诊。

主诉：嗳气频作 4 年，胃痛时发 1 年余。

病史：患者长期在外打工，饮食无规律，于 2001 年出现嗳气，经中西药物治疗效果不佳。2004 年 4 月出现胃痛，脘腹痞满，嗳气加重，食后更甚。近半年内又出现头晕。现嗳气频作，食后更甚，胃脘隐痛，脘腹胀满，头晕，饮食减少，二便正常。舌质淡，体胖大，舌苔白腻，脉弦细。

2005 年 7 月 20 日彩超提示：慢性胆囊炎，胃镜示：慢性胃炎。

中医诊断：嗳气（脾胃气虚，肝胃不和）。

西医诊断：慢性胆囊炎；慢性胃炎。

治法：健脾疏肝，和胃降逆。

方药：香砂温中汤加味：白术 10g，茯苓 15g，陈皮 10g，半夏 10g，香附 10g，砂仁 8g，厚朴 10g，木香 6g，桂枝 6g，白芍 12g，西茴 10g，乌药 10g，丁香 5g，柿蒂 15g，萝卜种 18g，白蔻仁 10g，佛手 12g，大黄炭 12g，甘草 3g。10 剂，水煎服。

医嘱：情志舒畅；饮食清淡，定时少食多餐；勿使过劳。

二诊：2005 年 8 月 9 日。嗳气明显减轻，胃痛胀满亦减，食后仍有胀痛不舒，头晕减轻，饮食增加。方证相符，脾气日趋健运，肝气亦舒，胃气和降，效不更方。仍以健脾疏肝，和胃降逆法，上方加吴茱萸 5g、枳实 10g 以加强温中和胃降逆之力。10 剂，水煎服。

三诊：2005 年 8 月 23 日。嗳气已止，胃痛基本消失，停药后近两日仍有轻微胃痛，食欲增加。舌质淡，舌体略胖大，苔薄白稍腻，脉弦细。脾虚尚未完全复健，改用香砂六君子丸每服 6g，日三次，温开水送服以巩固疗效。

按语 本例嗳气，由于饮食劳倦损伤脾胃，土壅木郁，肝气犯胃，肝胃不和，胃气

王某某胃痞病（慢性萎缩性胃炎）案

点评

慢性萎缩性胃炎，属中医胃痞病范围畴。该病国内外公认易恶变为胃病癌症，故亦称癌前病变。二十世纪八十年中期，余经国家医药情报所查索，国外寻02份资料，无一例治愈。国内寻9份资料，有临床症状治愈病例，但治疗前后，无仪器检查证实。1986年余中标"七五"国家科技重点攻关项目"慢性萎缩性胃炎临床及实验研究"。通过五年300例经胃镜及病理检查确诊的住院患者治疗，出院时再通过上述检查证实，其有效率为97.8%，治愈率为30%。上报国家卫生部验收并组织鉴定："居国内外先进水平"通过五年治疗研究，认为本病要点是：（一）本病多居浅表性胃炎日久转化而成。其病理主要为脾虚，脾虚则土虚木郁；脾虚失其健运，不能以帮为胃行其津液濡，导致胃失和降。故脾虚、肝郁、胃实为本病之病理特点。（二）根据病理脾宜健、肝宜疏、胃宜和为本病治疗原则，随其偏盛而加减用药。（三）注意事项：坚持服药，胃粘膜修复需半年左右；饮食胃胀好转需控制饮食；防止精神刺激。1991年鉴定后16年通过门诊进一步治疗观察，治愈率约70%左右，凡经长时服药未发现一例转为胃癌。突破了国内外认为胃粘膜不可能逆转修复论点。

李振华 2006.5.20.

图5

上逆所致。肝气上逆，胃失和降则嗳气不止；脾失健运则胃脘隐痛，饮食减少，脘腹痞胀；肝郁气逆上冲则头晕；舌体胖大，舌淡苔白腻，脉弦为脾虚湿蕴肝郁征象。治以健脾疏肝，理气和胃，温中降逆法，李老自拟香砂温中汤加味，药用白术、茯苓、陈皮、半夏、砂仁、厚朴、木香、桂枝、白芍、甘草健脾温中，和胃降逆；香附、西茴、乌药疏肝理气；加丁香、柿蒂、大黄炭以降逆止嗳；萝卜种下气消胀除满；白蔻仁、佛手芳化湿浊。李老治疗嗳气日久，顽固不愈用大黄炭，认为久病多寒、多积、多瘀，大黄虽以泄热为主，但配以大热之吴茱萸和辛温之桂枝、丁香，"反其气而取其味也"，且大黄炒炭存味，亦减其苦寒之性，本例嗳气久治未愈，故用消散结滞，配热药以荡涤寒积，而治愈多年之痼疾。

李老点评见图6。

案7 泄泻·刘案

刘某，女，汉，48岁，已婚，河南省郑州市中原区人。于2005年3月11日来诊。

主诉：大便时溏时泻15年余。

病史：15年前因经常饮食不节致大便时溏时泻，虽长期服用多种抗生素（氟哌酸、黄连素等）治疗，但病情时轻时重，反复发作，且每因饮食不调或劳累使病症加重。1995年曾服中药及中药灌肠（具体药物不详），但终未痊愈。2004年10月因饮食生冷致病情加重，经省人民医院纤维结肠镜检查提示：肠黏膜充血水肿明显，有散在糜烂，诊断为"慢性结肠炎"。来诊时症见黎明前腹痛肠鸣，大便溏薄，甚或完谷不化，日3～5次。食少腹胀，肛门下坠，畏寒肢冷，身倦乏力。望之面色萎黄，呈慢性病容，形体消瘦。舌质淡，体胖大，苔薄白，脉细弱。

中医诊断：五更泻（脾肾阳虚，中气下陷）。

西医诊断：慢性结肠炎。

治法：温补脾肾，益气升阳。

方药：四神丸合补中益气汤加减。

肉豆蔻10g，吴茱萸5g，补骨脂12g，党参12g，白术10g，茯苓20g，炒白芍10g，生黄芪15g，柴胡6g，升麻6g，薏苡仁30g，诃子肉12g，砂仁8g，陈皮10g，泽泻10g，煨姜5g，制附子10g，炙甘草6g，生姜3片，红枣5枚。12剂，水煎服。

嘱：忌生冷、油腻及不易消化食物，勿劳累。

二诊：2005年3月25日。腹胀，畏寒肢冷减轻，大便日行1～2次，仍溏薄，于黎明之时仍需排便，左下腹胀痛。舌质淡，体胖大，苔薄白，脉细弱。

二诊辨证论治：药后腹胀、畏寒肢冷减轻，为脾肾之阳有渐复之象；大便次数减少，为中气渐充，脾胃运化吸收功能较前好转，但便质仍溏薄，于黎明之时仍需排便，左下腹胀痛，为久病不已，阴寒极盛，非短时可以温化消散；脾胃虚弱仍须补运以待来日。治法如前，加赤石脂12g甘温调中，固涩下焦，以增药力。12剂，水煎服。

三诊：2005年4月8日。大便时而成形，时而溏薄，日行1次，多在晨起后排便，已无下坠感，饮食增加，腹胀大减，仍时感左下腹疼痛。舌质淡红，舌苔薄白，脉细弱。

三诊辨证论治：多在晨起后排便，五更泻已失，呈间断性便溏，日行1次，肛门已无下坠感及排便急迫感，此脾肾之阳愈益回复，湿邪已去大半，中气下陷已显著复升。饮食增加，腹胀大减表明脾胃已可纳运，故去升提中气之柴胡、升麻及利湿之泽泻。30剂。

胡某某嗳气病案

点　评

　　本病案患者，长年在外打工，饥饱劳倦，伤其脾胃，以致嗳气长达四年之久未愈。现据四诊辨识，系脾虚肝郁，胃失和降，中焦虚寒，痰瘀阻滞，故治以健脾疏肝、温中降逆法。方用自拟术砂温中汤加味。其中用药要点，除用一般健脾疏肝药物外，因于嗳气多年，脾虚胃寒，气机上逆，中焦痰停血瘀，至温中药除丁香、桂枝、吴茱萸外，重点在大黄炭。因久病嗳气，气机不畅，中焦则有寒有积有瘀，大黄虽苦寒泄热为主，但配以大热之吴茱萸和辛温之桂枝、丁香，则反其寒而泄寒积，正可谓"反其气而取其味也"。且大黄炒炭存味，亦减其苦寒之弊。一般嗳气乃肝胃不和，亦不需大黄炭。本患者嗳气四年，久治不愈，故用大黄炭行气散结，配热药以荡涤寒积，而愈多年之痼疾。

李振华　2006.6.10

图6

水煎服。

四诊：2005年5月9日。大便成形，日1次，诸症消失，饮食正常，面色红润，体重增加3kg。舌质淡，舌苔薄白，脉细。

四诊辨证论治：患者复常，病已痊愈。继服香砂六君子丸、四神丸善后巩固。复查肠镜提示：肠黏膜光滑，色泽正常，病获痊愈。半年后随访，病未复发。

按语 本案黎明之前，腹痛肠鸣，应时而泻，及肛门重坠，身倦肢冷等，乃脾肾阳虚且伴有中气下陷之"五更泻"。治疗以党参、白术、茯苓等药健脾益气，黄芪、柴胡、升麻升阳举陷，以肉豆蔻、茱萸、补骨脂等药取四神丸义以温肾暖脾，收涩止泻。由于利湿有助于健脾，故本方配取泽泻利湿以助脾运，尤其以白芍炒用的安脾止泻独具特色。虽诸症已失，但不可骤彻其药，为防复发，继服香砂六君子丸、四神丸以巩固疗效，患者坚持服用丸剂，并注意慎饮食、防外寒等，使病发已十五余年的泄泻得以痊愈，且疗效巩固。

李老点评见图7。

案8 泄泻·安案

安某，女，30岁，营业员。于2006年4月15日来诊。

主诉：大便溏泻3年余，加重2月余。

病史：患者自述于3年前因服预防非典药物后引起大便溏，每日清晨5、6点时即欲排便，有时间有排泄不畅，腹胀，反胃，恶心，大便时夹杂黏液，无血液，腹部怕凉，不易上火，但有时口苦，不能吃硬食及肉食，左下腹胀痛，纳差，面色无华。舌质稍淡，舌体稍胖大，苔稍白腻，脉细弦。

结肠镜检查：慢性结肠炎。

中医诊断：五更泻（脾肾阳虚）。

西医诊断：慢性结肠炎。

治法：温补脾肾，收涩利湿。

方药：四神丸合胃苓汤加减。

补骨脂10g，肉豆蔻10g，诃子肉12g，白术10g，茯苓15g，猪苓10g，泽泻15g，桂枝6g，苍术10g，陈皮10g，厚朴10g，吴茱萸6g，五味子10g，炒薏苡仁25g，泽泻15g，乌药10g，制附子10g，炮姜6g，甘草3g。14剂，水煎服。

医嘱：饮食宜清淡，忌食生冷油腻。

二诊：2006年5月2日。腹胀减轻、反胃、恶心、口苦消失，可见湿阻气滞之象渐解；但大便仍溏泄不止，可见脾肾阳虚仍著；欲泻而不爽，泻后有不尽感，兼夹黏液，乃为虚中挟实之象；近两天出现嗳气，乃为胃失和降之象。舌体稍胖大，苔稍白腻，脉弦。脾肾阳虚之象仍著，故易苦温之炮姜为辛热之干姜以增强温补脾肾之力。14剂，水煎服。

三诊：2006年5月18日。排便渐顺，且已无黏液，可见实邪已去；腹部怕凉减轻，为脾肾阳虚渐复，去大辛大热之干姜；加乌贼骨10g以增收敛之力。

四诊：2006年6月4日。大便稍成形，次数已近正常，仍怕冷，可见虽正气渐复，脾肾阳虚之象仍未尽。加附子量以温肾暖脾之功。

方药：白术10g，茯苓15g，猪苓10g，泽泻15g，桂枝6g，苍术10g，陈皮10g，厚

101号

刘某某案五更泄　　　按评

　　本案据因日黎明定时腹泄达15年之久，
故诊为五更泄。据面黄消瘦、舌质淡、舌体胖
大、苔薄白、便溏、完谷不化、晨寒肢冷、身倦
乏力、肛门下坠、脉象沉细无力。故辨证
为脾肾阳虚、中气下陷。法宜温补脾肾
益气升陷法。方用四神丸合补中益气汤
为主加减，且符古语云：久泄久痢、补中
益气，故15年之痼疾痊愈。

李振华

2006. 4. 12.

图7

朴 10g, 吴茱萸 6g, 五味子 10g, 破故纸 10g, 肉豆蔻 10g, 诃子肉 12g, 薏苡仁 15g, 泽泻 15g, 制附子 12g, 乌药 10g, 甘草 3g。15 剂, 水煎服。

大便等症正常而痊愈。

按语 五更泄不同于一般泄泻, 即每日天将黎明时, 必定时腹泻, 故亦称鸡鸣泄。且迁延日久, 甚至数年不愈, 病较难治。西医称此病谓; 慢性结肠炎, 大便带有脓血者谓溃疡性结肠炎。五更泄之病理主要为脾胃气虚甚则阳虚。余治此病, 初遵古方, 用四神丸有效, 但易反复, 且对便有脓血无效。后经多年临床思考, 将四神丸和胃苓汤和用, 则效果显著, 且易根治。同时注意随症加药。如少腹痛者加乌药; 下坠者加升麻; 大便泄甚而稀者, 加炒薏苡仁、诃子肉、赤石脂、车前子; 大便有白黏液者加干姜; 畏寒怕冷, 脾肾阳虚重者加附子。溃疡性结肠炎, 便溏色黄者加木香、黄连、白头翁、乌贼骨; 大便血多者重用黑地榆、生地炭; 脓多者重用干姜等。本病系慢性病, 宜有方有守, 服药时间较长, 本病案即按上述方法治愈。

李老点评见图 8。

案 9　痢疾·钟案

钟某, 女, 41 岁, 农民。初诊: 2005 年 8 月 30 日。

主诉: 大便带有黏冻伴里急后重时常发作 11 年。

病史: 1994 年夏季麦收时因一次过食生冷菜肴, 致腹痛, 痢下黏条, 便意未尽感, 即去当地卫生院静滴及口服西药 (具体不详) 治疗, 症状消失。后因饮食原因致病情时发时愈。曾到当地县医院、开封及郑州市一些医院多次治疗, 口服中药汤剂及中成药补脾益肠丸、健脾丸、健胃消食片等; 西医给予口服黄连素、痢特灵、柳氮磺胺吡啶等, 病情始终未有痊愈。2005 年 4 月 22 日, 经郑州市肛肠医院结肠镜检查, 提示为慢性溃疡性结肠炎。现大便日行 3~4 次, 大便前小腹疼痛, 有里急后重感, 便中伴有黏冻, 乏力, 时常头晕, 面色萎黄。舌质淡, 舌体胖大, 边有齿痕, 舌苔白腻。脉沉细。

中医诊断: 痢疾 (脾气亏虚, 寒湿内蕴)。

西医诊断: 慢性溃疡性结肠炎。

治法: 健脾益气, 温中祛寒, 燥湿止痢。

方药 (李老经验方): 温中止痢汤。

白术 15g, 苍术 10g, 茯苓 15g, 炒薏苡仁 30g, 陈皮 10g, 半夏 10g, 香附 10g, 木香 6g, 厚朴 10g, 乌药 10g, 砂仁 8g, 西茴 10g, 吴茱萸 5g, 桂枝 5g, 诃子 12g, 白芍 12g, 甘草 3g。15 剂, 水煎服。

二诊: 2005 年 9 月 16 日。大便次数日 3 次, 仍不成形, 黏冻稍减少, 腹痛及里急后重感减轻, 腰骶部有温热感, 仍身体发困无力。舌质淡, 体胖大, 边有齿痕, 苔白腻, 脉沉细。

二诊辨证论治: 诸症减轻, 腰骶部有温热感, 为药已中的, 然大便仍不成形, 身困无力。病久难以速效, 故原方继服 20 剂。

三诊: 2005 年 10 月 7 日。大便日一次, 不成形, 黏冻、腹痛及里急后重感基本消失, 身体较前感觉有力。1 周前出现食欲不振, 食量减少, 大便中伴有少量不消化食物。舌质淡, 舌体胖大, 边有齿痕, 苔薄白。脉沉细。

三诊辨证论治: 诸症基本消失, 表明湿邪已去大半, 气滞得解。食欲不振, 大便中

安某 五更泄病案

點評

五更泄不同于一般泄泻，即每日天将黎明时，必定时腹泄，故亦称鸡鸣泄。且迁延日久，甚至数年不愈，病较难治。西医称此病谓慢性结肠炎，大便带有脓血此谓溃疡性结肠炎。五更泄之病理主要为脾肾元虚甚则阳虚。余治此病，初遵古方，用四神丸有效，但易反复，且对便有脓血无效。后经多年临床思考，将四神丸和胃苓汤合用，则效果显著，且易根治。同时注意随症加药，如左少腹痛者加乌药、下坠者加升麻、大便泄甚而稀者，加炒苡仁、诃子肉、赤石脂、车前子。大便有白黏涎者加干姜、畏寒怕冷脾肾阳虚重者加附子；溃疡性结肠炎，便溏色黄者加木香、黄连、白头翁、乌贼骨。大便血多者重用地榆、生地炭，脓多者重用干姜，右少腹痛者加乌药、田三七。本病系慢性病，宜有方有守，服药时间较长。本病案即按上述方法治愈。

李振华 2006.6.7

图8

有食物残渣，为脾虚仍存，脾气不足，中寒不运，纳化失常的表现。用方加强补脾温中之力，兼以消食健胃。

方药：白术 15g，苍术 10g，茯苓 15g，炒薏苡仁 30g，陈皮 10g，半夏 10g，党参 15g，木香 6g，炮姜 8g，乌药 10g，砂仁 10g，西茴 10g，吴茱萸 5g，桂枝 5g，诃子 12g，神曲 10g，麦芽 15g。25 剂，水煎服。

四诊：2005 年 11 月 5 日。大便日 1 次，基本成形，余症消失。舌质淡，舌体稍胖大，边有齿痕，苔薄白。脉沉细弦。

四诊辨证论治：病状消失，为脾虚得补，中阳得温，胃纳得健，湿邪已去，久疾基本痊愈。患者因心存畏惧，不愿再行肠镜检查。以三诊原方每日半剂，继服 30 剂，以求巩固。

按语 中医无溃疡性结肠炎的病名，根据其临床表现归属于祖国医学"慢性痢疾"的范畴。本案系因过食生冷、饮食不节损伤脾胃，又失于根治，以致反复下痢达 11 年之久。四诊合参，显系脾气亏虚，寒湿内蕴，而成虚寒湿之久痢。依据病机，本案治宜健脾益气，温中祛寒，燥湿止痢，以自拟经验方温中止痢汤治之，药用白术、苍术、茯苓、炒薏苡仁健脾益气化湿；陈皮、半夏、香附、木香、厚朴、乌药、砂仁理气燥湿止痛；西茴、吴茱萸、桂枝祛寒理气通阳；诃子涩肠止痢；白芍、甘草缓急止痛，全方共奏健脾益气、祛寒通阳、理气燥湿、涩肠止痢之效。本案治疗除用健脾燥湿，理气收涩药物外，重点用桂枝、吴茱萸、炮姜，非此辛温大热之品，不能温脾阳而祛年久之寒湿，尤其用温守之力独强之炮姜配合诸药，方能治愈年久痢疾之虚寒湿痢。

李老点评见图 9。

案10 胁痛·贺案

贺某，男，33 岁。初诊：2005 年 7 月 5 日。

主诉：右胁胀痛 4 月余。

病史：因经商事有不遂，致 2005 年 2 月下旬始感右胁胀痛，时或牵引背部，在河南省军区医院检查 B 超提示慢性胆囊炎。服清肝利胆口服液、舒胆胶囊、胆宁片等药，疼痛稍有减轻。上月初又因情志不舒致右胁胀痛加重，伴胸脘胀闷，食后尤甚，纳差嗳气，厌食油腻，身倦乏力，大便溏薄，日两次。面色萎黄，形体消瘦，右胁部按之有压痛。舌质淡，舌苔白腻，舌体胖大，边有齿痕，脉滑弦。

2005 年 6 月 21 日河南省军区医院 B 超：胆囊壁增厚，毛糙，提示慢性胆囊炎。

中医诊断：胁痛（脾虚肝郁，湿邪内蕴）。

西医诊断：慢性胆囊炎。

治法：健脾祛湿、疏肝理气、通络止痛。

方药（经验方）：健脾利胆通络汤。

党参 15g，白术 12g，茯苓 15g，青皮 10g，半夏 10g，木香 6g，砂仁 8g，厚朴 10g，郁金 10g，柴胡 6g，元胡 10g，川楝子 12g，乌药 10g，焦三仙各 12g，甘草 5g。15 剂，水煎服。

嘱：调节情志，饮食清淡，避免劳累。

二诊：2005 年 7 月 21 日。胁肋胀痛大减，胸脘胀闷、纳差嗳气亦有所减轻，仍大便溏薄。舌质淡，舌苔白腻，舌体胖大，边有齿痕，脉滑弦。肝气郁结之象已有疏解，脾

钟某某 痢疾病案

点 评

本病案因恣食凉而腐败之食物，损伤脾胃，又失于根治，以致反复下痢达11年之久。现四诊合参，显系脾气亏虚，寒湿内蕴而成虚寒湿之久痢。治宜健脾益气、温中祛寒、燥湿止痢法。方用自拟温中止痢汤。

在药物上，除用一般健脾燥湿，理气收涩之药外，重点在用桂枝、吴茱萸、炮姜，非此辛温大热之品，不能温脾阳而祛年久之寒湿，尤其用温守之力独强之炮姜，配合诸药，方能将年久痢疾之虚而寒湿痢之以痊愈。

李振华

2006.5.15.

图9

胃尚未充健，湿蕴中焦，故去柴胡、川楝子，加薏苡仁 30g，泽泻 10g 以健脾利湿。15剂，水煎服。

三诊：2005 年 8 月 7 日。胁痛基本消失，大便成形，日一次，腹胀嗳气消失、纳食正常，仍感乏力。舌质淡，舌苔薄白，舌体胖大，脉弦。脾健肝疏，中焦湿邪已除。久病正气未复，故感乏力，去泽泻，加生黄芪 15g 以益气扶正。25 剂，水煎服。

四诊：2005 年 9 月 4 日。诸症消失，病获痊愈。舌质淡，苔薄白，舌体胖大，脉弦。2005 年 8 月 30 日河南省军区医院检查 B 超提示：胆囊壁光滑。

处方：香砂六君子丸 3 盒，每服 5g，日 3 次。

2005 年 12 月 16 日电话随访，知患者一切正常，病未复发。

按语 本例胁痛因事有不遂，致肝气郁结，肝脉不畅，气机失和而胁痛。气滞日久致血行不畅，胁络痹阻，不通则痛。又因木郁克土，损伤脾胃，脾胃虚弱，无以运化水湿，湿蕴中焦，气机升降失常；再者脾虚气血化源不足，气血亏虚，血虚无以养肝，使肝胆益失疏泄条达，气阻络痹而致胁痛。其所现胁肋胀痛，胸脘胀闷为肝郁络阻之象；纳差嗳气、厌食油腻为木郁克土，脾胃失其纳运之征；身倦乏力、面色萎黄、形体消瘦为脾胃虚弱，气血生化之源不足之象；大便溏薄，舌体胖大，苔白腻，边见齿痕；脉弦滑，均为肝郁脾虚，湿阻络瘀之虚中挟实证。方用自拟健脾利胆通络汤加减治之。药取党参、白术、茯苓健运脾土，一则振奋中焦气血化生之源，二使运化水湿功能复常；柴胡、青皮、木香、厚朴、川楝子、乌药疏肝止痛，化湿调中，使三焦气机通畅，肝郁解则胁痛止；郁金、元胡活血止痛，解郁利胆；焦三仙助脾健胃、消食化积；肝苦急，急用甘草之甘以缓之，且有调和诸药之意。由于本病为肝脾同病，故治疗亦肝脾同治。

李老点评见图 10。

案 11 黄疸·黄案

黄某，男，43 岁。初诊：2005 年 3 月 29 日。

主诉：周身肌肤、小便黄已 3 月余。

病史：1995 年发现患有乙肝。平素每日少量饮酒。去年 12 月初出现腹胀、纳差、厌食油腻，周身困乏，至中旬全身出现黄疸，查总胆红素 50μmol/L，谷丙转氨酶 440U/L，谷草转氨酶 350 U/L；乙肝五项：HbsAg、HbeAb、HbcAb 均阳性。诊断为慢性乙肝（活动期），入住郑州市某医院治疗 50 天，服用丹茵合剂及中药（茵陈、大黄、丹参等）、肝泰乐等药物效果不佳而出院。现腹胀以下午为甚，胸脘满闷、全身乏力、恶心、日进主食 150g 左右，厌油腻，小便黄，白睛、面色及肌肤黄染，腹部隆起。舌体稍胖大，舌质淡红、边有齿痕，苔稍黄腻，脉濡缓。腹部叩诊呈鼓音。

实验室检查结果：2005 年 3 月 16 日肝功能化验结果：总胆红素 67μmol/L，直接胆红素 41.3μmol/L 间接胆红素 25.7μmol/L，谷丙转氨酶 480U/L，谷草转氨酶：400U/L。

中医诊断：黄疸（阳黄，湿热黄疸、湿重于热）。

西医诊断：慢性乙型肝炎（活动期）。

治法：健脾和胃，化湿清热，理气退黄。

方药：茵陈五苓散加味。

茵陈 12g，白术 10g，茯苓 15g，泽泻 12g，桂枝 6g，香附 10g，郁金 10g，厚朴 10g，砂仁 6g，广木香 6g，焦三仙各 15g，青皮 10g，甘草 3g。10 剂，水煎服。

贺某某胁痛（慢性胆囊炎）病案

点　评

慢性胆囊炎属中医"胁痛"、"胆胀"病范畴。如《灵枢·胀论》说："胆胀者，胁下胀痛，口中苦，善太息。"本病之成因，多为嗜酒肥甘，膏粱厚味，损伤脾胃，导致脾失健运，胃失和降，湿阻气机，气郁化热，湿热壅滞中焦，土壅木郁，胆腑气血不畅，而成本病；或情志不遂，木郁克土，脾失健运，胃失和降，湿阻气机化热，湿热壅滞中焦，胆腑气血不畅而现本病。故本病之病因虽不同，但其果则同。其病位在胆，但其病机之形成，与肝、脾、胃密切相关。本病临床辨证，应有所侧重，有以脾虚湿阻中焦证为主；有以肝胆气滞化热证为主。同时本病有急、慢性症两种，以慢性为多见。本病案其病证属脾虚肝郁、湿阻中焦，故治以健脾祛湿，疏肝理气，通络止痛法。用自拟健脾利胆通络汤，每服而治愈本病。

李振华　2006.6.25.

图10

嘱：卧床休息，饮食清淡，忌食辛辣生冷油腻及饮酒。

二诊：2005年4月10日。腹胀基本消失，饮食增加，日食500g左右，周身较前有力，面色黄、小便黄减轻，舌体稍胖大，舌质淡红，苔稍黄腻，脉缓。2005年4月9日肝功能化验结果：黄总胆红素 32μmol/L，直接胆红素 19.2μmol/L，间接胆红素 12.8μmol/L，谷丙转氨酶125U/L，谷草转氨酶97 U/L。

二诊辨证论治：临床症状及肝功能化验均好转，说明脾气渐旺，胃气渐和，湿热渐化，去理气祛瘀之香附、青皮，加气阴双补之太子参15g，益气而不过燥，藿香10g芳香以化中焦之湿。10剂，水煎服。

三诊：2005年4月20日。诸症继减，身黄、小便黄已退，惟多食仍感腹胀，下午身感困乏。舌质正常，苔薄白，脉缓。2005年4月9日肝功能化验：总胆红素 16μmol/L，直接胆红素9.4μmol/L，间接胆红素6.6μmol/L，谷丙转氨酶35U/L，谷草转氨酶33U/L。

三诊辨证论治：食多仍腹胀，下午身感困乏，脾虚仍未恢复，仍应以初诊方加减出入，黄疸已退可去茵陈。

处方：加味四君子汤。

党参15g，白术10g，茯苓20g，泽泻12g，郁金12g，厚朴10g，砂仁6g，丹参20g，青皮10g，元胡10g，甘草3g。30剂，水煎服。

四诊：2005年5月21日。诸症消失，饮食恢复病前食量，四肢有力，已恢复开车工作。肝功检查各项仍正常。舌质正常，苔薄白，脉象正常。2005年5月19日肝功能化验结果：黄总胆红素14μmol/L，直接胆红素8.3μmol/L，间接胆红素5.7μmol/L，谷丙转氨酶25U/L，谷草转氨酶23U/L。

四诊辨证论治：疾患已瘳，为防复发，以健脾益气和胃，疏肝理气通络之剂，日服半剂，以资巩固。

处方：四君子汤加味：党参15g，白术10g，茯苓15g，泽泻12g，桂枝5g，广木香6g，砂仁6g，厚朴10g，元胡10g，郁金10g，甘草3g。10剂，水煎服，每日半剂。

黄疸等诸病症消失，肝功正常而病情稳定。

按语 本例罹患黄疸已3月有余，经治效果不显，且因过服寒凉药物，脾阳受损，湿着留滞，胆液被阻，外溢肌肤而发黄，其色晦暗不华；湿困中宫，纳化失司，故脘闷腹胀，食少恶心，厌油腻，周身乏力。舌有齿痕、苔稍黄腻，脉弦滑，皆为阳黄湿盛于热之象，辨证属"阳黄湿盛于热"，病机为脾失运化，湿热阻于中焦，肝失疏泄，胆液外溢，下注膀胱。其发病因素主为湿，如《金匮要略·黄疸病脉证并治》曰"黄家所得，从湿得之"，治疗当遵"祛湿当以温药和之"及李老提出的"治湿当重健脾"的原则，药取白术健脾益气，使水湿不致停聚；桂枝辛温助阳，助膀胱气化，使气行则水行；又因黄疸的消失与小便的通利与否密切相关，小便利则湿邪得以下泄而黄自退，"诸病黄家，但利其小便"，故以茯苓、泽泻胆渗利湿，通利小便；茵陈、郁金清肝利胆退黄；香附、青皮、厚朴、广木香疏理气机；砂仁、焦三仙温通行滞，化湿和胃；甘草调和诸药。诸药为伍，共为健脾温中、祛湿清热、利胆退黄之剂。在诸症消失，肝功检查各项指标正常而痊愈，为防复发，终以健脾益气和胃，疏肝理气通络之剂以资巩固。

李老点评见图11。

黄某某　黄疸病案

点　评

《金匮要略》说："黄家所得，从湿得之"。本病案至于患者服用丹茵合剂过多，损伤脾阳，导致湿邪寒化，成湿盛于热之证。仍用寒凉之品，因而不效反重。治本病之要点是：(一) 首先分清湿邪之变化，阳黄热盛于湿、湿盛于热；阴黄，急黄。(二) 阳黄热盛用苦寒之药切勿过量，过则伤脾助寒化加重病变。(三) 阳黄热清应及时健脾以治本。(四) 注意用理气之药，气行则湿行，湿祛则热无所存。(五) 病退则以益气健脾，舒肝和胃而收功。

本案依此原施治而痊愈。

李振华

2006. 3. 14.

图11

案 12 咳嗽·邓案

邓某，女，6 岁，学生。于 2005 年 5 月 21 日来诊。

主诉：咳嗽 3 年。

病史：3 年前因感冒发热致咳嗽，吐痰少。曾多次到医院用抗生素治疗，体温恢复正常，但咳嗽时轻时重不能消失，而前来诊治，现症见：时有干咳，咽痒，无痰，纳食可，大便稍干，1~2 日一行。望之咽腔不红肿。舌质稍红，苔薄黄，脉弦细。

胸片：双侧肺纹理增多。

中医诊断：咳嗽（肺阴亏虚）。

西医诊断：慢性支气管炎。

治法：养阴润肺，降气止咳。

方药（李老经验方）：生津益肺汤加减。

辽沙参 8g，前胡 5g，黄芩 5g，杏仁 5g，知母 6g，川贝母 6g，枳壳 5g，桔梗 5g，苏子 5g，生桑白皮 8g，地骨皮 10g，橘红 6g，火麻仁 15g，草决明 10g，甘草 2g，瓜蒌仁 6g。10 剂，水煎服。

医嘱：清淡饮食，少吃辛辣食品，多饮水。

二诊：2005 年 5 月 31 日。服药后咳嗽消失，但近两天嗓子疼痛。舌质稍红，苔稍薄黄，脉细数。

方药：生津益肺汤加减。

辽沙参 6g，石斛 7g，蒸首乌 8g，白芍 6g，牛蒡子 5g，山豆根 5g，知母 5g，枳壳 5g，杏仁 5g，川贝母 5g，半夏 5g，甘草 2g。14 剂，水煎服。

三诊：2005 年 6 月 15 日。服药 6 剂症状即明显减轻，咳嗽轻微，咽不痛。5 天前又患肺炎，发烧、咳嗽加重，又到医院静脉滴注抗生素，现已不发烧，仍咳嗽吐黄痰，大便干。舌尖边嫩红，舌苔薄白，脉细数。

处方：生津益肺汤加减。

辽沙参 10g，前胡 6g，黄芩 5g，杏仁 6g，瓜蒌仁 6g，知母 6g，川贝母 6g，枳壳 6g，苏子 6g，桔梗 6g，橘红 6g，鱼腥草 8g，火麻仁 10g，草决明 10g，地骨皮 8g，生桑白皮 6g，甘草 2g。10 剂，水煎服。

三诊医嘱：注意天气变化，及时添加衣服，防止感冒。

四诊：2005 年 6 月 25 日。症状明显减轻，现晨起轻微咳嗽，痰不黄但咳痰不爽，大便稍干。舌嫩红，舌苔薄白，脉浮细。

方药：生津益肺汤加减。

辽沙参 10g，前胡 6g，黄芩 5g，杏仁 6g，瓜蒌仁 6g，知母 6g，川贝母 6g，枳壳 6g，苏子 6g，桔梗 6g，橘红 6g，火麻仁 10g，甘草 2g，草决明 10g，荆芥 6g，炙桑白皮 6g。10 剂，水煎服。

五诊：2005 年 7 月 6 日。咳嗽消失，因受凉稍咳，不吐痰，大便正常，饮食睡眠均好。舌淡红，舌苔薄白，脉细脉。

方药：生津益肺汤加减。

生黄芪 12g，辽沙参 10g，前胡 6g，黄芩 5g，杏仁 6g，瓜蒌仁 6g，知母 6g，川贝母 6g，枳壳 6g，苏子 6g，桔梗 6g，橘红 6g，炙桑白皮 6g，草决明 10g，荆芥 6g，甘草 2g。

5剂，水煎服。

按语 李老临证诊治咳嗽，必究其原因，据病程长短、咳声轻重、伴随症状及舌脉之象来判断其虚实；以痰的色、量、质、味来辨其寒热阴阳。小儿为稚阴稚阳之体，易受邪侵，初因感受外邪，邪气入里，伤阴耗气，肺脏虚弱，正虚邪恋，肺失宣降，致咳嗽迁延，咽痒便难；舌质稍红、苔薄黄，脉象细则示阴已虚，痰量少属阴虚或肺燥。本证病程长、四诊合参，当属肺阴亏虚证，治疗当据其病理，邪实者去邪，正虚者补虚，分清虚实主次，标本兼治。法当养阴润肺，降气止咳，药用辽沙参、知母、生桑白皮、地骨皮养阴清肺；杏仁、川贝母、橘红、苏子降气润肺，化痰止咳；前胡、黄芩清肺化痰散郁热；火麻仁、草决明、瓜蒌仁润肠通便以利肺气肃降。药后症减，但患儿娇脏阴亏气弱，易罹外邪，故病情缠绵反复，或咽痛、或便干，李老据症详辨，随证施方，养阴润肺，清肺化痰，终使肺阴得补，宣降复常，痰化咳止，肠润便通，气机调顺，痼疾痊愈。

李老点评见图12。

案13　喘证、肺痨·张案

张某某，女，33岁。2006年6月2日来诊。

主诉：咳喘2月余。

病史：二月前患者出现面部红肿，鼻塞流涕，晨起打喷嚏，同时伴有咳嗽、喘促，不能平卧，以右侧卧位为甚，咳吐白沫状痰等。咳甚则有尿少许排出，咳喘入夜尤甚，发作较前呈加重势态。在郑州市五院诊断为"过敏性哮喘"，服用中药后，面部红肿、流涕等症减轻，余症未有明显变化。一月前至河南省胸科医院检查，B超检查提示：左侧胸腔积液，时诊断为"结核性胸膜炎"，给予利福平胶囊、异烟肼片、盐酸乙胺丁醇片、肌苷片等口服治疗，三次胸穿抽水，病情未能减轻。2天前始，每至下午6点左右出现发热（37.5~38℃），口服退烧药后汗出热退，但未能治愈。今特来请李老诊治。现症见：咳嗽、喘促，呼吸困难，入夜尤甚，不能平卧，以右侧卧位为甚，咳白沫状痰。咳时，有少量尿排出，时伴有左侧上半身抽掣痛，晨起打喷嚏，鼻塞流清涕，怕冷，体倦乏力，食少纳呆，口苦、口干，眠差，大便可。舌体稍胖大，舌边尖稍红，舌苔薄白，脉沉细数。

中医诊断：喘证（肺脾气虚），痨病。

西医诊断：过敏性哮喘，结核性胸膜炎。

治法：解表平喘，豁痰利水，佐以滋养肺阴。

方药（李老经验方）：解表宽胸汤加减。

前胡10g，葶苈子20g，生桑白皮15g，杏仁10g，川贝10g，旱半夏10g，桔梗10g，炙麻黄10g，枳壳10g，百部10g，辽沙参15g，知母12g，茯苓20g，黄芩10g，地骨皮15g，丹皮10g，甘草3g。20剂，水煎服。

嘱：清淡饮食，忌生冷、辛辣刺激、甜黏肥腻之品。加强适度锻炼，提高机体抗病能力。避免接触花粉等可引起过敏的物质。

二诊：2006年6月23日。服上方后，患者咳嗽、打喷嚏，鼻塞流清涕，口干症状消失，无痰咳出。喘促、呼吸困难、乏力、口苦等症减轻，眠差。大便两日一次，无干结。现症见：深呼吸时左胸部疼痛，头晕、眼花，时有肠鸣，矢气多。纳差，无饥饿感。舌

邓某 咳嗽病案

点 评

余诊治一般咳嗽病，常以痰之有无、多少、稠稀、颜色来辨别肺之虚实寒热。痰稀色白者系肺寒；痰稀色白量多或涎沫者，系肺脾气虚，病程日久；痰少色黄稠而咯吐不利者，系肺阴虚有热。本案患者，感冒后发烧咳嗽痰少系肺部有热，用抗生素治疗发烧退，但肺部余热未尽，咳嗽时轻时重，持续三年，久而耗伤肺阴，出现干咳无痰，咽干咽痒，大便干等阴虚肺燥之证。治宜养阴润肺、降气止咳法，每服而愈。本病要点：（一）久嗽伤肺，气阴双亏，卫气不固，故易外感，但不可按一般伤风感冒常规治疗，宜益气养阴清热，清治而不伤正。（二）肺阴虚日久必导致气虚，用药宜固肺以阳生阴长。（三）久病方药对证，宜多服，有方有守。

李振华

2006.5.18

图12

体正常，舌质淡红，苔薄白。脉沉细稍弦。6月23日在胸科医院做B超示：左侧胸腔未见积液。因其病久迁延，素体肺脾虚弱，病初愈，不可骤停用药。为求巩固疗效，以补气健脾之黄芪、党参为主，配伍苏子、桔梗、杏仁、百部以降逆、宣肺、润肺，并予香砂六君子汤合小建中汤合用，温中健脾，培土生金，巩固疗效。

方药：黄芪10g，党参18g，白术10g，茯苓12g，陈皮10g，半夏10g，香附10g，砂仁10g，苏子12g，桔梗10g，杏仁18g，百部10g，西茴10g，川朴10g，木香6g，乌药10g，桂枝5g，白芍10g，枳壳10g，郁金10g，节菖蒲10g，甘草3g。14剂，水煎服。

治疗结果：咳喘、呼吸困难，咳嗽、咳痰、打喷嚏、流涕，体倦乏力、怕冷等症状消失。纳可，眠佳，二便正常。

按语 本患者为青年女性，有"过敏性哮喘"已三年，长期患病久喘，肺脾俱虚，今又感受外邪，未能及时表散，邪蕴于肺，壅阻肺气，肺气不得宣降，通调失职，饮停胸胁，而致喘证。同时可伴有鼻塞，流清涕，打喷嚏，咳嗽，咳吐白沫状痰等症。综观本病，本患者为肺脾气虚又感外邪之喘证，一诊时，治当以解表平喘，豁痰利水，佐以滋养肺阴。前胡、炙麻黄、旱半夏、桔梗、炙麻黄、前胡、葶苈子、生桑白皮、杏仁、川贝解表泻肺，降逆平喘。百部可润肺止咳，枳壳可理气宽胸，可增强上述平喘功能。药用辽沙参、知母滋养肺阴，茯苓健脾利湿。地骨皮、丹皮合用清退虚热。黄芩清肺解热之功。甘调和诸药。待临床病症消失后，继以香砂六君子汤合小建中汤合用，温中健脾，培土生金，巩固疗效。总之，本案李老谨守病机，对证用药，丝丝如扣。对于病症用药的轻重缓急，恰到好处而取良效。

李老点评见图13。

案14 心悸·权案

权某，女，25岁。于2005年9月20日来诊。

主诉：心悸，胸闷半年余。

病史：半年前因服减肥药物导致泄泻，体虚继患感冒之后出现心悸、胸闷。作心电图检查诊断为：病毒性心肌炎。2005年8月9日~9月12日住入许昌市某医院，经治疗症状有所好转，但心悸仍未尽除。现心慌，胸闷，左胸和背部沉闷不舒，精神疲惫，肢倦乏力，心烦急躁，失眠多梦。心率95次/分，时有早搏。舌质淡红，舌体稍胖大，苔薄白，少苔，脉弦细数结代。

中医诊断：心悸（气阴两虚）。

西医诊断：病毒性心肌炎。

治法：益气养阴，安神定悸。

方药：炙甘草汤加减。

红参10g，麦冬15g，生地15g，阿胶10g，桂枝4g，丹参15g，茯神15g，酸枣仁15g，节菖蒲10g，龙齿15g，知母10g，火麻仁15g，檀香10g，炙甘草6g。15剂水煎服。

医嘱：注意休息，避免劳累。

二诊：心悸明显好转，早搏明显减少，精神较佳，药已见效，当继续服药以巩固疗效。仍失眠多梦，舌红少苔，脉弦而细为阴虚未复，加山茱萸、杞果滋阴；结代脉偶而有之，桂枝减量；红参性燥，改用补而不燥之白干参。15剂，水煎服。

处方：炙甘草汤加减。

张某某 喘病（结核性胸膜炎积水）案

点　评

本患平素体肺脾之虚，肺卫不固，每遇异味之外邪侵袭，肺气不宣，即发喘病。现复感外寒，闭阻胸阳，气机升降失常，肺失肃降，通调水道功能失司，水停胸胁，而现胸腔积液之病，因而发热，咳喘之症加重。故以解表平喘，豁痰利水之法治之。方用自拟解表宽胸汤为主。服前17剂，肺之宣降得复，咳喘平，胸腔积水消失。改用香砂六君子合小建中汤加味，以培土生金，恢复肺脾之气，增强肺卫之功能，以期以固疗效而喘不再发。

李振华

2006. 7. 2.

图13

白干参 10g，麦冬 15g，生地 15g，阿胶 10g，桂枝 3g，丹参 15g，茯神 15g，酸枣仁 15g，节菖蒲 15g，山茱萸 15g，杞果 15g，龙齿 15g，火麻仁 15g，檀香 10g，知母 12g，炙甘草 6g。15 剂，水煎服。

心悸消失，胸闷减轻，失眠好转，精神转佳。

按语 本例心悸属气阴两虚证。心失气阴滋养，故心悸胸闷；气虚则神疲乏力肢倦；阴虚心神失养则失眠多梦；阴虚内热则心烦急躁；舌淡胖大，脉结代为气虚之象；苔少，脉弦细数结代为阴虚之征。治宜益气养阴，安神定悸，用炙甘草汤加减治之。药用人参、炙甘草补益心气，少佐桂枝配人参温通心阳；麦冬、生地、阿胶、火麻仁滋养心阴；酸枣仁、茯神、节菖蒲、龙齿养心安神定悸；知母清热除烦；檀香行气宽胸除胸闷而使心悸痊愈。尤其是少量桂枝的应用，李老曾受教于秦伯未老先生，用之得当，收效颇佳。

李老点评见图 14。

案 15 中风·张案

张某，男，59 岁。于 2005 年 3 月 23 日来诊。

主诉：右半身无力伴行动不灵活、语言不利 11 个月。

病史：患者因情绪不佳，情志不畅，于去年 9 月 16 日凌晨 4 时许，起床小便时行走不稳，右半身不遂，心慌，遂至市第二人民医院急诊，脑 CT 检查提示脑梗死，心电图提示心房纤颤，血压 160/100mmHg，血糖 17mmol/L，即入院治疗，中药治疗口服大活络丹，针灸等，西药治疗静滴甘露醇，尿激酶，口服美吡达，拜糖平，肠溶阿斯匹林等药物。一周后病情基本稳定，心慌消失，血糖降至 7.8mmol/L，但血压时高时低，遂出院针灸治疗月余，同时服用降血糖，降血压西药及中成药大活络丹，右半身不遂情况有改善。现不需人搀扶可行走，但右半身无力，行动不灵活，无口眼㖞斜，言语不利，说话无力，头晕，面色稍萎黄，舌体胖大，舌质暗，舌苔白腻，脉沉细滑。

中医诊断：中风后遗症（脾气亏虚、痰湿内郁、瘀血阻络）。

西医诊断：脑梗死。

治法：健脾益气、化痰利湿、活血化瘀、通络开窍。

方药：复瘫汤加减。

生黄芪 30g，白术 10g，陈皮 10g，旱半夏 10g，茯苓 12g，薏苡仁 30g，木瓜 18g，泽泻 10g，节菖蒲 10g，郁金 10g，丹参 20g，川芎 10g，乌梢蛇 12g，炮山甲 10g。15 剂，水煎服。

医嘱：保持心情平稳，饮食清淡，加强功能锻炼及发音训练。

二诊：2005 年 4 月 7 日。身体转侧较前灵活，头晕减轻，说话稍感有力，苔腻已趋变薄。为痰湿渐化，脾气亏虚有所改善，舌暗未见好转，络脉瘀滞之象明显，治应加强祛瘀通络之力。上方去陈皮、旱半夏、薏苡仁、茯苓，加土元、鸡血藤破血逐瘀、行血补血、舒筋活络；地龙、蜈蚣、桑枝祛风通络；远志祛痰开窍，以助节菖蒲、郁金开窍利音之功。

方药：生黄芪 30g，白术 10g，木瓜 18g，泽泻 10g，节菖蒲 10g，郁金 10g，丹参 20g，川芎 10g，乌梢蛇 12g，炮山甲 10g，土元 10g，鸡血藤 30g，蜈蚣 3 条，地龙 12g，桑枝 30g，远志 10g。15 剂，水煎服。

三诊：2005 年 4 月 22 日。右半身无力明显好转，心烦心急及苔腻消失，说话无力状

权某 心悸病（心肌炎后遗症）案

點 評

心肌炎后遗症属中医心悸病，除症见心悸胸闷气短乏力等症外，主要见结脉（早博）。其病理为心脏气阴两虚，尤以心阴虚为主。阴虚则心阳偏盛，故心脏出现早博，脉见结代。治宜养心阴、益心气，佐以安神。方用张仲景炙甘草汤加减，每收满意之效。在用药上，余在20世纪60年代初，曾受友于泰伯未老先生，泰老讲：脉结代主要为心脏阴虚，炙甘草汤之桂枝用量不宜大，一般为2—3克，过则结代脉更甚，临床见结脉多（脉停无定数）同时对血心电窗，室性早博效果优于房性。数十年来，桂枝用量在泰老的教导下，不仅对心肌炎后遗症，同时对多种心脏病出现早博，每收奇效。籍此，益对泰老深表怀念。

李振华

2006.6.10

图14

况进一步改善，发音亦较前清晰。诸症已显著好转，为血脉渐通，经脉已畅之佳象。惟近日因生气，头晕有所明显，血压160/110mmHg。上方加天麻、夏枯草、菊花、川牛膝清泄肝火，清利头目，平肝潜阳，引血下行。舌体稍胖大，质暗红，舌苔薄白，脉沉细。苔腻消失，去泽泻、木瓜。

方药：生黄芪30g，白术10g，节菖蒲10g，郁金10g，丹参20g，川芎10g，乌梢蛇12g，炮山甲10g，土元10g，鸡血藤30g，蜈蚣3条，地龙12g，桑枝30g，远志10g，天麻10g，夏枯草15g，菊花12g，川牛膝15g。30剂，水煎服。

四诊：2005年5月23日。右半身无力等诸症基本消失，言语发音正常，血压稳定在（135～126）／（85～80）mmHg之间。惟行走久则有右下肢酸软之感，为病久肝肾亏虚，筋骨失养，不能滋养所致，故以补益肝肾，益气活瘀，通络平肝善后。

方药：益肾通络汤。

杜仲15g，续断20g，川牛膝15g，当归15g，白芍15g，生黄芪30g，白术10g，鸡血藤30g，丹参20g，川芎12g，蜈蚣2条，地龙10g，乌梢蛇10g，天麻10g，夏枯草15g。25剂，水煎服。

行走基本正常，肢体感觉有力，血压在（135～126）／（85～80）mmHg之间波动。血糖6.3mmol/L，其他诸症基本消失。

2006年2月13日电话随访，知其步行两公里左右下肢无酸软感，其他一切正常。

按语 患者因平素血压较高，复因情志不舒，肝郁化火，耗血伤阴，肝失所养，肝阳偏亢，阳升而风动，气血逆乱，并走于上，闭塞清窍，而骤发中风之半身不遂，言语謇涩，比如《中风斠诠·中风急证》所言："肝火自旺，化风煽动，激其气血，并走于上，直冲犯脑"。患者经救治后，遗留半身无力，行动不便，为脾虚不能运化水湿，聚湿为痰，风痰流窜经络，血脉痹阻，经隧不通，气不能行，血不能濡；风痰血瘀，阻滞舌本脉络则见语言不清；上盛下虚，故见头晕、心烦心急。舌质暗，苔白腻，脉沉细滑皆痰湿阻滞，血瘀阻络之象。辨证凭脉，李老诊断其病机为脾虚失运，痰湿内郁，瘀血阻络，治以健脾益气，化痰利湿，活血化瘀，通络开窍。方用经验方复瘫汤，以生黄芪、白术补气健脾燥湿，配陈皮、旱半夏、茯苓、薏苡仁、泽泻增健脾渗湿之力；薏苡仁、木瓜化湿健脾，舒筋活络；节菖蒲、郁金芳香开窍、化湿豁痰，《本经》谓节菖蒲具"通九窍，明耳目，出音声"之效；丹参、川芎活血祛瘀，通行血脉，且川芎辛香行散，温通血脉，又能行气开郁，为血中之气药，二药配用，具通达气血之效；乌梢蛇祛风活络，为临床治疗中风半身不遂之要药；炮山甲活血通经，善于走窜，性专行散，能通经而达病所。诸药共伍，具益气健脾、化痰开窍、活血通络之功。李老认为：中风之病多气虚血瘀证，肝肾阴虚阳亢证；脾虚痰瘀者较少见。平肝熄风，活血通络者宜重用虫类药。中风语言謇涩较为难治，宜重用芳香开窍、解郁破血之节菖蒲、郁金。以上三点为治疗中风后遗症要点。

李老点评见图15。

案16 眩晕·马案

马某，女，39岁。于2005年8月20日来诊。

主诉：眩晕耳鸣、体倦乏力已3年余。

病史：患者自述于2002年5月开始感觉眩晕，耳鸣，时觉头沉，体倦乏力，但未引

张某某 中风后遗症病案

点评

一病多证，一证多变。观其脉症，知犯何逆，随证加减用药，乃辨证施治之关键。本案据四诊合参及发病诸因，系脾失健运，痰湿瘀血随肝气上逆，闭阻空窍而致中风，又失于治疗而现后遗症。故初诊治以健脾豁痰通络开窍法；二诊据痰湿化，减豁痰之品而加强祛瘀通络；三诊据诸症显好，但因情志而致血压高，在原方为主，又增平肝熄风之品；四诊据诸症消失，故以补肝肾、活血通络而收功。中风之病多气虚血瘀证，肝肾阴虚阳亢证，脾虚痰瘀生风少见；2.凡平肝熄风活血通络宜重用虫类药；3.中风语言謇涩，较为难治，宜重用芳化开窍，解郁破血之菖蒲郁金。以上三点为治本病之要点。

李振华 2006.5.1.

图15

起重视。2003 年初病情开始加重，乃至洛阳市第一人民医院诊治，经检查确诊为高血压、高脂血症，经服西药维压静、寿比山、舒降之等药血压下降，上述症状有所减轻。后至洛阳市中医院给予育阴潜阳、健脾利湿等中药及大蒜油胶囊效果不显。现感头晕，耳鸣，头目胀痛沉重，每因劳累及心情不佳时加重，胸闷，恶心，周身困倦乏力。体形较胖，面色潮红，舌质暗淡、边有瘀斑，舌体胖大，舌苔白腻，脉弦滑。

实验室检查结果：2005 年 3 月 21 日洛阳市第一人民医院检查报告单：TC 7.73mmol/L，TG 3.84mmol/L，HDL-C 1.14mmol/L，LDL-C 4.87mmol/L。BP 160/100mmHg。

中医诊断：眩晕（脾虚湿阻，血行不畅，肝阴不足，风阳上扰）。

西医诊断：原发性高血压，高脂血症。

治法：健脾养肝、祛湿活血、潜降熄风。

方药（李老经验方）：平亢通络汤加减。

白术 12g，茯苓 10g，泽泻 10g，节菖蒲 10g，川牛膝 9g，女贞子 15g，荷叶 30g，草决明 12g，全蝎 9g，牡蛎 15g，赤芍 10g，山楂 15g，地龙 21g，鸡血藤 30g，丹参 20g，桃仁 12g，甘草 5g。25 剂，水煎服。

医嘱：嘱忌食肥甘油腻及不易消化食品，适当锻炼，心情舒畅。

二诊：2005 年 9 月 15 日。头晕耳鸣，头目胀痛显著减轻，胸闷恶心已失，腻苔渐退，为脾虚运化水湿之职渐有复常，体内湿浊渐化，故去泽泻；舌质瘀斑略减，为瘀血稍有消散，经络亦有通畅之象，因大便微溏，故去桃仁、草决明，加红花 12g。20 剂，水煎服。

三诊：2005 年 10 月 5 日。头晕，耳鸣，头目胀痛沉重感及舌边瘀斑已消失，周身较前有力。体内病机基本消除，脾健湿化，血行气畅，肝阴恢复，机体运化升降出入正常，惟舌质稍暗，脉微弦无力，为血行尚未完全复常之象，以上方去女贞子，川牛膝，加党参 15g，益气以促血运。30 剂，水煎服。

治疗结果：眩晕等症消失而病情稳定。11 月 7 日在省人民医院检查，结果：TC 5.22mmol/L，TG 1.92mmol/L，HDL-C 1.16mmol/L，LDL-C 3.64mmol/L。BP 136/86mmHg。平时多次测量血压，基本在此范围，生气后血压有升高，就自服寿比山可缓解。

按语 本例患者因家族遗传，加之平素过食肥甘，致脾胃损伤，失于健运，痰湿中阻，气机不利，血行不畅，瘀血阻络，脑失所养而致眩晕，胸闷恶心，周身困倦乏力，烦劳则剧，舌暗瘀斑等症；湿浊内聚，上蒙清窍可见头沉胀痛；又因化源亏乏，阴津亏虚，致水不涵木，风阳上扰亦致眩晕，耳鸣，面色潮红。综合本例眩晕病机为脾虚湿阻，血行不畅，肝阴不足，风阳上扰。治当标本兼施，补通并行，药用白术、茯苓、泽泻、荷叶健脾益气，利湿化浊；女贞子滋补肝肾之阴，以涵肝木；节菖蒲、山楂开窍化湿，助脾健胃；草决明、全蝎、牡蛎、地龙平肝潜阳，清热熄风，其中牡蛎为介类之品，咸寒质重，性能沉降，且气味具轻不碍痰湿，眩晕肝阳上亢者多用之，以潜阳镇逆、使风灭火降；赤芍、鸡血藤、丹参、桃红、山楂、川牛膝活血化瘀，清热凉血，诸药共奏健脾养肝、祛湿活血、潜降熄风之效。李老认为白术、茯苓等药能健脾以绝其生痰之源，而泽泻、荷叶、山楂、草决明等药有很好的降血脂作用，在本病治疗中尤显重要。

李老点评见图 16。

马某某眩晕（高血压、高血脂）病案

点　评

　　西医确诊之高血压、高血脂病，而致眩晕，中药常以肝肾阴虚治疗，往々忽视脾虚肝郁导致该病。殊不知脾虚日久，土壅木郁，肝气郁滞，气郁化热，肝阳上亢，可致眩晕；尤其脾虚失其健运水谷之精微，脂肪淤集体内，而致血脂高于常人。余在临床遇此证也很多，皆用健脾疏肝为主而治愈。本病案头眩晕而沉重、舌体胖大、舌苔白腻、舌质淡暗、脉象弦滑，且每因劳累情志不快而加重病情。四诊合参，显系脾虚湿阻，血行不畅，肝阳上亢之证。故以健脾祛湿、活血熄风法，用自拟平元通络连服，而血压、血脂降为正常，头晕等诸症消除。

李振华　2006.6.13

图16

案 17 胸痹·孙案

孙某，男，47 岁。于 2005 年 7 月 9 日来诊。

主诉：间断性胸闷、气短 1 年余。

病史：一年前，患者间断性出现胸前憋闷、气短等症状，后因心前区憋闷疼痛难忍，住入郑州大学一附院，诊断为冠心病。因心前区疼痛持续时间及程度反复加重，即行心脏支架手术（PCI）。同年又因心绞痛复发，住院行第二次（PCI）手术，术后心绞痛等症状好转，血压可控制在 120/80mmHg 左右。近半年来，又出现胸闷、气短，且有加重趋势。现症见：胸闷，气短，活动后加重，咳痰，色白量多，口干不欲多饮，饮食、二便正常。精神一般，形体肥胖，面色萎黄，舌体稍胖大，边有齿痕，舌质淡，苔薄白，脉弦滑。

中医诊断：胸痹（脾气亏虚，痰湿阻滞）。

西医诊断：冠心病。

治法：健脾化湿，通阳宣痹。

方药：香砂温中汤合瓜蒌桂枝薤白汤加减。

白术 10g，茯苓 12g，泽泻 18g，白蔻仁 10g，瓜蒌 18g，薤白 10g，檀香 10g，桂枝 5g，荷叶 20g，节菖蒲 10g，丹参 18g，半夏 10g，香附 10g，砂仁 10g，陈皮 10g，西茴 10g，木香 6g，枳壳 10g，厚朴 10g，乌药 10g，白芍 10g，郁金 10g，甘草 3g。21 剂，水煎服。

医嘱：戒烟酒，清淡饮食，忌生冷、辛辣、油腻之物，食勿过饱；保持心情舒畅，避免劳累；保持大便通畅。

二诊：2005 年 8 月 6 日。气短明显减轻，未出现胸前区疼痛。仍觉胸闷、乏力。现气短、乏力，活动量稍增加症状便加重。咳痰，色白量多，咽喉部不适，大便稍干。舌体稍胖大，舌质稍淡，苔稍白腻。左脉沉细，右脉弦滑。上药加川芎 10g 以助丹参活血之力，草决明 10g 润肠通便。30 剂，水煎服。

三诊：2005 年 9 月 24 日。服上方后效佳，胸部不适消失。劳累后稍有气短，饮食可，夜尿多，眠可。舌体稍胖大，舌质稍淡，苔稍白腻，脉稍弦。去荷叶、薤白、草决明，加红参 10g、佛手 10g、丝瓜络 12g 以增强益气、行气、通络之效。继服 21 剂以巩固疗效。

患者胸闷、气短、咳嗽等症消失，停药半年后追访，病未再发。

按语 本例素体肥胖，加之长期嗜好烟酒，伤及脾胃，脾失健运，聚湿生痰。痰湿阻滞，闭阻心脉，则致气短，心前区憋闷。痰湿阻滞，体内水液运行不畅，津液不能上承，故口干不欲多饮。舌体胖大，有齿痕，苔白腻，脉弦滑，亦为痰湿之象。病久心气受伤，脏腑功能失调，病证常于活动后加重。脉证合参，病属胸痹，为痰湿阻滞之证。药用瓜蒌、薤白、檀香、桂枝通阳散结，行气止痛；白术、茯苓、泽泻、甘草健脾益气；陈皮、香附、西茴、乌药、木香、厚朴、枳壳行气疏肝；白蔻仁、半夏、荷叶、砂仁、节菖蒲化湿醒脾；郁金配白芍可疏肝、柔肝，行气缓急而止痛；久病多瘀，故配丹参以活血止痛。全方共收健脾化痰祛湿，行气疏肝通阳，活瘀散结止痛之功，起到标本兼治的目的。本证的整个治疗过程，以“健脾化湿，通阳宣痹”为核心治则遣药组方，而收良效。

李老点评见图 17。

孙某某 胸痹（冠心病）病案

点 评

冠心病属中医胸痹病范畴时。近年来西医用心脏支架手术疗法，使血肌缺血改善，不少患者症状缓解，唯系有效疗法。但冠心病之成因，常分别和肾、脾、肝等脏器有关。故临床仍见到不少冠心病心脏支架手术后之患者，仍有关于冠心病之症状未能痊愈。本病案患者虽经两次心脏支架手术，仍出现心绞痛、胸闷、气短等有关冠心病症状。由于患者长期大量嗜酒肥甘，体质素胖，经四诊合参显系脾失健运，痰浊内盛，阻滞气机，导致心脾气虚，胸阳不振之证。故以健脾祛湿、通阳宣痹法治之。方用瓜蒌桂枝薤白汤合自拟温中汤加减，待脾健湿化、气机较前通畅，加阳干参以补气加重心阳之恢复，因而诸症痊愈。此亦系中西前后不谋而配合之一疗法。

李振华

2006.7.2.

图17

案18 脏躁·赵案

赵某，女，33岁，汉族，出租司机。初诊：2005年5月21日。

主诉：失眠多梦1年余。

病史：2004年3月份因事物纠纷致心绪烦乱渐致失眠，经市中医院检查无异常发现，诊断为神经官能症，经服安神补脑液及镇惊养心安神汤剂效果不显，需借助西药方可入眠。3个月前因情绪波动，失眠加重，现每日服用谷维素，每晚需服舒乐安定3片方可入睡4小时左右，且多梦，易于惊醒。白天脑中纷纭，不能自已，心烦，急躁，易怒，常有悲伤欲哭之感，记忆力明显减退，心慌，惊悸，四肢无力，头晕，胸闷气短，全身不定时游走性疼痛。面色萎黄呈慢性病容，精神疲惫。舌体胖大，舌质淡红，苔薄腻，脉数弦。

中医诊断：脏躁（心脾两虚，肝气郁结，痰火扰心）。

西医诊断：神经官能症。

治法：健脾养心、解郁安神、清化痰火。

方药（自拟经验方）：清心豁痰汤加减。

白术10g，茯苓15g，远志10g，柏子仁15g，橘红9g，半夏9g，香附10g，西茴9g，胆南星9g，节菖蒲9g，栀子9g，莲子心6g，龙骨15g，淡竹叶10g，琥珀粉（冲）3g，甘草3g。15剂，水煎服。

嘱：自我精神调节，按时作息，适当活动。

二诊：2005年6月8日。心烦，心悸胸闷气短，急躁，欲哭感及头晕症状大减，现已停服谷维素，每晚服舒乐安定2片可睡6小时左右，夜梦减少，惟胃部有时隐痛。舌体胖大，舌质淡红，苔薄腻，脉数弦。

二诊辨证论治：心脾得补，肝气得疏，痰火已降，故诸症好转，夜寐转佳，夜梦减少。胃脘有时隐痛为药剂偏凉之因，为防伤胃，去淡竹叶，加砂仁6g，木香6g理气止痛。25剂，水煎服。

三诊：2005年7月6日。已停服舒乐安定，夜晚可安稳睡眠7小时左右，精神、饮食及面色均恢复正常，惟走路快时感觉心慌，余无不适。舌体胖大，舌质淡红，苔薄白，脉弦。

三诊辨证论治：经用健脾疏肝，清化痰热之剂，调其虚实，使阴阳平衡，脏腑气血得以调整，功能得以复常，故诸症基本消失。行走较快感觉心慌，为病后正气未复之象，拟健脾安神，疏肝清火之剂善后。

方药：逍遥散加味。

当归12g，白芍15g，白术12g，茯苓15g，炒枣仁15g，石菖蒲10g，龙骨15g，柴胡6g，香附10g，西茴9g，炒栀子9g，菊花10g，甘草3g。15剂，水煎服。

患者夜寐安，诸证消失而痊愈。2005年12月21日电话随访，知已正常驾驶出租车三个多月，现每晚10时左右即睡，早晨6时许起床，身体一切正常，无任何不适感。

按语 本例患者因事物纠纷，思虑太过，致情志抑郁，伤及心脾。心血伤则神失所养，脾气伤无以化生精微，血虚不能奉养心神，而致心神不安，遂为不寐，多梦易惊，心慌惊悸，健忘；精神受挫致肝郁乘土，脾失健运，可使生化之源不足，血少气衰而致面色萎黄、体倦神疲，气短声怯，又可使湿聚不化，凝而成痰，痰郁化火，上扰心神而心烦、急躁易怒；肝郁不解还引发胸闷不舒，时欲悲泣。舌体胖大，苔薄腻，脉弦数，为脾虚湿聚、肝郁化火之征。当此心、肝、脾三脏俱病，虚实夹杂之时，必以补益心脾、疏肝解郁、清化痰热并施，方为妥贴，药以白术、茯苓、柏子仁健脾益气、养心安神；节菖蒲、远志、琥珀粉、龙骨开窍平肝、定惊安神；橘红、半夏、胆南星、香附、西茴清化痰热，疏肝理气；栀子、莲子心、淡竹叶清心火而除烦。本方聚健脾益气，清心除烦，养心安神，清化痰热，疏肝理气等药于一炉，心、肝、脾三脏并治，并随病机转归不断调整而获良效。

李老点评见图 18。

案19 梅核气·李案

李某，女，43 岁，干部。初诊：2005 年 11 月 30 日。

主诉：咽中似有异物梗阻 1 月余。

病史：患者自述有慢性胃炎病史 3 年余，1 月前因情志不遂，出现咽中似有异物梗阻，吐之不出，咽之不下，曾服多种药物治疗，效果不佳，每因情志不遂或饮食不当而致症状加重。经某人民医院耳鼻喉科检查诊断为慢性咽炎。来诊时症见咽中似有异物梗阻，吐之不出，咽之不下，口干不欲饮，胸闷气短，腹胀纳差，身倦乏力，面色萎黄，形体消瘦。舌质淡红，体胖大，边见齿痕，舌苔白稍腻，脉弦细。

中医诊断：梅核气（脾虚肝郁，痰凝气滞）。

西医诊断：慢性咽炎。

治法：健脾疏肝，理气化痰，清利咽喉。

方药：理气消梅汤加减。

白术 10g，茯苓 15g，橘红 10g，半夏 10g，香附 10g，厚朴 10g，紫苏 6g，砂仁 8g，枳壳 10g，郁金 10g，牛蒡子 10g，桔梗 10g，山豆根 10g，射干 10g，甘草 3g，生姜 3 片。15 剂，水煎服。

嘱：忌食生冷、辛辣之品；调畅情志。

二诊日期：2005 年 12 月 15 日。咽中似有异物梗阻、吐之不出、咽之不下、口干不欲饮、胸闷气短等症大减，但仍感腹胀纳差，身倦乏力。舌质淡红，体胖大，苔薄白，脉沉细。

二诊辨证论治：诸症俱减，表明脾运回复，肝气趋于条达，津液渐以正化，故病情好转。但患者脾虚日久，非一时之功可使脾胃功能强健，故仍感腹胀纳差，身倦乏力。治法同前，方中加焦三仙各 12g 以消食和胃。15 剂，水煎服。

三诊日期：2005 年 12 月 30 日。咽中似有异物梗阻、吐之不出、咽之不下、口干不欲饮、胸闷气短、腹胀等症消失，纳食、体力基本正常，面色红润，体重较前增加 1kg，无明显不适症状。舌质淡红，体稍胖大，苔薄白，脉沉细。

三诊辨证论治：患者服药后，使中气得充，肝气得疏，痰湿得化，肝脾功能协调，故诸症消失。因患者胃病日久，虽慢性咽炎初愈，但仍需固护脾胃之气，不可继用牛蒡子、山豆根、射干等苦寒清热之品，避免损伤胃气。改用香砂六君子汤加减以健脾益气，扶正善后，并嘱其调理饮食，调畅情志，避免过度劳累。

方药：香砂六君子汤加减。

党参 10g，白术 10g，茯苓 15g，陈皮 10g，半夏 10g，木香 6g，砂仁 8g，厚朴 10g，

赵某某脏躁病案

點 評

脏躁病出自仲景《金匮要略》用甘麦大枣汤，余用之效果不显。后据症用丹栀逍遥散，效亦不显。后据四诊，究究病理，主要认为多系情志不畅，思想抑郁，肝气郁结，郁而化火，心肝火盛，同时木郁克土，肝脾失调，痰火内扰心神，而致脏躁病。用疏肝理脾、清化痰火法，自在温胆汤基础上加减，和出清心豁痰汤。三十余年来，用此方治愈了大量患者。唯此为慢性病，临床观察需两个月左右服前方可治愈。同时防止情志不畅，效果较快。

李振华
2006.6.13

图 18

枳壳 10g，郁金 10g，乌药 10g，焦三仙各 12g，炒薏苡仁 30g，甘草 3g。20 剂，水煎服。

诸症消失，病获痊愈。3 月后随访病未复发。

按语 本例患者有慢性胃炎病史 3 年余，素体脾胃虚弱，复因情志不遂，肝失条达，气机郁结，木郁乘土，运化失职，升降失常，痰湿内生，痰与气相互搏结，聚于咽喉而发为梅核气，故临床症见咽中似有异物梗阻，吐之不出，咽之不下；脾虚湿阻，津液不能上乘，则口干不欲饮；脾虚肝郁，中焦气机郁滞，脾胃升降失常，故胸闷气短，腹胀纳差；脾胃虚弱，气血生化乏源，机体失于荣养，则身倦乏力，面色萎黄，形体消瘦；舌质淡红，体胖大，边见齿痕，苔白稍腻，脉弦细，均为脾虚肝郁之象。根据脉症，李老诊断为脾虚肝郁，痰凝气滞之梅核气。治疗当以健脾疏肝，理气化痰，清利咽喉为法。方用自拟经验方理气消梅汤加减，药以白术、茯苓、橘红、半夏、砂仁、甘草健脾和胃，祛湿化痰；香附、厚朴、紫苏、枳壳、郁金疏肝解郁，理气宽中；牛蒡子、桔梗、山豆根、射干清利咽喉，直达病所。诸药合用，共奏健脾疏肝，理气化痰，清利咽喉之功效而获效。

李老点评见图 19。

案20 耳鸣·辛案

辛某，女，43 岁。于 2005 年 4 月 19 日来诊。

主诉：耳鸣、失眠半年余。

病史：半年前因工作紧张、加班熬夜导致耳鸣、失眠，曾至某医院按神经衰弱治疗，口服安定及中药"安神补脑液"，失眠逐渐好转，但持续耳鸣，甚则引起心烦、心悸，查心电图无异常。现耳鸣如蝉叫，多梦，视力模糊，心烦乏力。舌体不大，舌质红，苔黄，脉弦细。

中医诊断：耳鸣（肝肾阴虚，肝阳上亢）。

西医诊断：神经性耳鸣。

治法：滋阴补肾，平肝潜阳。

方药（李老经验方）：养阴止眩汤加减。

蒸首乌 18g，白芍 15g，丹皮 10g，杞果 15g，黄精 15g，郁金 10g，节菖蒲 10g，炒栀子 10g，灵磁石 30g，蝉衣 10g，天麻 10g，菊花 12g，夜交藤 30g，勾藤 15g，石决明 15g，生龙齿 15g，夏枯草 15g，酸枣仁 15g，山茱萸 15g，甘草 3g。21 剂，水煎服。

医嘱：畅情志，按时休息，清淡饮食。

二诊：2005 年 5 月 12 日。心烦、乏力等症均有所好转。舌质淡红，舌苔薄黄，脉弦细。上方加细辛 5g，柴胡 6g，泽泻 12g。12 剂，水煎服。

三诊：2005 年 5 月 24 日。心烦、乏力等症大为减轻。舌质淡红，舌苔薄白，脉细弦。继服 15 剂。

心烦、失眠、乏力等症状消失。随访三月未复发。

按语 本例患病已达半年，耳内犹如蝉鸣，伴有多梦、视力模糊等肾精不足之症。《灵枢·海论》："髓海不足，则脑转耳鸣。"肾阴虚，髓海不足，耳失所养，故见耳鸣如蝉；肾为肝之母，母病及子，肝开窍于目，故见视力模糊；肾水不能上及于心，故见失眠多梦，脉弦细主肝肾阴虚。病位在肾，涉及于肝，辨证为耳鸣肝肾阴虚，肝阳上亢型。治疗以补肾益肝、滋阴潜阳为主。药用蒸首乌、黄精、山茱萸、杞果滋补肝肾；郁金、

李某某 梅核气（慢性咽炎）病案

题 评

梅核气多属西医慢性咽炎病。其症出多《金匮要略》说："妇人咽中如炙脔，半夏厚朴汤主之"。本病之成因，多系情志不舒，肝气郁滞，肝胃不和，久而脾失健运，痰湿随肝气上逆，气血痰上结咽喉而发病。故凡遇情志不畅，或胃胀满不舒时而症状加重，故西医亦称本病为咽喉神经官能症。其他多肝、肺胃阴虚等，亦间或有之，但其病理临床很少见。本病案，据四诊合参及其病情加重之诱因，虽系脾虚肝郁，痰凝气血上结咽喉之证。故治以健脾疏肝，理气化痰，清利咽喉法。方用自拟理气消梅汤为主。在药物加减上，多咽干者加寸冬、知母；咽痛甚加黄连。多咽中异物感消失，胃胀满不愈，去清利咽喉之品，以本拟六君子汤为主稍加疏肝理气之药以治胃而巩固梅核气之病。

李振华 2006.7.1.

图19

白芍舒肝解郁；灵磁石、钩藤镇肝熄风；夏枯草、菊花、炒栀子、丹皮清肝除烦；生龙齿、酸枣仁、夜交藤宁心安神，使阴复阳潜，神安则耳鸣止息。二诊症状减轻，但病程较长，且仍有夜间明显耳鸣症状，故继守上方治则加柴胡、细辛疏肝解郁、升阳通窍；泽泻祛湿泄热。三诊耳鸣症状基本消失，睡眠明显好转，故继守上方治则，以滋阴补肾，平肝潜阳之剂服之善后。

李老点评见图20。

案21 水肿·韩案

韩某，女，28岁。于2005年8月20日来诊。

主诉：头面部及膝关节以下水肿半年余。

病史：患者于今年4月上旬不明原因出现头面部及双膝关节以下水肿，按之凹陷，即住入洛阳市第三人民医院，诊断为慢性肾小球肾炎，中医治以口服中药汤剂（具体药物不详），西药口服双氯噻嗪、氨苯喋啶等好转出院，病情相对稳定。5月底因感冒致病情加重，到洛阳市钢铁公司医院住院20余天，病情再度好转出院，为求进一步治疗而前来就诊。现颜面和双下肢浮肿，全身困重，脘腹胀闷，面色萎黄，面部及膝关节以下部位按之凹陷。舌质淡，舌体稍胖大，苔薄白，脉象沉缓。

2005年8月19日洛阳市第三人民医院尿常规：白细胞（++），红细胞（+），蛋白（+）；肾功能化验正常。血压：120/76mmHg。

中医诊断：水肿（脾气亏虚，水湿内停，气机不畅）。

西医诊断：慢性肾小球肾炎。

治法：健脾益气，化湿利水，行气通阳。

方药：五苓散加味。

泽泻18g，茯苓18g，猪苓15g，生黄芪25g，白术15g，葶苈子20g，玉米须25g，薏苡仁30g，桂枝8g，白蔻仁10g，厚朴10g，乌药10g，檀香10g。25剂，水煎服。

医嘱：注意休息，勿劳累，防止感冒，勿过咸饮食。

二诊：2005年9月6日。药后小便较多，头面部及双膝关节以下水肿明显减轻，身困脘胀亦有好转，为水湿渐去，气机渐畅之象。大便日两次，不成形，为脾虚尚未恢复，上方加党参20g，山药25g，升麻10g，加强健脾益气之力，辅以升阳举陷。25剂，水煎服。

三诊：2005年10月15日。水肿、身困、脘腹胀满消失，大便每日一次已成形，余无异常。舌质淡红，舌体稍胖，苔薄白，脉沉细。2005年10月12日洛阳市第三人民医院尿常规化验：红细胞（-），白细胞少许，蛋白（-）。脾气亏虚、水湿停滞的病理状况已为改善，以健脾利湿之剂继服，巩固疗效。

方药：五苓散合四君子汤加减。

生黄芪20g，党参15g，白术10g，茯苓18g，薏苡仁30g，猪苓15g，玉米须20g，桂枝6g，白蔻仁10g，厚朴10g。20剂，水煎服。

水肿消退，病情稳定。2006年2月21日电话随访，患者告知水肿未再复发，病情稳定，尿常规正常。

按语 本例患者头面部及双膝以下水肿，按之凹陷不起，全身困重，脘腹胀闷，为脾虚气弱，运化失职，水湿不化，壅滞于体内，泛溢于肌肤所致，《症因脉治》有云：

辛某某 耳鸣病案

點 評

耳鸣病日久,可致耳聋,较难治愈。本病多因肾阴亏虚,水不涵木,肝肾阴虚,虚火上炎,上扰诸窍,而致耳鸣。正如《内径·至真要大论》云:"厥阴之胜,耳鸣头眩"。本病案四诊合参,显系肝肾阴虚,肝火上亢之证。且肝火引动心火,并出现心烦、心悸、多梦失眠等病症。故治以滋阴补肾,平肝潜阳法。方用自拟养阴止眩汤加减并佐以益心安神之品。本方之主药除滋阴平肝诸药外,其重要药为性味辛寒,直入肝肾经之灵磁石。该药重用,具有潜阳纳气,镇惊安神而治耳鸣、耳聋之效。此外用行气解郁、清火凉血之郁金,配芳香化湿之节菖蒲亦具通窍有治耳鸣之妙。

李振华

2006.6.15.

图20

"脾虚身肿之症，……面色萎黄，常肿常退，此脾虚肿之症也"。湿邪内停则身重困倦；湿困中焦，升降失调，胃失和降，气机不畅，故脘腹胀闷。舌脉皆脾虚湿停之象。治宜健脾益气，化湿利水，行气通阳。方以五苓散加味，药用茯苓、猪苓、泽泻、生黄芪、白术、薏苡仁、葶苈子、玉米须健脾利水；桂枝以助膀胱之气化以助行水；《景岳全书·水肿》云："水气本为同类，故治水者，当兼理气，以水行则气亦行也"，故用白蔻仁、厚朴、乌药、檀香使气行则水行。由于水肿"其治在脾"（《景岳全书·肿胀》），故在本病的治疗中，还始终体现了健运脾胃的学术思想。

李老点评见图21。

案22 痹证·刘案

刘某，女，30岁。于2004年12月15日来诊。

主诉：关节疼痛肿胀1年半。

病史：2003年5月间因居处新房潮湿，复感雨淋，致左髋关节疼痛，当时未予重视。两个月后指、肘、腰椎、膝、两踝等关节均疼痛重着，指、膝、踝关节尚伴有肿胀，遇寒加重，活动不便。至今年8月份诸关节疼痛愈甚，终日卧床，转侧困难，无法行走，在区、市级医院服中药汤剂两百余剂，并配合针灸，效果不显，静滴抗生素及口服炎痛喜康等西药可取暂时之效。现身体发沉，上下肢及手足均屈伸不灵活，在床上翻身不易，走路困难，受凉加重，关节处自感冰凉。望之身着重衣，肢体关节肿胀，屈伸不利。舌体胖大，质淡，苔白腻，脉弦紧。

实验室检查：2004年10月11日在区医院化验结果：ESR：42mm/h；ASO试验：>500U；RF试验：阴性。

中医诊断：痹病（寒湿内蕴、闭阻经络、气血瘀滞）。

西医诊断：风湿性关节炎。

治法：温经散寒，健脾除湿，通经活络。

方药（李老经验方）：温通除痹汤。

白术20g，茯苓18g，泽泻12g，桂枝9g，防己15g，香附12g，制川乌5g，千年健15g，苍术10g，黄柏5g，山甲10g，木瓜18g，薏苡仁30g，制马钱子1g，甘草3g。6剂，水煎服。

医嘱：避免风吹，注意防寒防潮，起居作息有规律。

二诊：2004年12月12日。关节疼痛、肿胀及关节处冰凉感减轻，屈伸稍感灵活。舌质胖大，质淡，苔薄白稍腻，脉弦紧。效不更方，上方继服30剂。

三诊：2005年1月23日。关节疼痛、肿胀基本消失，行走自如，关节皮肤处已无发凉感，可操持一般家务，偶可下地做些农活。舌体稍胖大，舌质淡，舌苔薄白，脉弦脉。

方药：生黄芪30g，当归15g，制首乌15g，菟丝子30g，杜仲15g，白术20g，茯苓18g，桂枝9g，制川乌3g，千年健15g，苍术10g，木瓜12g，薏苡仁30g，甘草3g。21剂，水煎服。

3月下旬复查：ESR7mm/h；ASO试验：<500U；RF试验：阴性。现关节疼痛等症消失而基本痊愈，做家务及农活与常人无异。

按语 本例因寝处潮湿，又复冲寒，致寒湿袭入，闭阻经络而发为寒湿痹。因寒湿皆为阴邪，其性凝滞重浊，气血为寒湿之邪阻遏，经脉不利则关节疼痛，肿胀重着，手

赵某某水肿（慢性肾炎）病案

点评

慢性肾炎属中医水肿病范畴。其病理属肺之通调、脾之输布、肾之施泄水液有关。亦属三脏相干之病。正如张景岳说："水为至阴，其本在肾；水化于气，其标在肺；水唯畏土，故其制在脾"。故水肿之形成，系三脏功能紊乱，甚至相互干扰、克制，以至气机升降失司，湿浊壅滞，阴阳闭绝，则为难治之疾。由于其病因和三脏之功能（及病程之）不同，故病理亦有偏重某脏和水肿有阳水、阴水之别，此为辨证之重点。在治法上，《素问·汤液醪醴论》说："平治于权衡，去菀陈莝——开鬼门，洁净府。"《金匮要略》指出："诸有水者，腰以下肿，当利小便，腰以上肿，当发汗乃愈。"实为经验之谈。本病案，据四诊要点，患者面色萎黄，上午面部、下午下肢肿甚，全身困重，脘腹胀满，食欲淡，舌体胖大，苔白腻，脉象沉缓，显为脾气亏虚，水湿内停之证，故以加味五苓散治之。由于面肿较显，肺之通调水道不利，故加葶苈子、升麻，证属阴水不重，故有桂枝即可。发病治疗及时，故服药近三月而愈。

李振华 2006.6.19

图21

足沉重；寒邪阴凝于内，遇热而流通，遇寒则愈凝，故皮肤触之发凉，遇寒增剧；寒主收引，寒邪蕴于肌肤筋骨，故关节曲伸不利。舌质淡，白腻，脉弦紧皆为寒湿痹阻经脉之象。《素问·举痛论》载："寒气入经而稽迟，泣而不行，客于脉外则血少，客于脉中则气不通，故卒然而痛"；药用白术、苍术、茯苓、泽泻、薏苡仁、木瓜、防己、黄柏、千年健健脾除湿、舒筋活络、强筋壮骨；制川乌、桂枝、穿山甲温经止痛、祛除寒湿、活血通经；配香附行气止痛；更用制马钱子开通经络、透达关节、消肿定痛，以"搜筋骨之风湿"（《外科全生集》）效佳。药后关节疼痛及肿胀均有所减轻，表明体内寒湿之邪稍已温散，经络壅塞、气血运行不畅之病机得以缓解，然病久邪痼已深，非短时可奏大效，故宜守法守方，服药月余，患者体内寒湿除之八九，病症基本消失，气血通畅，经络已无窒滞之象，唯其系因机体正气不足，外无御邪之能，复因久居湿地，使寒湿得以内侵，致使邪气留恋，气血凝滞，脉络痹阻。故当以益气养血、补肾壮骨之品，使气血得补，诸筋得荣，本固而无病发之虞。

李老点评见图22。

案23 血痹·郭案

郭某，女，42岁。于2006年4月8日来诊。

主诉：手指遇风及冷时发白、发紫、发红10余年。

病史：自述10余年前因产后未满月之时，汗出过多，复因冷水洗衣后时常出现双手冰凉、麻木无知觉，手指发白，后变青紫，继之又转红，得热水浸泡或烤火后恢复正常。平素时有肢体关节疼痛怕凉，周身皮肉有僵硬感。2004年9月在省人民医院诊断为雷诺氏病，去年11月复发，诊断治疗同前。现症见遇凉水及天气转冷时手指发白，继则转紫暗，然后变红，双手麻木无知觉，发凉，得温则轻，因口服激素已闭经，纳少，多食则吐，平素心烦急躁，夜寐多梦，二便尚可。舌体稍胖大，质淡，苔薄白，脉沉细缓。

中医诊断：血痹（气血虚弱，阴寒凝滞）。

西医诊断：雷诺氏病。

治则治法：益气养血，温经通络。

方药：十全大补汤加减。

黄芪20g，党参15g，白术10g，茯苓15g，当归12g，川芎10g，桂枝8g，赤芍15g，制附子10g，丹参15g，水蛭10g，乌梢蛇15g，莪术12g，桑枝30g，木瓜18g，制川草乌各6g，木香6g，砂仁8g，甘草3g，山甲8g。14剂，水煎服。

医嘱：注意保暖防寒。

二诊：2006年4月25日。手指麻木减轻，发凉减轻稍有温感，天气变冷时颜色变化和以前相同。食欲不佳，多梦。舌体稍胖大，苔白，脉沉细。上方加量：黄芪30g，党参18g。15剂，水煎服。

三诊：2006年5月13日。凉水洗手后手指紫暗减轻，手指稍感温热，食欲好转，仍多梦，出汗较多。舌体稍胖，苔薄白，脉沉细。上方继服15剂。

四诊：2006年5月30日。自诉前几天下雨时手指苍白紫暗已经不明显，手指温热，出汗减少。食欲正常，多梦。近几天脸部和前胸起红疹，发痒，心烦。舌体稍胖，苔薄白，脉沉细。二诊方加白鲜皮12g，地肤子15g。15剂，水煎服。

五诊：2006年6月13日。每逢生气、受惊、遇凉水和冷空气后手指仍有发白，变

103 刘某某痹病案

点 评

《内经·痹论》说："风寒湿三气杂至,合而为痹也。"临床一气为病极少见。常以二气、三气合而为病。本案据四诊合参及究其病因,显系寒湿二气致病。寒湿闭阻脉络,气血瘀滞关节,故法当温经通络、健脾除湿。方取五苓散、木防己汤及二妙散化裁加味,自拟曰温通除痹汤。

本方用药除健脾除湿、温通脉络外,重其用走窜之山甲以通达脉络;用搜风活络之制马钱子以散结止痛,与上药相助益彰,故虽难愈之痹病,其效立见。每年临床,本病多长期用激素者,中药效果不显。

李振华

2006.4.16.

图22

紫，但较原来已明显减轻，已不麻木。出汗减少，面部已经不红不痒，胸部红痒减轻。仍有心烦多梦。舌体稍胖，苔稍白腻，脉沉细。四诊方加蜈蚣3条。20剂，水煎服。

遇冷后手指发白、发紫等症消失，手指常温，食欲好转，精神转佳，多梦基本消失。追访已愈。

按语 本病由于胎产之后，气血亏虚之时，复感阴寒之邪，阴寒凝滞经络而致；血虚受寒，寒凝经脉，血脉不利，阳气不达四末故见手指皮色苍白，继则转紫，手指发凉；得温而经脉稍活，气血畅通，故见潮红，继而复常；寒凝血瘀，脉络阻滞，加之血虚，经脉失养，故见手指麻木；气虚脾运失健，故见纳少；血虚阴亦不足，故见心烦急躁。舌质淡，体稍胖大，苔薄白，沉缓而细等均为气血虚弱，阴寒凝滞之象。治宜益气补血，温经通络。方用十全大补汤加减，药用黄芪补气生血，升举阳气；当归养血通脉；桂枝温通经脉；党参、白术、茯苓益气健脾；附子、川草乌温经通阳；川芎、丹参、赤芍、水蛭、莪术、穿山甲活血逐瘀；乌梢蛇祛风通络；桑枝、木瓜祛湿活络；木香、砂仁理气和胃。依此据其病症而增减使本病获愈。本案在用药中除益气养血药物外，选用附子、川草乌等温通寒凝，水蛭、穿山甲、莪术逐瘀通络为其特色。

李老点评见图23。

案24 鼻渊·王案

王某某，男，汉族，学生，洛阳偃师市，2005年7月12日来诊。

主诉：鼻塞、流黄涕7年。

病史：患者自述于七年前因为受凉感冒，之后出现鼻塞、流黄鼻涕。在当地医院行CT检查诊断为副鼻窦炎，服中西药（药物不详）治疗，效果不佳，每遇天气转凉等气候变化时症状加重，服西药症状稍缓解，常反复发作。目前经常感觉鼻腔干燥、时流黄稠浊涕，伴有前额疼痛。平时体质较弱，形体消瘦，容易感冒，纳食尚可，眠寐不佳，大小便均正常。舌苔薄黄，脉浮数。

中医诊断：鼻渊（风热壅肺）。

西医诊断：慢性鼻炎。

治法：疏风清热，宣肺通窍。

方药：自拟清肺祛风汤加减。

苍耳子10g，辛夷10g，黄芩10g，薄荷9g，荆芥8g，细辛5g，知母12g，生桑白皮12g，地骨皮15g，桔梗10g，全虫8g，葛根15g，菊花10g，丹皮10g，甘草3g。14剂，水煎服。

嘱：注意寒温适宜，防止感冒；坚持活动锻炼，增强集体抵抗力。

二诊：2005年7月28日。二诊鼻塞消失，流涕减少、色稍黄，头痛减轻，可见风热之邪渐解，肺气稍宣；大便稍稀为热从下焦渐泄之象。风热之邪渐解，故减疏散风邪之荆芥、细辛之量；头痛减轻是气血壅阻渐化之象，故减活络之全虫用量；患者平素体质较弱，肺气不固，易于感冒，故加黄芪以扶助正气，达邪外出。

方药：苍耳子10g，辛夷10g，黄芩10g，薄荷9g，荆芥6g，细辛4g，知母12g，生桑白皮12g，地骨皮15g，桔梗10g，全虫6g，葛根15g，菊花10g，丹皮10g，甘草3g，黄芪15g。14剂，水煎服。

三诊：2005年8月12日。因头痛、鼻塞、流涕等症减轻而停药数日，而头痛、鼻塞

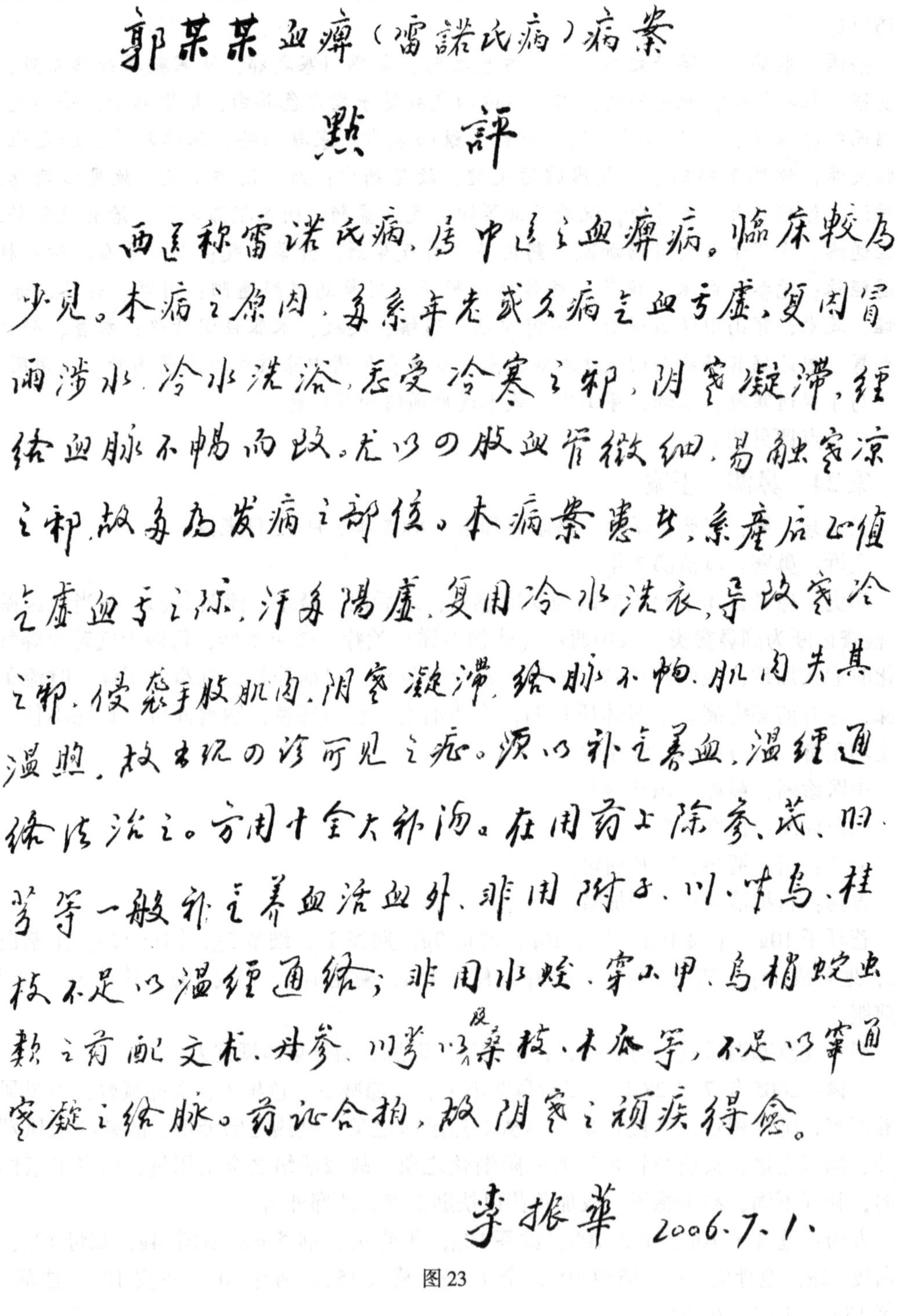

郭某某 血痹（雷诺氏病）病案

点 评

西医称雷诺氏病，属中医之血痹病。临床较为少见。本病之原因，多系年老或久病之血亏虚，复因冒雨涉水，冷水洗浴，屡受冷寒之邪，阴寒凝滞，经络血脉不畅而致。尤以四肢血管微细，易触寒凉之邪，故多为发病之部位。本病患者，系产后正值之虚血亏之际，汗多阳虚，复用冷水洗衣，导致寒冷之邪，侵袭手肢肌肉，阴寒凝滞，络脉不畅，肌肉失其温煦，故出现四诊可见之症。须以补之养血，温经通络法治之。方用十全大补汤。在用药上除参、芪、归、芍等一般补之养血活血外，非用附子、川草乌、桂枝不足以温经通络；非用水蛭、穿山甲、乌梢蛇虫类之药配文术、丹参、川芎以及桑枝、木瓜等，不足以窜通寒凝之络脉。药证合拍，故阴寒之顽疾得愈。

李振华 2006.7.1.

图23

之证复起，乃为肺有风热余邪，未得尽祛之象。以前方为主加减治之，加杏仁以增强宣肺之力；因时近金秋之令，气候转凉，恐过用寒凉损伤肺卫，故去黄芩、丹皮苦寒之品以合秋之肃杀之令，顺肺金肃降之机。

方药：苍耳子 10g，辛夷 10g，薄荷 9g，荆芥 6g，细辛 4g，知母 12g，生桑白皮 12g，地骨皮 15g，桔梗 10g，全虫 6g，葛根 15g，菊花 10g，杏仁 8g，甘草 3g，黄芪 15g。14 剂，水煎服。

治疗结果：鼻干燥，流黄浊涕等症消失而痊愈。

按语　本证由于风寒感冒之后，为彻底治愈，风寒郁久化热，风热之邪遏滞于肺，上扰清窍所致。乃属风热壅肺之证。风热郁肺，气血壅阻，故见鼻干、时流黄稠浊涕、前额疼痛；邪壅于肺，卫气失固，故平素易于感冒；反复外感，风寒或风热之邪不断侵袭于肺，因而鼻炎亦反复发作，且日益加重；舌淡红、苔薄黄，脉浮稍数等均为风热壅肺之象。治宜疏风清热，宣肺通窍。方用自拟清肺祛风汤加减。药用苍耳子、辛夷、细辛、荆芥、薄荷疏风清热、宣通鼻窍；知母、合"黄芩泻白散"之黄芩、生桑白皮、地骨皮清肺泄热；桔梗开宣肺气；菊花清利头目诸窍；葛根疏风清热生津；全虫活络止痛；丹皮清热活血。诸药合用，共奏疏风泄热，宣肺通窍之功。李老诊治鼻渊病，常以患者流涕之有无、颜色、稠稀及有无鼻塞声重等为主要辨证依据。一般以鼻涕多，质清稀，鼻塞声重，病期不长，为外感风寒，肺气不宣；如鼻涕色黄，量少质稠，时而鼻塞声重，为外感风热之邪，热壅于肺，肺气不宣；如鼻涕色黄，量少质稠，鼻塞声重不显，病久不愈，时而感冒，眉棱骨部疼痛，系肺阴不足，阴虚肺热，久而肺气亦弱。本病案鼻渊七年，四诊合参，显系风热壅肺，失治郁久化热伤阴，气阴两亏，故治宜疏风清热、宣肺通窍法，见效后加益气养阴固本之品而痊愈。

李老点评见图 24。

案 25　崩漏·韩案

韩某，女，37 岁。初诊：2005 年 11 月 27 日。

主诉：不规则阴道出血 1 月余。

病史：平素脾胃虚弱，2 个月前因有应酬，过食生冷油腻之品，加之饮啤酒过量，致胃脘疼痛，大便溏泄。经对症治疗，胃病虽有缓解，但继之出现未在行经期间阴道持续淋漓不断出血，30 多天来经口服及注射止血类西药和中成药物治疗，效果不佳而前来就诊。来诊时症见淋漓漏下出血，血色淡红质稀，小腹坠痛，食少便溏，气短乏力。面色无华，呈慢性病容。小腹部按压感轻微疼痛。舌质淡，体胖大，苔薄白，脉沉弱。

B 超妇检未发现异常，血常规检查正常。

中医诊断：崩漏（脾胃虚弱，气虚下陷）。

西医诊断：功能性子宫出血。

治法：健脾益气，举陷止血。

方药：补中益气汤加味。

黄芪 30g，党参 15g，白术 10g，茯苓 15g，陈皮 10g，升麻 6g，柴胡 6g，当归 10g，醋白芍 12g，阿胶 10g，黑地榆 12g，醋香附 10g，砂仁 10g，炙甘草 6g，米醋 120ml（晚煎）。10 剂，水煎服。

嘱：忌食生冷、油腻、辛辣之品，避免过度劳累。

王某　鼻渊病案

点　评

余诊治鼻渊病，常以患者鼻涕之有无、颜色、稠稀及有无鼻塞声重等为主要辨证依据。一般以鼻涕多、质清稀、鼻塞声重、病期不长，为外感风寒，肺气不宣；如鼻涕色黄、量少质稠，时而鼻塞声重，为外感风热之邪，热壅于肺、肺气不宣；少鼻涕色黄、量少质稠，鼻塞声重不显、病久不愈，时而感冒，眉棱骨部疼痛，系肺阴不足、阴虚肺热，久而肺气亦弱。本病案鼻渊七年，四诊合参，显系风热壅肺，失治郁久化热伤阴，气阴两亏，故治宜疏风清热、宣肺通窍法，见效后加益气养阴固本之品而痊愈。

李振华

2006.5.18

图24

二诊：2005 年 12 月 7 日。漏下出血止，纳食有所增加，大便溏薄，日行一次，仍感小腹坠痛。舌质淡，体胖大，苔薄白，脉沉细。

二诊辨证论治：漏下出血已止，纳食有所增加，为脾虚渐复，中气渐充，血循常道之象。原方去阿胶、黑地榆、米醋，加炒薏苡仁 30g，醋延胡索 10g，生姜 3 片以增健脾祛湿，理气止痛之功。10 剂，水煎服。

三诊：2005 年 12 月 17 日。气短乏力大减，纳食好转，大便成形，小腹坠痛消失，面色渐红润。舌质淡，苔薄白，脉沉细。

三诊辨证论治：脾气渐旺，运化之职逐步好转，故气短乏力大减，纳食好转。舌质淡，苔薄白，脉沉细为脾胃气虚尚存之象。上方加厚朴 10g 以理气和胃。10 剂，水煎服。

四诊：2005 年 12 月 27 日。诸症消失，精神、饮食好，无明显不适症状。语声有力，面色红润。舌质淡红，苔薄白，脉沉细。

四诊辨证论治：一切复常，因久病初愈，仍需健脾益气，防止病情复发，改用香砂六君子汤加减。

方药：香砂六君子汤加减。

党参 10g，白术 10g，茯苓 15g，陈皮 10g，半夏 10g，香附 10g，砂仁 8g，厚朴 10g，枳壳 10g，郁金 10g，黄芪 20g，当归 10g，白芍 12g，甘草 3g。20 剂，水煎服。

按语 妇女的生理特点概之为经、带、胎、产四者，均与脾胃密切相关，盖"女子以血为本"，而脾胃为后天之本，气血生化之源，脾又为统血之脏，其气主升，统摄血行，脾气旺则血能循常道而周统全身。若脾胃虚弱，化源匮乏，气陷于下，冲任必因之损而不固，即发为崩漏。本案症见淋漓漏下出血，血色淡红质稀，小腹坠痛，食少便溏，气短乏力，舌质淡，体胖大，苔薄白，脉沉弱，显为脾胃虚弱，气虚下陷之崩漏证。治以补中益气汤加味，旨在健脾益气，举陷止血，服用该方剂治疗脾虚崩漏，一般 10 剂左右即可达到止血目的，但要巩固疗效，促使脾气恢复，则需在此方基础上随症加减，服用 20～30 剂。本方剂之所以能取得迅速止血的效果，与处方中使用了较大量的米醋有关。米醋一则可直折横逆之肝气，使肝不犯脾，以利脾气的恢复；二则健脾调中；三则收敛固涩，直损出血之势。与健脾益气诸药配伍，米醋标本兼顾，实为治疗出血的良药。

李老点评见图 25。

案 26 痛经·贾案

贾某，女，24 岁。于 2006 年 3 月 20 日来诊。

主诉：经期腹痛 2 年余。

病史：两年前无明显原因出现经期少腹作痛，痛引腰骶部，经检查诊断为子宫内膜炎，服药治疗效不佳，每随月经而周期性发作，后妇检提示：盆腔炎、盆腔积液，在省妇幼保健院治疗，疗效仍不佳。现症见经期少腹疼痛拒按，痛引腰骶，月经量少，色暗黑有血块，经前乳房胀痛，心烦急躁，食欲不佳，眠寐及二便尚可。舌质紫暗有瘀点，舌体稍胖，苔薄白，脉沉涩弦。

2004 年省人民医院妇科检查：子宫内膜炎；2004 年妇幼保健院妇科检查：盆腔炎、盆腔积液。

中医诊断：痛经（肝脾失调，气血瘀滞）。

西医诊断：继发性痛经。

郭某某崩漏（功能性子宫出血）病案

点　评

功能性子宫出血，属中医崩漏病范畴。崩与漏在发病缓急与出血多少等症状不同，但其发病之原因和病理则基本相同。同时二也在病程中亦可相互转化。崩病日久，气血虚衰，可变成漏。久漏不止，病情发展，亦可成崩。本病之成因，多为思虑劳倦过度伤脾，日久脾虚及肺，脾肺俱虚，中气下陷，予以脾不统血，气不升摄，气虚血脱，而成崩漏。其他肾阴阳俱虚，或素体虚弱，复因产后，以致肾失封藏，或产后损伤冲、任，瘀血未尽，血不归经，亦间或有之。本病案四诊合参及患者脾胃素虚，其病证显系脾不统血，气不升摄而致崩漏，长时间出血不止，故用益气健脾，升阳止血之法治之。方用补中益气汤为主合健脾止血汤加减而治愈。其中药物，除数味用醋炒外，重点是並用米醋四两和诸药同服，盖用米醋除酸以入肝敛肝平衡肝脾以利脾气恢复而统血外，其酸涩收敛盖能收缩血管而达止血。此系受自国医施今墨老先生经验。藉此以表怀念。

李振华 2006.7.1.

图25

治法：疏肝健脾，活血止痛。

方药（经验方）：活血止痛汤加减。

当归10g，白芍15g，白术10g，茯苓15g，柴胡6g，香附10g，西茴10g，乌药10g，公英15g，木香6g，桃仁10g，丹参15g，青皮10g，丹皮10g，甘草3g，元胡10g。3剂，水煎服。

医嘱：月经将至，少腹出现胀痛时服药；保持情绪舒畅。

二诊：2006年4月2日。经期腹痛及急躁易怒减轻，月经量少，色暗，脉沉弦，食欲好转，舌体稍胖大，舌苔薄白，脉沉弦。去疏肝理气之西茴、青皮，加田三七3g（研末冲服），以增强活血化瘀止痛之功。5剂，水煎服。

三诊：2006年5月12日。月经来时腹痛减轻，疼痛时间缩短，腰部已不疼痛，月经颜色暗，量少，已无血块。舌体稍胖大，舌苔薄白，脉沉弦。嘱月经将至，少腹出现胀痛时服上方药5剂。

腹痛等症消失而痊愈。追访三个月，未见复发。

按语 本病由于肝气郁结，血瘀阻滞，使胞宫血行不畅，不通则痛，故每逢月经将至时少腹疼痛。治宜疏肝健脾，活血止痛。方用自拟活血止痛汤加减。药以柴胡、香附、西茴、乌药、青皮、木香疏肝解郁，理气止痛；当归、白芍、丹参、元胡养血活血通经；公英、丹皮、清热凉血；白术、茯苓、甘草健脾和胃、协调肝脾。二诊经期腹痛及急躁易怒减轻，可见肝郁气滞之象渐解；瘀血之象渐祛；白带量减少，食欲好转，脾虚之证渐复。气滞血瘀渐减，去疏肝理气之西茴、青皮加活血止痛之田三七以增强活血化瘀止痛之功。三诊诸症向愈，故守上方续服，以巩固疗效。

李老点评见图26。

案27 经乱·赵案

赵某某，女，41岁。于2006年4月18日来诊。

主诉：月经紊乱8个月。

病史：患者自述于八个月前无明显原因出现月经推迟，最长时间为2~3个月，需口服黄体酮方能来潮。近两个月月经提前，来潮一天即止，量少，色淡红，无腹痛，伴见心烦急躁易怒，夜寐易醒，不易入睡，背部及双下肢怕凉酸困，食欲尚可，大便3~4天一次。舌质淡稍红，舌体稍胖大，苔薄黄，脉弦稍数。

中医诊断：月经不调。

西医诊断：月经紊乱。

治法：健脾疏肝，清心豁痰、凉血活血。

方药（李老经验方）：清心豁痰汤加减。

白术10g，茯苓12g，橘红10g，半夏10g，炒栀子10g，合欢皮10g，龙齿10g，丹皮10g，丹参15g，香附10g，郁金10g，节菖蒲10g，西茴10g，乌药10g，莲子心6g，夜交藤20g，枳壳10g，甘草3g。14剂，水煎服。

医嘱：情志舒畅，饮食宜清淡。

二诊：2006年5月2日。心烦急躁减轻、已不失眠，但白带量多，月经未来潮，舌体稍胖大，舌苔薄，脉弦。

处方（李老经验方）：活血止痛汤加减。

贾某某痛经病案

点评

痛经为妇女婚前、后之常见病。每因肝郁气滞，胞宫血行不畅，不通则痛；或经期冒雨涉水、或冷水浴，足受寒湿之邪，寒则凝缩，胞宫血行不畅，经期则痛。本病案据四诊合参，患十九岁即患胃病达十四年之久，症见月经量多，白带多，舌体胖大，显系久病脾虚水湿下注，脾不统血；继而出现痛经，经血色黑有血块，经前乳房胀疼，舌质紫黯有瘀点，脉象沉弦涩，又系脾虚日久，土壅木郁，气滞血瘀，经血不畅，而致痛经。故本痛经属脾虚肝郁、气滞血瘀之证。治以疏肝健脾、理气活血止血法，用自拟活血止痛汤，即逍遥散加减而治愈。余治痛经（包括月经不调）之病，宜告予期经前三至五天，冲、任脉动，气血将行之时服药三至五剂效果比平时服药佳。

李振华 2006.6.15.

图26

当归10g，白芍12g，白术10g，茯苓15g，柴胡6g，香附10g，西茴10g，乌药10g，丹参15g，川牛膝15g，桃仁12g，红花10g，木香6g，芡实10g，生薏苡仁30g，元胡10g，艾叶6g，甘草3g。10剂，水煎服。

三诊：2005年5月12日。月经已来潮，但初呈咖啡色，行经时腹痛，惟白带仍多，舌体正常，舌苔薄白，脉弦。上方去桃仁、艾叶，加泽泻15g。7剂，水煎服。

月经正常。半年前随访，经期仍正常。

按语 本案由于情志不遂，肝气郁滞，肝失条达，横乘及脾，脾虚失运，气血亏虚，脾失统摄，冲任不固，血虚经血不足，以致经行或先或后；此属脾虚肝旺之证；脾虚气血亏虚，经血不足，故见月经时前时后，量少，色淡；平素急躁易怒，乃为情志郁结，肝气不疏之象；脾虚日久生湿，故见背部及两腿怕凉酸困；湿阻气机，郁久化火生痰，扰及心神，则见心烦急躁易怒，夜寐易醒不易入睡；舌淡红、体稍胖大，苔薄黄，脉弦稍数等均为脾虚肝旺之象。治先宜健脾疏肝，清心豁痰；方用自拟清心豁痰汤加减，药用白术、茯苓健脾祛湿以绝生痰之源；橘红、半夏、枳壳豁痰降逆；香附、郁金、西茴、乌药疏肝解郁，使气行湿行，郁解则热散；郁金配菖蒲，透窍效佳；栀子、莲子心清热除烦；合欢皮、夜交藤、龙骨安神宁志；丹皮、丹参凉血活血。二诊时痰火渐清，心神渐安，故去清心豁痰安神之品，而在逍遥散疏肝行气基础上加桃仁、艾叶、川牛膝、红花、元胡温经活血化瘀；佐入生薏仁、芡实健脾利湿止带。三诊时月经已来潮，为血瘀渐活，白带仍多，乃湿象仍存，故少去活血之品如桃仁及止血之艾叶；加泽泻以增强利湿止带之力而使诸证向愈。

李老点评见图27。

案28 闭经·陈案

陈某，女，30岁。于2005年5月4日来诊。

主诉：闭经7个月。

病史：患者15岁月经初潮至今10余年来月经不调，每次经期后延，月经量少，经色暗红，伴有痛经，小腹有下坠感，腹部怕冷，经前两乳发胀。平常胸胁稍胀，心情烦躁。自2004年10月至2005年5月，月经未至，闭经半年有余。现月经未至已7个月，伴心情烦躁，胸闷，两胁胀满，腹部怕凉，夜寐梦多，胃内有空洞感，稍食即欲大便，面白无华。舌质淡，舌体稍胖大，苔白腻，脉沉细弦。

中医诊断：闭经（肝郁脾虚，寒凝血脉）。

西医诊断：闭经。

治法：疏肝理脾，温通经脉。

方药：逍遥散加减。

当归10g，白芍12g，白术10g，茯苓15g，柴胡6g，香附10g，西茴10g，乌药10g，川牛膝15g，桃仁10g，红花10g，大黄10g，广木香6g，丹参15g，元胡10g，艾叶6g，甘草3g。18剂，水煎服。

医嘱：情志舒畅，勿食生冷寒凉。

二诊：2005年6月4日。胸闷、两胁胀满、多梦好转，月经仍未行，仍心烦急躁。舌质淡，体胖大，苔白微腻，脉沉细弦。仍用上法，原方继服，加郁金10g以疏肝解郁，吴茱萸6g以温经，炒薏苡仁30g以祛湿，莪术10g以祛瘀通经。18剂，水煎服。

赵某某 经乱病案

点 评

根据四诊，本病案经乱，认系肝脾失调，但其病理要点是肝郁气滞，郁而化热，心肝火盛，故症见心烦急躁易怒、失眠等，应先以疏肝理气、清心豁痰治之。否则急躁易怒不时伤肝，则经乱更有加重之可能。心肝火平，继以健脾疏肝、活血祛瘀佐治之，则经血调，诸症皆平。

李振华

2006.6.5.

图27

三诊：2005 年 6 月 25 日。服药 12 剂时始来月经，经量极少色暗红，痛经，腹痛较甚，痛不能坐，痛经甚时欲昏厥，出虚汗，周身发冷。舌质淡，舌体胖大，舌苔白，脉弦细数。李老认为因肝郁气滞日久，月经闭久不通，月经始通之时经量少色暗红等亦属正常现象。然现在腹痛较甚，以痛经为主，乃为气滞血瘀所致，当以治疗痛经为主，以行气活血，温经止痛为法，改用治疗痛经方药，暂用以治标急。

方药：桃红四物汤合温经汤加减。

当归 10g，川芎 10g，赤芍 10g，桃仁 10g，红花 10g，香附 12g，西茴 10g，乌药 10g，艾叶 6g，吴茱萸 5g，桂枝 6g，茯苓 15g，木香 6g，甘草 3g。3 剂，水煎服。

四诊：2005 年 6 月 28 日。痛经已止，目前本次经期已过，胁部略胀，心烦急躁，腹部怕凉不痛。舌质淡，体稍胖大，舌苔薄白，脉弦细数。李老指出治疗闭经不能仅仅停留在促使月经来潮上，重要的是月经来后，还要注意调整好月经周期，使之能保持正常。本患者虽经行，但肝郁气滞征象仍然存在，如胁胀，心烦急躁，脉弦等。现痛经已止。继用一、二诊之治法方药，以疏肝健脾，理气活血，温通经脉以巩固治之。

方药：逍遥散加减。

当归 10g，白芍 12g，白术 10g，茯苓 15g，柴胡 6g，香附 10g，西茴 10g，乌药 10g，川牛膝 15g，桃仁 10g，红花 10g，大黄 10g，木香 6g，丹参 15g，元胡 10g，艾叶 6g，郁金 10g，吴茱萸 6g，莪术 10g，甘草 3g。20 剂，水煎服。

五诊：2005 年 7 月 25 日。7 月 18 日月经二次来潮，周期亦准（26 ~28 天），但量仍较少，开始仅为血丝，经色暗红，行经已逾 7 天仍未净，有轻微腹痛。非经期腹不痛不胀，腰不酸，亦无其他不适。舌质淡，体稍胖大，舌苔薄白，脉沉细。病情继续好转，继服上方 10 剂以巩固疗效。

治疗后月经按期来潮。

按语　本例闭经为肝郁脾虚，寒凝血脉所致。患者自初潮至今 10 余年月经不调，经期后延，量少色暗红，痛经，两乳房发胀，平时烦躁，胸闷胁胀，可知其为肝郁气滞，经行不畅。今肝郁日久，气血失于流畅，发展而为闭经。腹部怕冷为寒凝经脉；舌体胖大，苔白腻为脾虚湿蕴征象。治用疏肝健脾，温通经脉之法，以自拟加减逍遥散治之。药用柴胡、香附、当归、白芍疏肝养血解郁；西茴、乌药、艾叶理气温经；川牛膝、桃仁、红花、丹参、元胡活瘀通经；白术、茯苓、甘草健脾祛湿；生大黄、广木香化瘀行气通经，开通闭塞。复诊时加郁金以疏肝，吴茱萸以温经，炒薏苡仁以祛湿，莪术以活瘀而获良效。需指出的是，生大黄、木香用于通经，是取《金匮要略》大黄附子汤之意。原方大黄配伍附子，是借附子之温热，反大黄之寒而除寒疾，即"反其气而取其味也"。至今未用附子而用吴茱萸，是该药不但可入肝脾肾三经，且因有西茴、艾叶相佐而温热之力更著，并走中下焦，以温营血而散寒凝。

李老点评见图 28。

案 29　乳癖·应案

应某某，女，53 岁。于 2005 年 5 月 21 日来诊。

主诉：发现右侧乳房结块 1 月余。

病史：患者于 2005 年 4 月发现右侧乳房结块，触之如花生米大小，光滑易移动，按之有轻度疼痛。乳房摄片提示：右侧乳腺囊性包块。现右侧乳房结块，1.1×1.2cm，触之

陈某某闭经病案

点　评

本案闭经，据四诊合参，其病理显系肝郁脾虚，且脾虚日久，失其健运，湿从寒化，气滞寒凝血脉，故经期后延、量少、色暗、痛经、腹部怕冷以至闭经。治用疏肝健脾、活血通经法。在用药上，除用一般理气、活血、温经之品外，在寒凝血脉而用苦寒之大黄，是取《金匮要略》大黄附子汤之义。大黄配伍附子，借附子之温热，反大黄之寒而除寒积。即"反其气而取其味也"。本方未用附子而用大热之吴茱萸，因其可入肝、脾、肾三经，温中下焦、温营血、治经寒，配茴香、艾叶，其力更强，故长期月经后延、量少以及痛经、闭经之疾而愈。

李振华

2006.5.31.

图28

光滑，可移动，有轻度压痛，双下肢稍感酸痛，饮食略为减少，面色无华，舌质淡，舌体稍胖大，边有齿痕，苔白腻，脉弦细。

实验室检查：乳房摄片示右侧乳腺囊性肿块（建议定期复查及动态观察）。

中医诊断：乳癖（肝脾失调）。

西医诊断：右侧乳腺囊性包块。

治法：疏肝理脾，活瘀化痰，软坚散结。

方药：软坚消癖汤加减。

当归10g，白芍12g，白术10g，茯苓15g，柴胡6g，香附10g，西茴10g，乌药10g，牙皂5g，山甲8g，半夏10g，节菖蒲10g，木香6g，昆布12g，海藻12g，牡蛎15g，元胡10g，炒薏苡仁15g。14剂，水煎服。

医嘱：保持情志舒畅；勿食生冷油腻。

二诊：2005年6月7日。肿块减小，右乳房仍有疼痛，饮食不佳，双下肢仍酸困倦怠。舌质淡，体稍胖大，边有齿痕，苔白腻，脉弦细。上方加枳壳10g，继服17剂。

三诊：2005年6月25日。乳房肿块基本消失，触之已不明显，按之基本不痛，饮食增加，双下肢酸困明显减轻。舌质淡，体稍胖大，苔稍白腻，脉弦细。上方加枳壳10g，炒薏苡仁加量至30g。30剂，水煎服。

患者右侧乳房肿块消失，触之疼痛亦消失。三月后随访未再发现乳房肿块。

按语 本例乳癖属脾虚肝郁，肝脾失调。肝气郁结，气机郁滞，脾失健运则生湿酿痰，痰气郁结于乳房则结生肿块；舌质淡胖，边有齿痕，苔白腻为脾虚蕴湿；脉弦为肝气郁滞。治疗采用疏肝理脾，软坚散结法，李老用经验方软坚消癖汤治之。方中当归、白芍、柴胡、香附、西茴、乌药、枳壳疏肝理气；白术、茯苓、广木香、炒薏苡仁健脾祛湿；半夏、牙皂、节菖蒲祛湿消痰；昆布、海藻、山甲、牡蛎软坚散结；元胡行气活血，通络止痛。二诊乳房肿块减小，右乳房仍有疼痛，舌淡苔腻，上方加枳壳行气止痛，重用薏苡仁以健脾祛湿，终使肝脾和调，乳络通畅，乳癖消散。

李老点评见图29。

案30 乳癖·王案

王某某，女，37岁，于2006年4月18日来诊。

主诉：双侧乳房胀痛6年，加重一周。

病史：患者自述平素急躁易怒，6年前出现双侧乳房胀痛，月经来前加重，在四川省某医院诊断为双侧乳腺增生，服桂枝茯苓胶囊疗效不佳，病症时轻时重，一周前因症状加重，特来求诊。现症见双侧乳房胀满疼痛，情绪急躁及月经来前胀痛加重，乳房双侧有肿块，大小如杏，质地较硬，边缘清楚，压之疼痛，活动度较好。时常伴有头晕、夜寐多梦，口干，食欲不振，脘腹胀满，月经正常，二便尚可。舌质稍淡，边尖红，舌体稍胖大，苔稍白腻，脉细弦。

实验室检查：2005年7月在四川省中医药研究院行红外线检查诊断为双侧乳腺增生。

中医诊断：乳癖（肝郁化热，气血瘀滞）。

西医诊断：乳腺增生。

治法：疏肝清热，凉血活血，软坚散结。

方药（李老经验方）：软坚消癖汤加减。

庄某某乳癖病案

按 评

乳癖为妇女常见病，少数且有恶变成癌之可能。其病理因乳房为肝、胃经络所定，因而情志不遂，肝郁气滞，木郁克土，导致肝脾失调，肝胃不和，形成气滞血瘀，痰湿壅阻，结于乳房而成乳癖。故每因心情不快、月经将至、劳累过度，乳房疼痛明显或加剧。治宜疏肝健脾、软坚散结法。经多年临床治疗，自拟软坚消癖汤。多平时乳房胀疼加丹皮、公英、二花。该方余多年应用，效果显著。多乳房肿块较大，甚至多碍蛋、鸡蛋，需配服巴腊丸，每次3～5粒，一日3次。本案因肿块小，故未服巴腊丸。本病宜情志愉快，防止生气为要。

李振华

2006.5.31.

图29

当归10g，白芍12g，白术10，茯苓15g，柴胡6g，香附10g，郁金10g，节菖蒲10g，牙皂6g，山甲10g，公英15g，丹皮10g，昆布12g，海藻10g，元胡10g，木香6g。10剂，水煎服。

医嘱：保持情志舒畅，勿郁怒。

二诊：2006年4月28日。乳房胀痛、肿块变软，头晕、梦多、口干均减轻，可见肝气渐舒，肝火渐清，气血渐活；效不更方，续施前法，守上方继服。10剂，水煎服。

三诊：2006年5月8日。口干减轻，乳房胀痛亦减轻，惟月经来前，胀满为甚，可见热象虽减，气机郁滞之象仍著；肿块变软缩小，如杏核大，可见痰凝之象渐祛。由于气滞之象仍著，故加枳壳10g，青皮10g，以增强疏理气机之力。10剂，水煎服。

四诊：2006年5月18日。乳房已不胀痛，惟月经来前稍有胀感，肿块消失，可见积聚乳络之痰瘀已化，气机渐畅，乳癖向愈；头晕、梦多仍时作，乃为肝郁日久，痰火内盛，扰及心神所致。积聚乳络之滞气痰瘀虽化，但脏腑内盛之痰火仍著，故宜疏肝健脾、清心豁痰，安神宁志法治之。

方药：清心豁痰汤加减。

炒栀子8g，合欢皮15g，龙齿20g，白蔻仁10g，天麻10g，竹茹8g，白术10g，茯苓12g，橘红10g，半夏10g，香附10g，郁金10g，节菖蒲10g，西茴10g，乌药10g，莲子心6g，夜交藤20g，枳壳10g，甘草3g。14剂，水煎服。

乳腺肿块等症消失，睡眠好转。

按语 乳房为肝经脉络所属，乳癖之形成，主要为情志不遂，忧郁不解，使肝气郁结，乳房脉络不通，气滞痰凝血瘀积聚乳房而成肿块。治宜疏肝行气，化痰通络，活血散结法。李老以自拟软坚消癖汤治疗。该方以逍遥散为基础加味以疏肝理气，健脾豁痰外，其重点药物多为入肝经之药，诸如行气解郁、凉血破瘀之郁金，消肿散结之牙皂，消积活络散结之穿山甲，散结豁痰软坚之昆布、海藻，诸药共奏疏肝理气，软坚活瘀，通络豁痰之功，则乳癖自消。

李老点评见图30。

王某某　乳癖病案

点　评

乳房为肝胃经络所属。乳癖之形成，主要为情志不遂，长期忧郁不解，肝之郁结，肝胃不和，肝郁痰凝，积聚乳房，乳房脉络不通，气滞、痰凝、血瘀而即肿块。治宜疏肝祛湿，活血散结法。经多年临床施治，自拟软坚消癖汤。该方以逍遥散为基础加味以疏肝理气、健脾豁痰外，其重要药物为具都多种入肝胃经之药，诸如行气解郁凉血破瘀之郁金；消肿散积之牙皂；通气消积活络之穿山甲；豁痰散结软坚化瘀之昆布、海藻，诸药共凑疏肝理气、软坚活瘀、通络豁痰之功，则乳癖自消。

李振华

2006.6.12.

图30

疑难危重或罕见疾病病案

以下是以李老口述、徒弟记录，保持原汁原味形式记要的十个罕见或疑难危重之病例，如疰夏、硫酸食管烧伤等，在李老行医几十年也很少见，且是初次遇到的，虽无治疗经验，但均在中医理论指导下，纯用中药挽救了患者的生命或减轻了痛苦，故整理如下，以供后学者参考。

案1 昏迷、黄疸、臌胀·李案

患者李某，系河南省轻工业学院党委书记，男，近60岁。会诊时间1986年10月，会诊地址：省级某西医院。因肝昏迷两日余。住院医师代诉，患者糖尿病、高血压、慢性肝炎多年，自今年8月以来，肝炎病加重，转为肝硬化合并腹水而来住院，经医院多方治疗，病情日渐加重，全身出现黄疸，腹胀不适，近三日由昏睡转入肝昏迷。现12天未解大便，因食少经灌肠也未解，近2天也未解小便，危在旦夕，院方已下病危通知书。因病危医师也未谈医院的化验检查情况，请李院长来会诊看能否抢救。

经检查患者深度昏迷不醒，面色黄瘦，眼睑及全身成深黄色，体温尚正常，血压90/60mmHg，脉象滑数无力，经家属帮助看舌苔黄腻，舌质偏红。我说病系中医臌胀病的湿热互结证，病情极为严重，当前危及生命的是肝昏迷，湿热互结大肠，因而迫及膀胱两天不能小便。我开一剂药，用鼻饲灌药，服药后如果3个小时左右，病人大小便能通，神志逐渐苏醒，还有可救之法，如大小便不通，我也束手无法。我说现在就取药，急煎服药，如病有好转再联系我。

处方：茵陈桃仁承气汤。桃仁10g，大黄10g，枳实10g，厚朴10g，芒硝10g（后下），茵陈12g。一剂急煎。配安宫牛黄丸一丸，一次半丸，早晚各一次。

次日早晨电告午后服药后三个多小时，病人解出黑色硬便数块，相继也解了小便，晚上继服二煎和半丸安宫牛黄丸，患者半夜即略有知觉，次日早晨神志已逐渐清醒。医院派车请继续会诊。检查：患者说话不清，但可听懂话，已有知觉，会伸舌头，舌苔黄腻大部已退，舌质稍红，舌苔薄稍黄。脉象仍滑数无力。病人表示愿意喝点流食。据病情开方茵陈四苓散加味，白术10g，茯苓20g，猪苓10g，泽泻15g，茵陈12g，香附10g，郁金10g，柴胡6g，玉米须20g，白蔻仁10g，桃仁10g，甘草3g。每煎分2次缓服。配合安宫牛黄丸1丸，分两次服。服药一剂后，次日病情逐渐好转，神志已清醒，可以言语，一日可以进食数次流食，小便正常。次日又解大便一次，该方继续服用一周。

第三次会诊，病人精神好转，可在床上靠坐多时，饮食增加，一周内大便2次，已取掉鼻饲管，检查舌苔薄白，舌质淡红，舌体稍胖大。脉象和缓较前有力。眼及皮肤黄疸已有好转，腹部已不感胀满，腹水消失大半。处方以茵陈五苓散加味。白术10g，茯苓20g，猪苓10g，泽泻15g，桂枝6g，茵陈12g，香附10g，郁金10g，柴胡5g，玉米须20g，桃仁10g，甘草3g。7剂，停服安宫牛黄丸。

第四次会诊，患者精神继续好转，可扶起坐床，语言正常，饮食增加，可食半流质食物。检查巩膜、面色、皮肤黄疸基本消失，腹部柔软，腹水消退，小便正常，色不黄。大便2日1次。舌质淡红，舌苔薄白，舌体稍胖大，脉细和缓有力。处方：逍遥散加味。当归10g，白芍12g，白术10g，茯苓15g，柴胡5g，香附10g，郁金10g，砂仁8g，鳖甲15g，青皮10g，茵陈8g，太子参15g，泽泻12g，甘草3g。上方连服近一个月，黄疸、腹水彻底消失，未再复发，饮食、大小便、精神恢复，病人可在室内外游走活动。患者痊愈后，追访又存活了七年，肝脏病未再复发，后听说因患急性心肌梗死病故在原医院。

按语 该患者系臌胀病湿热互结证，而致大小便长时间不解，湿热蒙蔽清窍，而致的肝昏迷。辨证治疗上根据疾病的演化共分四步：

第一步：急则治其标，以荡涤热结，理气活血，清热透窍而急救，方用茵陈桃仁承气汤配服安宫牛黄丸，二便通，湿热自可外除。

第二步：服药一剂后，大小便已通，患者逐渐清醒，不能再服茵陈桃核仁气汤，但据脉证，余热未净，黄疸腹水如故，用健脾利水，疏肝理气之茵陈四苓散加味，继服安宫牛黄丸，以进一步清热利湿，凉开透窍，湿热祛则黄疸可退。

第三步：见患者神志清醒，腹水、黄疸大有好转，舌诊、脉诊热象已除，停服安宫牛黄丸，照上方改用茵陈五苓散加味，二诊未用桂枝因余热未净，现患者热退湿存，且有腹满食少故加桂枝，即五苓散加味，以温中健脾助膀胱之气化而消黄利水。

第四步：见患者腹水、黄疸消失，脾之运化功能正在恢复，但热久损伤肝阴，用舒肝健脾利气活血的治法以善后治疗。

案2 昏迷、黄疸·李某母亲案

患者系本学院干部李某母亲，76岁，1975年秋，某天下午，我获悉，李某母亲住进省级某西医院，病情较重，因系李是本院同志又是好友，到病房探视李母。李向我介绍，母亲的病情据院方介绍是急性肝坏死，全身出现黄疸且有腹水，已昏迷两日，不能进食，小便失禁。现住院治疗已近一周，未见好转，且病情越来越重，医院已下病危通知书，让准备后事。李说到这里已是两眼泪汪汪。我深知李同志是个孝子，其幼年丧父，是母亲一个人把他拉扯大，在家庭非常困难的情况下供其上学，参加工作，当上干部。为报母恩，将母亲接到身边，照顾无微不至，深得我的敬佩。我对此进行了安慰而告别，李同志一直送我从四楼病房到一楼大厅，眼含热泪的对我说："振华，你也是医生，不能想想办法，救活我母亲啊。"救母亲的心情和祈求的语气，我深深感动，按规定，得不到院方的同意，外边医生不能为病人诊治，我当时毫不犹豫的说："走，回去悄悄的给老人看病。"当时返回四楼病房，在没有医院人员的情况下，为其母诊病。查：脉象洪数，舌苔薄黄，舌质红。全身发黄，并有少量腹水，知其母患的是急性黄疸。

处方：凉血解毒，清热透窍，用加减犀角散治疗。

犀角9g（水牛角代），黄连9g，二花15g，板蓝根30g，栀子9g，茵陈30g，丹皮9g，玄参15g，郁金9g，节菖蒲10g，甘草3g。一剂，同时配服安宫牛黄丸1丸。并说马上去中医学院抓药煎熬，用鼻饲方法给老人灌服，同时配服安宫牛黄丸，若明早能苏醒过来，母亲就有救了。次日早上八点多，李同志来电说，母亲已经苏醒，医院院长和他也是好友，来病房看视，大为惊奇，你母亲用什么药了能苏醒过来，李如实说了昨天的情况，院长连声说："好好好，速请李振华大夫给老人会诊。"请你过来，我随即骑车前去，我用了第一个病历的治法，先服健脾疏肝，清热利湿的茵陈四苓散。一周后，等腹水、黄疸基本消失即服舒肝理脾和胃之加味逍遥散，治疗一个月而痊愈。病愈后，李母又活了十余年，本病未再复发。

按语 本案属于西医急性肝坏死，中医虽无此病名，但根据其症状属于"黄疸"的"急黄"。以其发烧、黄疸色如橘柚，腹水、肝昏迷等，其病理根本在于湿热过盛，积聚中焦，尤其内热过盛，热则病进，故其病发展迅速，症状明显，属于黄疸病的最严重之证，如失于一时之治疗，便会出现生命危候。根据湿热以进入血分必须用凉血解毒，清热透窍之药。方以犀角地黄汤加减，犀角用水牛角代替，水牛角不但清热凉血还有兼透的功效，丹皮凉血泻血伏火，玄参配黄连、二花、板蓝根除清热解毒外，还有透热转气的作用，配以栀子、茵陈利湿退黄，郁金、节菖蒲开窍醒神，甘草调和诸药。配以安宫牛黄丸以凉开透窍，苏醒后停服安宫牛黄丸，服上方一周后等腹水、黄疸基本消失。由于本病属于急性疑难之证，损伤肝脾较重，故改用舒肝理脾和胃之品，调理月余而痊愈。

案3 痿证·孟案

孟某某，男，35岁。初诊：1978年8月。

病史：1968年8月，患者突然出现两腿发软而跪倒，不能行走，短时即恢复正常，当时未引起重视，亦未进行诊治，两年后又出现两腿发软而跪倒，不能行走，同时两上肢亦出现发软无力，发作时间较上次延长，约数小时才恢复正常。此后发作频繁。从1970年到1976年，每月都要发作两到三次，发作时间多在早晨将起床时，发作后四肢无力，穿衣困难，约一天左右逐渐恢复，不发作时间，两腿亦发软，行走无力，更不能跑步。到医院西医诊断为：周期性麻痹，多处求治，效果不佳，慕名而来求诊。现症见：每月仍发作三到四次，发作时四肢瘫软，不能下床活动，一般需三到五天才能下床行走。不发作期间，四肢无力，精神疲惫，呼吸气短，畏风怕冷，食欲欠佳，大便常年溏泄，一日三到四次。面色萎黄，呈慢性病面容，舌苔薄白，舌质淡，舌体胖大，脉象无力。

中医诊断：痿证（肺脾气虚型）。

西医诊断：周期性麻痹。

治法：益气健脾，活血通络。

方药：十全大补汤加减。

黄芪30g，党参15g，白术10g，茯苓15g，当归12g，川芎9g，白芍12g，桂枝6g，丹参24g，鸡血藤30g，川牛膝15g，川木瓜21g，地龙15g，甘草6g。

30剂，水煎服，日一剂，二次服。

二诊：服药后，患者在刚服药的前几天发作了两次，以后没有再发作，饮食较前有增加，大便也成形，日一到两次，精神较前好转，怕冷减轻，诸证都有所减轻，效不更方，上方改党参为白干参，加强补肺脾之效。

三诊：患者先后共服药110剂，到1979年10月，仅发作了一次，而且症状很轻，只出现短时四肢乏力，现已停药三个多月未见发作。自感四肢有力，在部队经常参加体力劳动，畏风怕冷现象亦消失，饮食正常，大便日一次且成形，体重较服药前增加了六公斤，面部红润，舌脉正常，嘱服十全大补丸，以资巩固效果。追访多年未见复发。

按语 痿证是指肢体筋脉弛缓、软弱无力，日久因不能随意运动而致肌肉萎缩的一种病证。本案患者虽然没有肌肉萎缩之证，但发病多年，发病时突然出现两腿发软而跪倒，不能行走，而且病情逐渐加重，虽多方治疗效果不显。痿证之治疗在《黄帝内经》就有"治痿者独取阳明"之说。李老认为独取阳明为补益后天之意。根据患者食欲欠佳、精神疲惫、大便常年溏泄为脾胃虚弱之候，脾胃为后天之本，气血生化之源，脾胃虚弱，气血生化乏源，无以濡养五脏，以致不能充养筋脉四肢，故出现四肢无力时瘫软。脾为土，肺为金，脾虚日久，土不生金，脾胃虚弱输送给肺之气血津液不足，使肺气亦虚故出现呼吸气短，畏风怕冷，面色萎黄。再据舌苔薄白，舌质淡，舌体胖大，脉象无力。本证为肺脾气虚，生化源亏，气血不足，筋脉失养所致。方用十全大补汤治疗，以黄芪、党参、白术、茯苓补肺脾之气，运化复常，资生气血，当归、川芎、白芍、丹参活血补血，配以鸡血藤、川牛膝、川木瓜、地龙通经活络，桂枝温通经络，甘草调和诸药。使十多年之顽疾得愈。

案4 顽固型头痛·周案

周某某，男，65岁，台湾省台北市人。初诊日期：1999年4月。

病史： 患者在30多年前因头部机械撞伤，出现头痛已30余年，多年来从没有间断四处求方医治，先后到过台北、北京、上海等地大医院诊治，药物不详，均不见好转。周某某的弟弟系河南省三门峡一合资企业经理，一个偶然的机会，得知李老治愈不少疑难重病，忙告知台湾的哥哥，要哥哥来大陆请李老医治，周某闻听大喜，专程从台湾来郑州求李老诊治。现症见患者三十年来每天头痛，疼痛部位在左额头发际处疼痛固定不移，上午轻，下午重，如遇感冒受凉或情绪不愉快时疼痛更甚。纳食可，二便正常，尚能做一般工作。舌质紫暗，舌体不胖大，舌苔薄白。脉象沉细涩。

诊断： 头痛（血瘀证）。

治法： 活血化瘀，理气通络。

方药： 通窍活血汤化裁加减。

蒸首乌15g，赤芍15g，山萸肉15g，枸杞子15g，丹皮10g，川芎10g，郁金10g，节菖蒲10g，白芷10g，羌活10g，天麻10g，细辛5g，桃仁10g，红花10g，香附12g，麝香0.1g，（冲服），穿山甲10g，土元10g，甘草3g。葱白3寸，黄酒1两为引。

医嘱： 避免情绪不愉快和防止受凉。头痛日久，须长期坚持服药。因须回台湾治疗，取药90剂。日一剂二次服，水煎服。

二诊： 患者服药到20剂以后，疼痛逐渐减轻，自觉三十多年来头部没有如此轻松过，遇凉天气疼痛也没有以前剧烈，自觉明显减轻，李老说"治慢性病要有坚有守"上方去麝香，稍作加减继续服药。

三诊： 患者头痛基本消失，偶有疼痛，遇寒凉疼痛也不明显了，上方稍作加减继续服药70剂以巩固效果。

患者前后三次专程来郑州请李老诊治，经过长达250天的服药治疗，患者从未间断一天服药，头痛彻底治愈，没有复发。两年后患者专程从台湾到郑州对李老表示感谢。

按语 头痛为临床常见的自觉症状，可单独出现也可出现于多种慢性疾病之中。但因外伤30多年之头痛，在临床中尚属罕见。李老根据患者有外伤史，头痛部位固定不移，舌质紫暗，脉象沉细涩。紧抓主证，诊断为血瘀证，特别是局部脉络瘀滞。以活血化瘀，理气通络法治疗，方用擅长以活血化瘀法治病的，清代名医王清任的通窍活血汤化裁治疗。王清任拟定了多个逐瘀方剂，通窍活血汤是以治疗头面血瘀而设的。本案患者头部外伤，瘀血内停，脉络不通，故头痛经久不愈，以赤芍、川芎、红花、桃仁、丹皮活血化瘀，配以开窍通阳的麝香、葱白、黄酒温通经脉，羌活、细辛、白芷、郁金、节菖蒲理气透窍，温经止痛。脑为髓海，其主在肾，加蒸首乌、山萸肉、枸杞子、天麻益肾平肝。头痛日久，用穿山甲、土元虫类之品搜风剔骨。香附理气行血，甘草调和诸药。故治愈了多年之痼疾。

李老讲，本病能取得痊愈，除了辨证准确，用药配伍得当外，患者密切配合也很重要，服药二百多付，从不懈怠，从不间断，实在难得。李老常讲："治急性病要有胆有识，治慢性病要有方有守"。也就是说治急性病医生要诊断正确，用药合理，敢于用药，抓紧治疗。治慢性病有方是诊断正确，用药合理，有守就是不轻易大变处方，坚持长期吃药，才能收到满意的效果。

案5、6 食管烧伤·刘两案

刘某某，女，23岁。

病史：1974年春节除夕夜，刘某新婚燕尔，第二天又是大年初一，全家人摆开喜宴，以示庆贺，同桌男人皆都喝的是白酒，新媳妇推说不会喝白酒，热情的小姑子说："嫂子咱俩喝红酒，"。那知粗心的小姑，误把内装硫酸的葡萄酒瓶当成了葡萄美酒，给新嫂子满满的斟了一杯，也给自己倒了大半杯，姑嫂二人碰杯对饮，"酒"刚下肚，二人大呼疼痛，腹内犹如烈火燃烧，顿时，口吐鲜血，家人立即将姑嫂送往商丘某医院抢救。

到医院，经医生检查，知患者是因误服硫酸，引起食管溃破，大出血。新媳妇出血约150毫升，小姑子出血约100毫升，新媳妇发烧体温39℃，小姑子发烧较轻，经医院多方救治，用止血、消炎药物及补液治疗，血止。但二人吞咽困难，仅能进食流质，治疗六天出院。后又赴省城某省级大医院找著名外科治疗，经X线拍片检查，诊断姑嫂二人均为食管狭窄，必须手术治疗。姑嫂询问如何手术，医生说：将食管狭窄处切掉，再将食管两端吻合，手术部位在胸部，手术时需将肋骨切断，二人闻听大哭不止。一个是刚结婚的新媳妇，一个是尚未出嫁的大姑娘，姑嫂二人宁死也不愿意手术，医生进一步动员说：你们不要哭，这个病只有手术治疗，你们就是跑遍全国，回河南还得来这来作手术，没有其他办法。

患者有一位近邻时某，当时在河南中医学院上本科学习中医，对她们的不幸很关心怜悯，并说你们不愿意手术，可以找给我们讲《中医内科学》的李振华老师诊治，李老师很有治病的经验，姑嫂和家属在无奈之下，由时某介绍，请李老师诊治。

李老了解病情后，也为患者同情理解，但是李老坦然告知患者，"此病我也没有治疗过，我只能想法设法给你们治治试试，你们看行不行？"姑嫂听罢，为了不作手术，只有点头致谢。

现见两患者均有头晕，吞咽困难，不能吃固体食物，食欲差，口干，体倦无力。嫂重姑轻。X线检查：嫂食管黏膜破损约2.5cm，姑约2cm，均都收缩功能差。二者均舌质红，舌苔黄少津，脉象弦细。

诊断：均为食管烧伤（食管狭窄）。

辨证：热毒内炽，损伤津血。

治法：滋阴清热，活血通络。

方药：自拟养阴益胃汤。

辽沙参21g，麦冬15g，石斛15g，生白芍21g，葛根15g，丹参24g，丹皮10g，生地15g，当归12g，枳壳10g，花粉12g，茯苓15g，甘草3g。

二诊：上方二患者服药三付，四天后，姑嫂同来复诊，嫂较前吞咽顺利，可以吃面条，但须喝水冲下，其他症状均减轻，小姑子好的较快，可以吃油条，上方加桃仁10克，二人继服8付，姑已经可以吃馒头，嫂亦可以吃少量馒头。

三诊：服药一周后，姑嫂复诊，嫂守上方连服12付，已经可以正常吃饭，吃馒头不须喝水助下，诸症消失痊愈，但早上口稍干，姑已痊愈。检查：钡餐透视二人食管黏膜均恢复，收缩功能正常。嫂舌苔薄白，舌质稍红，脉沉细，照上方加牛蒡子10克，知母12克，再服十付，巩固疗效。追访7年，姑嫂二人至今健康。

按语 本案病例在中医著作里未见有记载，更没有治疗这种疾病的经验可借鉴，但在中医理论指导下，辨证分析，患者是由硫酸入侵而致病，硫酸为强酸性化工品，具有强烈的腐蚀性和氧化性，属中医的热毒，热毒内侵，食管黏膜严重破损后形成瘢痕，气血瘀滞不通，出现吞咽困难，不能食固体食物，热灼伤阴可见口干，食管损伤后导致胃功能降低，故见头晕，食欲差，体倦乏力等证，再据舌质红，舌苔黄少津，脉象弦细，系热毒内炽，损伤津血而致病。以滋阴清热，活血通络为法，方用自拟的养阴益胃汤治疗。辽沙参、麦冬、石斛、生白芍、葛根滋阴清热，益气生津，丹皮、生地清热凉血生津，活血化瘀，丹参、当归活血祛瘀，消除瘢痕，枳壳理气行气，使气行则血行，花粉清热生津止渴，茯苓利水渗湿，消除水肿，甘草调和诸药。先后服药二十余剂而获痊愈。

本病不仅是疑难之病，也是少见之病，李老说在其临床七十多年中也仅见这两个病例，但其治疗思路，治法方法值得我们细心玩味，李老常说"方有别，医无界"通过这两个病例，是否可以对常见的，硫酸导致外伤的治疗有所借鉴意义，以及对一些我们没有治疗过的疾病甚至没有见过的疾病在中医理论的指导下大胆的尝试，可能会为发展我国医学收到意想不到的效果。

案7 脑外伤·李案

李某，男，35岁。

主诉：头晕头疼两月余。

病史：患者系郑州某建筑公司一名技术员，1992年的一天，在高空作业时，不幸失手，从脚手架跌下，恰巧头撞在钢管上，顿时头破血流，公司立即将李某送某省级医院治疗，经检查为颅内出血，患者疼痛难忍。医院当即给李某做了开颅手术，待伤口愈合后出院。出院两个多月后李某又感觉头疼难忍，到医院检查颅内又形成一血块，医方讲明，顾忌李某生命，不易再做手术，无奈李某只得回家边休养边治疗。

李某住公司宿舍六楼，因头部终日疼痛头晕不能下床，更不能下楼。经多方医治均不见效，在公司研究无耐决定：送李某回原籍广西按工伤终生休养。其妻是郑州人，在郑某银行储蓄所上班，且有一女，不愿弃郑去广西终身伺候一个残疾丈夫，意欲提出离婚，公司领导及工友，皆都同情又气愤，同情的是李某遭此不幸，气愤的是其妻没有一点夫妻之情，正在这时，公司经理得知李振华先生之精湛医术和高尚医德，于是亲自登门拜访，恳求李老给属下诊治，李老听了公司经理的陈述和恳求，既对李某深表同情，又对该公司经理如此关爱下属而感动，当下满口答应，尽其全力为李某诊治。

初诊是公司派汽车送患者到李老家诊治，李老当时年老心脏病上不去患者家的六楼，就有工友背着患者到李老三楼的家里诊治。现见头部疼痛眩晕，舌质暗红，舌苔薄白，脉弦而涩。

诊断：颅内伤（头内重伤，血瘀成包）。

辨证：气滞血瘀，堵塞血脉。

治法：活血化瘀，理气透窍。

方药：通窍活血汤化裁。

蒸首乌18g，当归15g，川芎10g，赤芍15g，丹皮10g，香附12g，秦艽10g，白芷10g，桃仁10g，郁金10g，红花10g，节菖蒲10g，穿山甲10g，天麻10g，细辛5g，麝香0.1g（冲服），葱白三寸（后下），甘草3g。

李某回家依照上方连服10付，头部疼痛明显减轻，且第二次来家诊治时，虽然仍是坐着公司的汽车，但上楼时工友已是搀着李某走上楼的，李老见患者药到病轻，又经细细诊断，将上方麝香一药减去，其他照上方继续服用。

李某吃药10付，病症大为减轻好转，第三次来诊时，竟能坐在工友的自行车后座上来家诊治，经李老三次诊断，上方加黄芪30克，又让患者服药10付，两个多月后，奇迹出现了，李某不仅诸证痊愈，且能上班了，近20年来一切正常，从未复发。公司领导及其工友，都为李某病愈而高兴，自然其妻也不再提及离婚之事，由于李老的高超的医术，不仅解除了患者的病痛之苦，还拯救了一个即将破碎的家庭，为此公司工会特送李老一面锦旗，上写："医术高超，华佗在世"。

按语 李老讲"上医医国，中医医人，下医医病。"一个医者不但要医术精湛，还要有良好的医德，想患者所想，急患者所急。李老被本案患者的实际情况深深的打动，如果这个病治不好，一个完整的家庭就没有了。患者是外伤后引起颅脑出血，虽行开颅手术，但术后两个月后又有血块形成，根据患者有外伤史，诊为气滞血瘀，堵塞血脉，气血瘀滞成块而头疼剧烈，舌质暗红，舌苔薄白，脉弦而涩俱为血瘀之象。以活血化瘀，理气透窍为法治疗，方以清代名医王清任，治疗瘀阻头面的头晕头疼等证而设的通窍活血汤为基础方加减治疗。药用川芎、赤芍、桃仁、红花、丹皮活血化瘀，消散血块。秦艽、穿山甲、天麻活血通络，祛瘀止痛，香附行血中之气，疏肝理气，白芷、细辛、麝香、葱白为辛温发散，开窍通阳之品为本方之重点，在配郁金、节菖蒲进一步理气活血，开窍醒神，通阳止痛，蒸首乌补肾通脑，甘草调和诸药。服药后症状减轻去麝香，后又加黄芪补气扶正而得痊愈。

案8、9 疰夏·王案、张案

案8 王某某，女，31岁。

病史：1974年8月初的一天，她在太阳下劳动，忽感头晕头疼，全身发烧，体温突升到39℃，随之回屋躺床上休息，请医生来检查时，症状消失，体温正常，未服药症状自除。后又在阳光下劳动、走路，体温又突然上升，仍回凉爽地方休息后体温又骤然下降。仿佛体温如同一支体温计似的。后服西药未见成效。且体温下降后，感头昏头沉，四肢无力，纳差，食之无味，严重时干呕恶心。在阳光下，虽体温突升，但全身无汗，此种病情，实属罕见。于1974年8月中旬，来求诊。

现主症为每到阳光下活动即发烧，有十余日，全身无汗，四肢无力，纳差，时感头昏头沉，舌苔白腻，脉象濡缓。

诊断：疰夏病。

治法：辛温透表，芳香燥湿。

处方：藿香正气散与九味羌活汤化裁。

藿香 10g，砂仁 8g，陈皮 10g，半夏 10g，羌活 10g，白芷 10g，苍术 10g，紫苏 10g，独活 10g，川芎 10g，前胡 10g，甘草 3g，生姜 5 片。

服药 6 剂，症状完全消失，再到阳光下活动，体温正常，全身可见汗出。

案 9 张某某，女，44 岁，职业：干部。初诊：1978 年 5 月初。

病史：已患病 11 年余，每年夏季 5 月以后，即头疼头晕，在太阳下活动，体温即上升，一般在 38℃左右，伏天可到 39℃。休息后正常，伏天以后，天气炎热，整日头晕、恶心不能上班，每日在室内地板上铺上凉席休息，严重时恶心呕吐不食，靠输液以维持营养，每年如此，曾到北京、上海等地医疗无效。

1978 年入夏，久病复发，终日不得安宁。一日偶得一友信息，河南中医学院李院长曾在许昌治愈过一例此病，患者喜出望外，立即打听李院长住所，前来求诊。现见患者精神委靡，面色泛白，舌苔白腻，舌苔胖大边有齿痕，脉象沉滑。

诊断：疰夏病。

治法：芳香化浊，温中通络。

处方：藿香 10g，厚朴 10g，半夏 10g，桔梗 10g，羌活 10g，白芷 10g，佛手 10g，郁金 10g，节菖蒲 10g，桂枝 3g，前胡 10g，茯苓 18g，甘草 3g。

二诊：服药十余剂后，虽值天气炎热，但诸症大减，在阳光下体温已基本不高，一般体温在 37℃左右，饮食增加，但仍感乏力，时觉身热欲睡，但已经无昏睡，能在室外短暂活动，颈髋部等部位已能少量汗出。舌质淡，苔白滑，舌体胖大边有齿痕，脉沉稍滑。

白术 10g，苍术 10g，茯苓 10g，桂枝 5g，藿香 10g，半夏 10g，厚朴 10g，草果 10g，郁金 10g，羌活 10g，独活 10g，秦艽 10g，白芷 10g，节菖蒲 10g，川芎 10g，甘草 3g。

三诊：服药十付后，全身汗出，热感顿消，饮食如常，在阳光下活动，无不适感，心情舒畅，但时感乏力。舌脉基本同前。

白术 10g，苍术 10g，茯苓 15g，桂枝 5g，紫苏 10g，羌活 10g，独活 10g，秦艽 10g，白芷 10g，节菖蒲 10g，川芎 10g，甘草 3g。

服药六付后，诸证全无，追访两年，每年夏天正常，无复发。

按语 本病西医认为是中暑的一种，但很少见，中医叫日射病，亦叫疰夏病，在中医典籍中鲜有记载，就是有记载，也不是很完全，在《丹溪心法》中有："注夏属阴虚，元气不足，夏初春末，头疼脚软，食少体热者是，宜补中益气汤。"一般都按气阴亏虚来论治，从症状来说记载也不详细。本病的特点是每到夏天就会发病，一见太阳后体温升高为主，不能出汗，到阴凉处体温下降，随着夏季的气候转凉症状而逐渐消失，但每年夏天反复发作，而且逐渐加重。

病案 8 王某某患病十余日，根据患者每到阳光下活动即发烧，体温高达 39℃，全身无汗，到阴凉处休息后体温下降，再据四肢无力，纳差，时感头昏头沉，严重时干呕恶心，舌苔白腻，脉象濡缓。为湿浊束于肌表，皮毛闭塞，阳气不得外达。治疗以辛温解表，芳香燥湿的藿香正气散与九味羌活汤化裁治疗，方以藿香、羌活为君药，取辛温芳香之性，即能发散在体表之邪，又能化体内湿浊。配苍术、紫苏、前胡、生姜发汗祛湿，宣散解表为臣药，助君药使湿邪从体表而解。白芷、独活、川芎行气血，祛寒湿，除头疼，砂仁、陈皮、半夏、燥湿和胃消除兼症共为佐药，甘草调和诸药为使。本案系外感寒湿之邪，在治疗上以辛温透表，芳香燥湿，以祛邪为主，加之患病时间不长，年轻正气损伤不甚，湿邪尚在体表故服药6剂而痊愈，这是本病之特点。

病案9张某某患病已11年余，虽然同有在太阳下活动后体温升高，无汗出，休息后体温正常，患者由于久病正气较前例损伤较甚，故发病时出现整日头晕、恶心呕吐，面色泛白，精神委靡已经不能正常的工作，严重时靠输液以维持营养，多年来每年夏天必发作，舌苔白腻，舌体胖大边有齿痕，脉象沉滑，显系脾虚运化力弱，土不生金，肺气亦虚这是二者不同之处。《金匮要略》说："感受外湿，首先土德不足"虽然二者病理相同，而轻重不同，故案一以解表透邪为主。本案以理气健脾为主，加以透表为辅。首诊同案一，以芳香化浊，温中通络为法治疗，药仍以羌活、藿香芳香化湿，发散湿邪为君药。配以厚朴、半夏、茯苓、佛手燥湿和胃，健脾祛湿。桔梗、白芷、前胡宣散祛湿，郁金、节菖蒲开窍醒神，桂枝通阳助膀胱之气化，甘草调和诸药。服药后诸症大减，身体已经可以见汗出，但患者病久损伤正气，脾胃虚弱，二诊以健脾为主，不但有辛温的苍术还有苦温白术，增加健脾的功能。以健脾化湿，温中通络为法善后而得痊愈。

本案病例在临床中非常少见，李老在行医几十年中，也仅治疗这两例患者，虽然古籍记载以气阴亏虚来治疗。李老在中医理论的指导下，师古而不泥古，根据症状来分析病机，辨证用药，两例患者虽然都为脾虚病饥相同，但病情轻重不同，故用药也不完全一样，案一患病不久以祛邪为主，邪祛正自安。案二患病日久，以健脾祛湿扶正祛邪为主，辅以温中通经之品而得痊愈。这些同病异治的辨证思维方法值得我们深思和研究，就现在流行的传染病，非典型肺炎和禽流感等病虽相同，个体的症状可能不同，治疗就当同病异治。

案10 昏迷·杨案

杨某某，男，87岁，干部，河南郑州人。初诊时间：2007年10月19日下午。

病史：其子代诉，父亲已87岁，患胃病住某省级西医院，近7天来，基本上无进食，现已昏迷，危在旦夕，医院口头告知病危。父亲在昏迷中有时喊李振华你的名字。原因是李老和杨某是多年好友，平时他本人或者家属有病常找李老治疗。儿子为了尽孝心，让李叔为父亲看看病，不管治好治不好其父亲的病，也尽了父亲和我们的心愿。李老听后深受感动，说我和你父亲是多年老友，他有病我原来不知道，现在知道了我立即就去看望，但现在是医院抢救阶段，医院不通知会诊，我没法插手治疗，何况这种病情治疗也不是一次就能解决的。儿子讲，病已经很重了，生死就在眼前，能不能转到你们中医院治疗，李老说这也是一个办法，但转院现在很危险啊，你父亲高龄且七天无进食，仅靠输营养液来维持生命，这样转院在路上很危险。最后儿女们下决心说在医院也是死，如果在路上出了危险我们决无意见，李老见家属已下决心，只好同意说，最好原医院用救护车并配医生带药护送，就这样医院派救护车转到了河南中医学院第一附属医院。为了便于李老诊治，住到李老研究生管的床位上，当晚李老去检查见患者神志昏迷，七天无进食，四、五天未大便，仅靠输营养液维持生命，心电图检查：除供血不足外还可见室性早搏，并不断出现二联三联率，脉象弦硬无力。舌质红无苔，口腔、舌上缺津液，牙齿干燥，病情极其危重。

诊断：昏迷（气阴亏虚）。

治法：益气生津，养阴救逆。

方药：白干参 8g，西洋参 10g，辽沙参 15g，麦冬 15g，石斛 15g，知母 12g，花粉 15g，陈皮 10g，乌药 10g，远志 10g，郁金 10g，节菖蒲 10g，炒枣仁 18g，炒麦芽 12g，元参 10g，炙甘草 5g。

一剂急煎，当晚和第二天早上各鼻饲一次。

安宫牛黄丸一丸，分三次服用，今晚、明早各鼻饲一次，如明早神志清醒则停服。

二诊：2007 年 10 月 20 日 8 时。李老到医院查房，患者已基本清醒，喊他也清楚，但说话困难。检查舌苔和口腔已有少量津液，早搏减少，特别是二联三联率减少。嘱停服安宫牛黄丸，汤药继续连服 2 剂，每日一剂。

三诊：2007 年 10 月 22 日。患者完全清醒，能正常识人，握着李老的手掉泪，家属讲患者想吃食物，已进流质食物如面汤之类。嘱，原方继续服药一周。

四诊：2007 年 10 月 29 日。患者病情大有好转，语言正常，头脑清醒，还可在床上靠床头稍坐，饮食增加。检查心律不齐大有好转，早搏呈偶发性，二联三联率消失。已大便一次，舌苔有薄白苔出现，口腔有津液已不干燥。以益气养阴，健脾和胃法治疗。

处方：白干参 10g，西洋参 8g，辽沙参 15g，麦冬 15g，石斛 12g，白术 10g，茯苓 12g，鸡内金 10g，陈皮 10g，郁金 10g，节菖蒲 10g，炒枣仁 15g，远志 10g，焦三仙各 10g，知母 10g，花粉 15g，甘草 3g。

七剂水煎服，日一剂，二次服。

服药后，饮食基本正常，鼻饲管已经撤掉，可下床站立，随着病情好转，胃阴恢复在原方的基础上去西洋参、辽沙参，加强心健脾胃之品调理一月余，胃病基本痊愈。可以坐轮椅在室外活动。

后据病人家属讲，患者又存活了两年三个月，最后因感冒合并肺炎而终。但胃病、心脏病未再复发。

按语　本病患者年老体弱，加之久病，七天未进食，已至危候，根据舌红无苔，口腔、牙齿干燥缺津，无食欲，有冠心病，供血不足，并发心律不齐，室性早搏，出现二联三联率，显系气阴双亏，阴虚气必虚，但以阴虚为主，故西洋参、辽沙参、白干参并用。脾喜燥而恶湿，胃喜润而恶燥，该病气阴双亏，长时间不能进食，进而虚火上炎，清窍失灵，进入昏迷之重病。故重点用适量的养阴益气的西洋参、辽沙参、白干参配麦冬、元参等以恢复其阴；胃阴亏虚加知母、花粉清热；郁金、节菖蒲、炒枣仁、远志强心开窍、养心安神；炒麦芽、陈皮、乌药健胃理气；再配以少量安宫牛黄丸清虚热、凉开透窍，故病情得以挽救。后随着胃阴的恢复，食欲的增加，在原方的基础上酌加益气健脾和胃之品，原方和香砂六君子汤加减调理，总之气阴恢复，心脏供血好转，脾胃气阴得健，病情痊愈。本证由于患者病久气阴亏虚，用药以甘凉润燥健胃，而不能用滋腻、香燥和苦寒之品，防止助湿、燥湿而伤阴，以利益气生津。心脏病用药以强心为主，不可单纯用活血化瘀以耗正气，同时量少徐服以利年老体弱吸收。

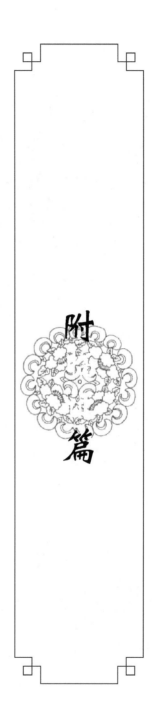

附篇

科 研 创 新

李老讲，他从事中医科学研究，实际上是从 1970 年开始的。1963 年他虽然承担了卫生部下达的科研项目"肝硬变的研究"取得了一定成果，如肝气郁滞和脾虚湿阻两种证型引起的肝硬变，以至后期引起腹水，治愈率可达到 75%，有效率达到 90% 以上，1964 年曾向卫生部做过汇报，但该项目研究周期长，病情复杂，承担的单位有全国数个省市，科研未结束，因"文革"而科研停止，未得出结论。

1970 年，李老随河南中医学院备战疏散到禹县（现禹州市）县城，建立了河南中医学院门诊部。当年 7、8、9 月份，该县大肆发生流行性乙型脑炎（简称乙脑）。7 月初该县人民医院 8 天内收治患者 83 例，多为儿童，即死亡 32 人，其余病情也较重，人心慌慌。上级部门立即召开中西医座谈会，因乙脑属于中医温病中的暑温，他根据 1957 年在洛阳地区治疗温病流脑的经验，和全国各地治疗乙脑的方法，做了系统发言，会议当场决定以李老为主，并在县医院抽调两名西医和数名护士，成立以中医为主的治疗小组。经三个月的研究治疗 132 例患者，治愈率达 92.7%，其中有 25 例出现单瘫、偏瘫、耳聋、头痛、弄舌等后遗症，也用中药配合针灸全部治愈。1978 年，他以科研的程序总结报河南省科学委员会，经评定授予重大科研成果奖。通过对乙脑的研究治疗，总结出了七条治疗体会和经验，详见本书损阴伤正是温病的主要病理篇。

1983 年，他分别承担了河南省科学委员会批准的"脾胃气虚本质的研究"、"肿瘤耳部信息早期诊断的研究"各获河南省科技进步三等奖。

1986 年，李老在以上"脾胃气虚本质的研究"成果的基础上，他又承担了国家科学委员会批准下达的"七五"国家重点科技攻关项目"慢性萎缩性胃炎脾虚证临床和实验研究"的科研项目，因该科研项目是西医公认的胃部癌前病变，经国家医学情报部门查索 502 份有关治疗该病的资料，无一例治愈的病例，也无治疗方药，并认为患者胃黏膜萎缩部分不可能逆转修复。该项研究在李老的重视下，组织他的继承人、研究生和西医生化、病理两位副教授，共同组成了研究组，以本学院一附院内科病房为研究基地。按规定 5 年内，通过住院患者 500 例的临床和实验研究，到 1991 年，经国家卫生部验收同意，并组织了国家级的鉴定，有效率达 98.7%，治愈率达 32%，鉴定为国内外先进水平，荣获河南省教育厅科学进步一等奖，河南省政府科学进步二等奖，并受到国家和河南省多家报刊、电视台的报道。以后十余年来，李老在门诊不断对该病又进行了治疗，治愈率不断的得到显著的提高。到"十一五"国家中医药管理局又批准下达国家重点科技攻关项目"李振华治疗慢性萎缩性胃炎的临床经验应用与评价研究"。他又组织了其继承人和部分研究生进行了系统研制，经过近两年 150 例患者的临床研制，治愈率提高到 74%，有效率为 98.3%，并荣获河南省中医管理局科技进步成果一等奖。李老讲，他通过对慢性萎缩性胃炎两次的实验研究和多种脾胃病的治疗，总结出以下十条学术思想和临床经验。

（1）脾本虚证，无实证，胃多实证。

（2）脾虚为气虚，甚至阳虚无阴虚，脾无阴虚证，胃有阴虚证。

（3）肝脾胃相关，治脾胃必须联系肝。

（4）治脾兼治胃，治胃兼治脾，脾胃病不可单治一方。

（5）提出了脾宜健、胃宜和、肝宜疏的九字脾胃病的治法。

（6）据统计脾胃病气虚甚至阳虚占95%左右，胃阴虚者仅5%左右。

（7）胃阴虚病不仅病程长，且缠绵难愈，用药以轻、灵、甘、凉，防止用药太过，湿腻而伤脾。

（8）脾病多湿，健脾要祛湿，利湿即可达健脾，但脾湿易阻滞气机郁而化热，用苦寒燥湿清热之品，不可过用而伤脾，同时注意疏肝理气，气行则湿行，湿去则热无所存。

（9）由于萎缩性胃炎系慢性疾病，胃黏膜部分萎缩，须经半年左右治疗胃黏膜萎缩部分方可恢复痊愈，突破了过去认为该病系胃癌前病变和胃黏膜不可逆转修复的论点。

（10）通过20余年的住院、门诊千例以上病例的治疗，凡经半年左右系统服药，治愈或未治愈的患者尚未发现一例转为胃癌的患者。以上有关详情见本书脾胃病学术思想。

五十余载教育概况——教学相长，桃李芬芳

李老讲他从事高等教育的过程是从 1955 年开始的。1953 年洛宁县人民医院成立，他从该县王范镇联合诊所所长调入新成立的医院，也是该院唯一的一位中医师。1954 年秋，该院领导为了进一步培养深造，保送他到洛阳地区中医师进修班进修 3 个月，在这短期的 3 个月内，实际上是简要的学习西医的解剖、生理、检验等基本知识为主，中医课程仅有一门针灸。学期将要结束时，国家卫生部下文，中医师进修班的学习内容应该以中医课程为主，进修班领导为了弥补中医课程学习的不足，在结业前期特组织了一次学员中医学术经验交流会。李老主讲了中医治疗脾胃病的理论和治法以及用药的体会，深受学员的欢迎，并引起了进修班领导的重视。1955 年春，洛阳专署卫生局调他到该班任教，也是当时该班唯一的一位中医教师，在该班任教 3 年，主讲了《内经知要》、《金匮要略》。到 1956 年春，根据党中央的中医政策和毛主席提出的关键在于西医学习中医的指示，对洛阳地、市举办的西医学习中医班，主讲了《伤寒论》1 年余。李老讲通过这些经典著作的讲授，深感对自己学习经典的不足，决心要当好先生，首先当好学生，日夜深入备课学习，奠定了一定的中医理论基础，为日后从事高等教学打好了一定基础。

1956 年冬至 1957 年春，洛阳地区数县发生了流行性脑脊髓膜炎，如重点疫区伊川县，近两个月即死亡七十余人，卫生局以李老为主到各县用中药治疗近百例患者全部治愈。1957 年，他又光荣的加入了中国共产党。同年又荣获国家卫生部颁发的河南省西医学习中医唯一的模范教师奖，得到了省卫生厅的重视。1958 年元月调他到河南省卫生厅中医处工作，并兼职河南省卫生干校教师，主讲《中医学概论》。

1958 年河南中医学院成立，至 1960 年调入该学院工作，任内科教研室主任，兼一附院医教部主任，主讲《中医内科学》，从而正规的步入了中医高等教育至今。

李老到学院工作后，既感荣幸又感压力巨大，荣幸的是领导对他的信任，到高等学校工作也是对他的培养；感到压力的是学院高级人才荟萃，自己未上过大学，到大学即主讲《中医内科学》又兼管医院学生的实习和医疗的教学工作，深感责任重大，唯恐不能胜任。因而他日夜积极探索研究学习中医的教育内容、讲课方法、以及如何培养学生实习的有效途径和临床教学。如他在讲每一内科病时，要求自己概念明确，重点突出，辨证清晰，理论联系实际，重视治法和方药，引经据典，深入浅出，板书简明清晰，画龙点睛，举一反三，启发得当，语言生动，深得学生欢迎。正如学生所说："每听一次李老师的课，不仅学到了知识，也是一次精神上的享受。"数 10 年来，由于他始终没有离开临床治疗，所以充实了教学内容，每期不断改进教学内容和教学方法。

每年新生入学，学院总让他为学生们讲入学教育。如祖国医学对人民生命健康，民族繁衍昌盛的伟大成就以及怎样学好中医课，有哪些经典著作，历代名医的医德医风典型事迹，引导学生树立专业化思想等。讲医生是个特殊职业，关系到人的生命健康，强

调学生，学医先学做人，他讲医学乃仁人之术，必先具仁人之心，以仁为本，方可学有成就而达良医。由于他对教学的不断研究，终被省教育厅评为"中医内科"学科带头人。

在学生临床实习管理方面，首先教导学生重视临床实习。在老师的带领下，让学生分管病床，新入院病人让学生书写入院病历，他十分重视病历的书写，严于辨证，要求理法方药有机统一，文字要求规范，并在科室晨会上汇报病人的诊断和治疗方法。学生为写好一个病历常修改数次，学生是即尊敬他又惧怕病历书写不好。让学生每次都参加治愈病历和死亡病历研讨会，吸取治愈的经验和死亡的原因，学生全面的得到临床实习的真知。由于他在教学工作上认真负责，1965 年组织上提他为河南中医学院第一附属医院副院长工作。

1972 年，河南中医学院恢复招收新生将他从一附院调回学院中医系副主任工作。他以教中医内科学为主，他尽量和全系任课教师不断研究改进教学方法，提高教学质量。他主张不论基础课或临床课老师都不能脱离临床，只有不断提高医疗水平，才能提高教学水平，理论联系实际才能让学生学到技术，治好疾病。他主张学中医首先要文理通、哲理通才能达到医理通，让学生重视经典著作的学习，重视哲学的学习，特别是学好唯物辩证法才能为中医辨证论治奠定更好的思想基础。恢复了教学体制，重建了各科教研室，提出集体备课，使学院因六年停止招生所受到的损伤，逐步得到健全，达到正常的教学秩序。

1981 年到 1983 年，河南省政府相继由中医系副主任委任他为河南中医学院副院长、院长。他在党委的领导下，负责全院及附属医院医、教、研全面的业务、行政工作。由于他缺乏这方面的经验，更感压力之沉重。

中医数千年来培养人才，历代都是师带徒甚至家族世代相传。现国家没有医师带徒的政策，今后培养中医人才唯一靠的是学校，学生培养的好坏，不仅关系到当代人们的生命健康，还会关系到后代子孙。河南中医学院是河南省唯一的中医高等学府，学生的质量高低直接关系到人民的生命健康，他身为院长责任重大，使他日夜难眠。中医学院底子薄，学院数次搬迁，新校址尚未建成，教师缺乏等困难重重。建院以来，前几任领导都是书记兼院长，缺乏专业性的教学成熟经验，因此如何办好学院困难重重，这也是他日夜思考的问题。他从当时的历史条件出发，根据毛主席曾提出对办好一所学校，要具有校址、教材、教师以及办学的必要设备的指示精神，不断采取大家意见，并经院党委研究同意，数年来在中医教育方面主要做了以下几点工作。

1. 扩大学院规模，迁建金水路一号新校址

河南中医学院原校址在郑州市人民路，和学院一附院同在一处，共占地 68 亩。当时学生没有活动场地，直接影响德、智、体全面发展。"文革"后期，因河南粮院一度撤销，中医学院搬进粮院校园，后来粮院恢复，中医学院又搬进许昌的河南农学院原校址。"文革"结束后，河南农学院返回郑州原校址，中医学院搬迁何处成了大问题。在河南省委的关怀下，经考察选择了郑州市金水路东段北侧的 200 亩地，下达专款 990 万元筹建学院新校址。在筹建过程中，他身为副院长深感资金不足，亲自找到省委常务副书记戴树理、主管河南计委工作的纪涵星副省长汇报了两个主要问题。他说从 1958 年元月到 1960 年，他原在卫生厅工作近 3 年，了解到建国初期，河南省中医人数近 4

万名，经过"文革"十年，因死亡、退休、失去工作、遣返回家等原因。据现在的卫生厅中医处统计，河南现有中医仅九千余人，按自然减员规律的2%计算，每年将有200名中医因病或死亡不能工作。但河南中医学院每年招生中医专业仅60人，河南人口由解放初期的四千多万，增加到现在的将近七千万。中医后继乏人乏术的情况非常严重，现我国又缺乏中医师带徒的政策，为解决中医的乏术乏人，必须扩大中医学院规模。由于河南中医学院的多次搬迁，已没有新校址，在省委的关怀下，在金水路买了200亩地，但仅给了990万元，经我们反复计算，建设费不够，更谈不到扩大规模，扩大校址。请领导考虑，给学院增加建筑经费，扩大建校规模。汇报后，终于获得领导的理解和支持，经有关部门调研、审计，决定将河南中医学院规模一千学生扩大为两千学生，建设资金由990万，增加到2270万元，有了资金保证，才将中医学院近七万平米的新校址建成。这在当时全国中医学院中也是属校舍较大者，老师们高兴的常说一句话："中医学院总算有自己的家了"。新校址建成后中医系招生由60名扩大为160名，短期内翻了将近两倍。

2. 扩大教师队伍

李老认为发展中医事业，关键在人才，根本在办好学校，但必须有一支高水平的教师队伍。规模扩大后，教师显然不够用，他采取了以下方法。

（1）中医学院在"文革"中回原籍的教师，根据政策，凡能教学者重新调回。

（2）从建院初期培养的老五届毕业生，挑选表现好，医疗水平高，适应教学者，学院和有关单位协商调回学院任教。

（3）从"文革"结束后，本院毕业的新生中选拔师资。具体办法为，每年在应届生中选拔品学兼优，通过试讲，由教师等组成的考核组，评选出表达能力强，板书好40名，从中再精选20名留校任教，这些办法坚持实施数年，全院专任教师由1983年的二百余名，扩大到1987年的四百多名，四年间教师人数翻了一翻，基本满足了教学需要。

3. 突出中医特色

李老任中医学院院长后，积极贯彻1982年，卫生部崔月犁部长亲自主持召开的"衡阳会议"精神，积极贯彻党的教育方针，坚持突出中医特色。为此他强调学院课程安排顺序必须先中医后西医，强化先入为主的思想，并增加了中医经典著作课时，加强中医临床实践，以培养中医的合格人才。

4. 大力提高教师水平和教学质量

教师水平是决定教学质量的关键，他明确的提出了以下要求：①中医教师必须参与临床，总结临床经验，搞科研，写文章，不断充实和更新教学内容。②不断增加现代教学设备，以适应教学需要。为解决经费困难，他多次到卫生部反映，两年申请了100万元，用于增添学院电教设备、电脑、教学仪器、扩大中药标本室等，为提高教学质量创造技术条件。③新教师必须试讲，经同专业教师评仪合格后方可任教。④每学期都要举行专业课观摩学习。⑤开展师生评教、评学活动。⑥指导学生早临床、多临床，以加强学生的动手能力。⑦选送教师外出进修提高。⑧邀请全国各地名医和专家学者来院办中医学讲座。

1982 年，在衡阳召开全国中医工作会议上，他倡议中南五省五所中医学院每年召开一次教学和管理经验交流会，五所学院按年轮流主持，院校赞同，收到了很好的效果。为了促进教师钻研教学，提高教学质量，中南五所中医学院又联合举办每年一次的中医主科统考活动：五所学院的各门主课统一出题，相互评卷，最后按分数评出名次。河南中医学院几门主课，如中医内科、儿科等在统考中名列前茅。1986 年广州中医学院 30 年校庆大会暨中医教学现场会上，河南中医学院的教学质量受到了时任卫生部副部长胡熙明的赞誉，以及兄弟院校的好评。河南中医学院学生考上研究生的明显增多，院学生的中医基本功扎实，得到了普遍认可。

5. 扩大学生实习基地

为了扩大学生实习基地，他报请上级同意，并与学院其他领导一道多方筹资，将学院一附院住院部由 300 个床位扩大到 500 个；但仍不能满足学生实习。他又和国家中医药管理局及省卫生厅多方交涉，最后各投资 500 万，从学院药圃厂划出 150 亩地，新建一座现代化的河南中医学院第二附属医院（亦称河南省中医院）。为了更便于学生实习，又将学院的保健科推向社会，对外开放门诊，后又扩建为河南中医学院医院，为今后建立河南中医学院第三附属医院奠定了基础。与此同时，又协商郑州、开封、许昌、洛阳、巩义等 10 多个地市中医院成为河南中医学院教学实习基地。这样，才基本解决了学生见习、实习基地问题。

在上述基础上，河南中医学院每年组织召开一次实习医院实习交流会。李老还亲自带队每年都下到各实习医院调查了解学生实习情况，有针对性地提出教学改革意见，加强临床实习教学，以培养合格的中医人才。

6. 教材建设

教材建设上，李老也付出了大量心血。1982 年，他担任了卫生部高等医学院校教材编审委员会委员，参加编写全国高等医药院校第五版《中医内科学》教材和教学参考书。1986 年，他又任中南五省协编的八门中医教材副主编，为中医教材质量的提高，做出了重要贡献。

7. 扩大专业

他根据中医学发展的需要，在原有中医学、中药学专业的基础上，又增添了针灸学、中医骨伤学两个专业。新专业的设置，为传承和发扬光大祖国传统医学奠定了基础，创造了更有利的条件。

8. 充实河南中医药队伍

根据上述，建国初期河南中医人数近四万，到"文革"结束后，仅剩下九千多人，学院培养的中医药人员和河南省人口很不相适应，为了解决后继乏人，他于 1980 年写出内参材料送达河南省委，并提出对策建议。他的建议被省里采纳。不久，省卫生厅发出通知，在全省招收 500 名中医主治医师以上人员高中毕业的子女，学制 5 年，在各地市集中上课学习理论，分别跟中医师学经验，经统一考试合格后，政府发"出师证"，享受本科生待遇，分配到中医医疗、教学、研究单位工作。此后，省卫生厅又通过考试招收400名中医赤脚医生，充实到个医疗、教学、研究单位。他与学院其他领导研究并报上级同意，在院本部举办高中毕业生自费学中医针灸班，招收120余人，学生来自学院全体教职工子女，学制5年，经考试合格后发毕业证，自谋职业。还相继举办了两届职业高中学中药班，共招收100名学生，学制3年，经考试合格发中专毕业证，亦自谋职业。这几届中医药学生毕业后，都找到了相应工作。此外，学院还成立了函授班、成人教育班、夜大班、中医进修班等多种方法扩大和培养提高中医药人员。目前这些学生大都获得了副主任医师和药师职称，成为中医药队伍中的骨干力量。通过以上措施，在一定程度上缓解了河南中医药后继乏人的局面。

他担任河南中医学院院长期间，未向学院办公室领过一包烟或茶叶，年招待费不超过千元标准。他凡事以身作则，严于律己，廉洁奉公，分住房自己住高层，个人办事从不用公车，从不让家属趁车。他敢于负责，办学坚持突出中医特色，爱才育才，培养出大量中医人才，如今大都成为中医医疗、教学、科研及管理骨干。其中颇有卓然有成、出类拔萃者，真可谓之桃李芬芳，遍及四海。

1987年末，63岁的李老，辞去了河南中医学院院长职务。他不顾年老体弱，继续为中医教育事业工作。1991年，他被国家人事部、卫生部、中医药管理局评为全国首批老中医药专家学术经验继承工作指导老师。吸收本学院李郑生、高锡朋两位主治医师为学术继承人，三年后，经国家中医药管理局考核出师，成为名医。他常言，择师不易，得徒更难。2004年，河南省中医管理局又选定周俊丽、王海军等5人为其高徒，举行了拜师仪式，经常在他家授课，还定时随师门诊，现皆成为名家。同年12月，他应邀出席广东省中医院的拜师会，收华荣、罗湛宾两名副教授为高徒，给予指导传授。同时他又承担了国家"十五"科技攻关计划项目，"名老中医学术思想经验传承研究"课题组成员有郭淑云、李郑生、徐江雁、杨国红等具有高级职称的7人为传承人。经过两年的传承研究，圆满完成国家的传承计划。课题组整理出回顾和前瞻性医案200份，并撰写李振华学术思想、成才之路、读书心要、辨证思维等研究报告5篇，在省级以上报刊先后发表文章70余篇，出版了《中国现代百名中医临床家·李振华》（国家"十一五"重点图书）、《李振华医论医案集》等书籍。该项目成果2007年获得"河南省中医管理局科技成果一等奖"，次年又获得"中华中医药学会首届传承特别贡献奖"，以后又获得"河南省科技进步二等奖"。2008年，河南中医学院第一、二附属医院分别确定了6名硕士、博士为其徒弟。2009年，国家人力资源和社会保障部、卫生部、国家中医药管理局评选李老为"国医大师"后，国家中医药管理局和河南省卫生厅均投入巨资在河南中医学院一附院为李老成立了中医传承工作室，指定了15名具有高级职称者为其传承人。李老深感国家对发展中医药工作的重视，他不顾年过古稀，身体多病，以学而不厌，诲人不倦，甚至因腰疼不能久坐，躺在床上为学员讲解医德医风、中西医学术理论的根本区别、学好中医的思维方法，以及临床常见病的治疗经验等，每次长达三个小时以上，学员很受感动。三年来，学员在省以上报刊、杂志发表学习心得文章70余篇，出版了《国医大师李振华学术传承集》。并协助李老整理编辑出版了《李振华学术思想和临床经验集》、《中华中医昆仑·李振华卷》、《国医大师李振华临证经验实录》、《走进国医大师李振华》、《李振华学术思想与治验撷要》、《国医大师李振华医学生涯 70 年》等多种书籍。传承工作室多次受到河南省中医管理局检查组的表扬。

李老虽年已 90 余岁，为了发展中医教育事业，他不顾年老体衰，仍以鞠躬尽瘁的精神，为带好徒弟，一面在家甚至卧床为病人诊治疾病，一面和徒弟继续著书立说而尽力工作。